DR. MED. URSULA EDER
DR. MED. FRANZ J. SPERLICH

DAS PARASYMPATHIKUS PRINZIP

Wie wir mit nur wenigen Atemzügen unseren inneren Arzt fit machen

VORWORT DER AUTOREN

Nach mehr als zwei Jahrzehnten ärztlicher Tätigkeit und sehr umfangreichen Zusatzausbildungen in den komplementären Heilverfahren formte sich in uns ein immer genaueres Bild, wie Gesundheit funktioniert oder – andersherum gedacht – wie Krankheit entsteht. Unsere Lehrmeister sind unsere Patienten – Tag für Tag aufs Neue.

Es gibt unzählige Ratgeber zu Gesundheitsthemen. Jeder davon hat für sich betrachtet in seinem speziellen Thema inhaltlich recht. Wir alle wissen, dass wir uns bewegen sollen, dass wir unsere Ernährung optimieren müssen, und wir wissen mittlerweile auch, was die Kraft unserer Gedanken im negativen und natürlich auch im positiven Sinn mit uns macht.
Ratgeber dieser Art greifen jeder für sich einen kleinen Aspekt aus dem großen Zusammenhang der Gesundheitsregulation heraus. Die Umsetzung der Ratschläge im Alltagsleben und damit die Optimierung dieses gesundheitsfördernden Teilaspekts aus einem Ratgeber ist manchmal gar nicht so einfach. Gelingt es uns aber zum Beispiel, unsere Ernährung gesünder zu gestalten oder mehr Sport zu treiben, dann nützt das ganz sicher der Gesundheit und dem Wohlbefinden. Das ist auf jeden Fall schon einmal ein großer Gewinn.
Schlendert man in Buchhandlungen an Regalen mit Gesundheitsratgebern entlang, ist man verwirrt. Es schleicht sich ein Gefühl ein wie: »Was? Das alles sollte ich beachten und umsetzen, um gesund zu bleiben? Geht das nicht einfacher? Gibt es da nicht so etwas wie ein Geheimnis? Was ich tun kann, um meine Gesundheit auf einem deutlich weniger anstrengenden und aufwendigen Weg zu verbessern?«

In der ärztlichen Praxis begegnen uns tagtäglich die unterschiedlichsten Menschen. Oft haben aber diese Menschen ähnliche Probleme, was die Gesundheit angeht. Ganz oben auf der Liste stehen zum Beispiel Bluthochdruck, Schlafstörungen, Verdauungsprobleme. Hintergrund dieser gesundheitlichen Störungen ist oft »Stress«. Auch das ist hinreichend bekannt. Nur, hier etwas zu verändern, bedeutet im schlimmsten Fall, das ganze Leben zu ändern. Was ist oft die Konsequenz? Man macht halt weiter wie bisher und hofft auf die Rente. In den letzten Jahren rückt diese aber zeitlich auch immer weiter nach hinten – ein Teufelskreis ohne Ausweg?

Stress – Gefahr für die Gesundheit oder nicht?

In unseren Praxen haben wir allerdings auch oft die Erfahrung gemacht, dass nicht jeder unter Stress leidet, selbst wenn er objektiv enorm viel Stress in seinem Leben und um sich herum hat. Manche Patienten sind durchaus in der Lage, mit einem riesigen Pensum an Aufgaben und auch mit ungünstigen persönlichen Lebensumständen bestens zurechtzukommen, und deren Gesundheit leidet in keiner Weise – sie sind fit, gesund und zufrieden. Wir haben genauer hingeschaut und haben uns Fragen gestellt.

Und wir haben erstaunliche Antworten darauf gefunden. Dieses Buch erzählt Ihnen alles darüber.
Wir betrachten den Menschen, der unser Patient ist, nach den Aspekten der ganzheitlichen Medizin. Das geht weit über das Messen des Blutdrucks und die Beurteilung von Standard-Laborwerten hinaus. In der herkömmlichen Medizin gilt kurz gesagt jemand als gesund, dessen Blutdruck und Laborwerte beim Check-up im Normbereich liegen. Ist das der Fall, dann geht man hier davon aus, dass man vorsorglich für diesen Patienten nichts weiter tun kann, und er wird fünf Jahre später wieder zum Check-up eingeladen. Die »normale« Medizin ist in den meisten Bereichen eine »Reparaturmedizin«. Das soll heißen, erst wenn eine Krankheit oder eine Störung vorliegt, wird medizinisch eingegriffen – allzu oft mit chemischen Mitteln aus der Pharmaindustrie.
Ganz anders ist das in der Regulationsmedizin. Hier kann man schon sehr frühzeitig erkennen, ob jemand auf größere gesundheitliche Probleme zusteuert, und man kann schon entsprechend frühzeitig aktiv etwas dagegen tun.
Mit den immer umfangreicheren Erkenntnissen aus den komplementären Heilverfahren haben wir angefangen, unsere Patienten aus einem anderen Blickwinkel heraus zu betrachten. Dabei ist uns Folgendes aufgefallen: Manche Patienten sind deutlich gesünder, als man es aufgrund der persönlichen Anamnese annehmen würde. Und andere sind deutlich kränker, als es Alter oder Lebensumstände eigentlich erwarten ließen.
Auch im Coaching von Führungskräften in Unternehmen stellen wir erstaunliche Dinge fest: Es scheint so zu sein, dass gerade die erfolgreichen Mitarbeiter eines Unternehmens – nennen wir es mal: »energetisch besonders« aufgestellt sind. Große Verantwortung und oft sehr viel Arbeitsbelastung beflügeln diese Menschen offensichtlich auch noch zusätzlich, und sie werden von dem Stress nicht krank, sondern er tut ihnen sogar gut.
Wir haben uns folgende Fragen gestellt: Gibt es für all das oben Genannte einen Grund? Macht hier der eine vielleicht irgendetwas günstiger als der andere? Liegt es wirklich »nur« an der »Software« im Programmablauf, wie zum Beispiel an einer gesünderen Ernährung oder daran, dass der eine mehr Sport treibt als der andere? Oder gibt es unter den Menschen vielleicht sogar eine unterschiedlich optimale »Hardware«, die bei dem Gesünderen dafür sorgt, dass es ihm einfach besser geht?
Forschung und Technik haben uns hier weitergeholfen und haben zu einer weiteren verblüffenden Entdeckung geführt.

Gesund sein bedeutet gut reguliert sein

Jeder von uns kann auf einem ganz einfachen Weg für mehr Gesundheit sorgen.
Es gibt eine moderne Messmethode, die eigentlich ganz einfach und schon lange bekannt ist. Diese Messmethode kann innerhalb von wenigen Minuten einen kleinen, aber extrem wertvollen Einblick in die gesundheitliche Situation des Menschen geben. Für diese Messmethode gibt es schon viele Geräte in unterschiedlichen Größen und Ausführungen. Ein kleines Gerät für diese Messung steht in unseren Sprechzimmern. Drücken wir dieses Gerät – in unserem Fall ist das ein Ball, etwa so groß wie eine Orange – dem Patienten in die Hand, leuchtet der Ball nach einigen Sekunden der Messung in Rot oder in Grün auf. Rot steht

für eine ungünstige Messung, Grün steht dafür, dass in diesem Moment alles bestens ist in der Gesundheitsregulation.
Es gibt mehrere spannende Aspekte bei diesen Versuchen:
Weitaus nicht bei jedem, bei dem wir Grün erwarten würden aufgrund der guten Ergebnisse im Check-up, leuchtet der Ball auch wirklich grün. Andererseits schaffen oft Personen, denen wir aufgrund ihrer persönlichen Geschichte eher ein rotes Licht voraussagen würden, auf Anhieb einen grünen Ball. Also ein sehr positives Ergebnis in der momentanen Gesundheitsregulation. Erwartet hätten wir die Ergebnisse ja eigentlich genau andersherum.
Aber das Spannendste ist Folgendes: Wenn wir den Patienten mit dem roten Licht im Ball sagen: »Mach das Licht grün«, dann gelingt das in den meisten Fällen sogar auf Anhieb. Oft kann der Proband gar nicht sagen, was genau er gemacht hat, damit der Ball grün wird. Und trotzdem ist der Ball jetzt grün.

Den inneren Arzt aktivieren

Übersetzt heißt das: Jeder von uns hat eine Fähigkeit in sich, ganz einfach innerhalb von Sekunden von einer ungünstigen regulativen Gesundheitssituation in eine günstige zu wechseln – einfach so. Und jeder von uns kann das auch beziehungsweise jeder hat das schon mal gekonnt und vielleicht nur verlernt.
Und nun das Beste: Diese Fähigkeit kann man trainieren. Beherrscht man sie, kann man ganz einfach sogar im Alltag über den Tag verteilt immer wieder für die Aufrechterhaltung der Gesundheit sorgen. Da diese Optimierung auf einer übergeordneten Ebene stattfindet, wirkt sie entsprechend auch auf allen anderen Ebenen. Sie wirkt also auch positiv auf alle die Aspekte, die in den Gesundheitsratgebern der Bücherregale einzeln beleuchtet werden. Das bedeutet: Die Effekte, die zum Beispiel gute Ernährung und ausreichend Bewegung auf die Gesundheit haben, werden damit auch noch zusätzlich verstärkt.
All diese Erkenntnisse decken sich mit sehr vielen, sehr aktuellen Forschungsergebnissen zum Beispiel aus den modernen Neurowissenschaften und aus der Genforschung. Auch in diesen Bereichen wird Folgendes immer deutlicher: Gesundheit ist kein starrer Zustand, genauso wie Krankheit kein starrer Zustand ist. Der große Überbegriff über allem ist REGULATION, und dazu gehört auch in ganz besonderem Maß der »geheime innere Heiler«.
Das Parasympathikus-Prinzip erklärt Ihnen, was es auf sich hat mit diesem »inneren Heiler«. So viel vorab: Er ist einer der beiden Regulatoren des vegetativen Nervensystems, und er ist 24 Stunden täglich und sieben Tage pro Woche damit beschäftigt, unseren Stress und seine Folgen zu reduzieren.
Durch dieses Buch erfahren Sie alles über eine einfache Methode, mit der Sie im Alltag jederzeit entschleunigen und so Ihre Gesundheit optimal unterstützen. Wir werden Ihnen erklären, wie Sie Ihren ganz persönlichen Arzt für Gesundheit enorm aktivieren und trainieren können.
Unser geheimer Heiler bekommt nun einen Namen: Dr. med. Parasympathikus.
Auf der nächsten Seite stellt er sich gleich selbst vor.
Viel Spaß beim Lesen!

DR. MED. PARASYMPATHIKUS STELLT SICH VOR

Liebe Leserin, lieber Leser dieses schönen Buches, es freut mich sehr, dass mir meine beiden Autoren gleich zu Beginn hier die Möglichkeit geben, mich selbst vorzustellen.

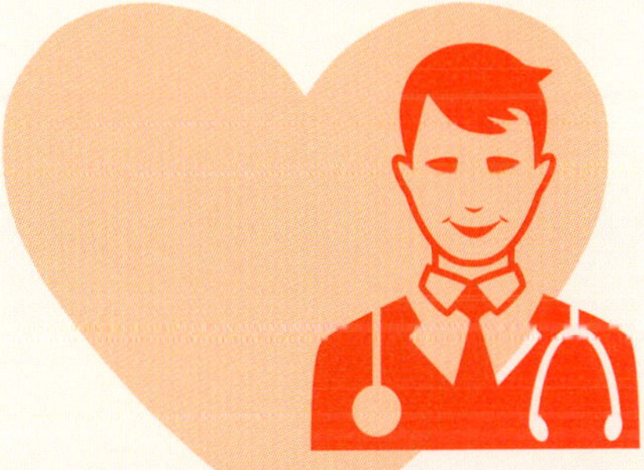

Mein Name ist Dr. med. Parasympathikus. Ich praktiziere in jedem von Ihnen schon seit vor Ihrer Geburt. Meine Sprechzeiten sind immer und ich mache auch keine Unterschiede in der Krankenversicherung. Denn meine Leistungen sind sowieso völlig kostenfrei. Es gibt auch keine Wartezeiten in überfüllten Wartezimmern – ich bin immer für Sie da. Ich begleite Sie überallhin, egal, was Sie anstellen in Ihrem Leben. Ich bin dabei, wenn Sie morgens aufstehen, und ich bin selbstverständlich mit an Ihrem Arbeitsplatz. Ich stehe mit Ihnen im Stau oder an der Supermarktkasse an, fahre mit Ihnen in den Urlaub und bin mit von der Partie, wenn Sie Fallschirm springen. Ich bin dabei, wenn Sie lachen und auch wenn Sie sich ärgern. Mich werden Sie nicht los, denn Sie brauchen mich! Ich sorge für Ihre Regeneration, und zwar ständig. Es freut mich, dass wir nun die Gelegenheit haben, uns näher kennenzulernen.

Da ich in Ihnen drinstecke, kenne ich Sie sehr gut – vermutlich viel besser, als Sie sich selbst kennen. Meine Autoren werden Ihnen genau erklären, wo ich in Ihnen wohne. In der Abbildung auf Seite 19 können Sie ein grobes Schema sehen, wo ich zu finden bin und auch, wo ich in Ihrem Körper überall meine ärztliche und heilende Tätigkeit ausübe. Dieses Schema ist ein guter Überblick darüber, wo in Ihrem Körper ich für Ihre Gesundheit sorge. Meine Wirkung ist sogar noch tiefer, als man es auf diesem Bild erkennen kann: ich wirke in jeder einzelnen Zelle.

Was ich Ihnen eigentlich mit alldem sagen will: Achten Sie in Zukunft besser auf sich selbst und bitte auch auf mich! Oder vielleicht formuliere ich das besser andersherum: Achten Sie doch bitte in Zukunft besser auf mich, damit ich besser auf Sie und Ihre Gesundheit achten kann. Das genau ist nämlich meine Aufgabe. Denn ich bin Ihr innerer Arzt für Gesundheit. Wie das geht, was Sie dafür tun und wie Sie mich erreichen können, erklären Ihnen meine beiden Autoren in den folgenden spannenden Kapiteln.

Im Lauf des Buches darf ich immer mal wieder zu Wort kommen und das Geschriebene kommentieren – darauf freue ich mich sehr. Damit Sie mich und alles, was mit mir zusammenhängt, auch gut verstehen können, fangen meine beiden Autoren erst mal mit einer kleinen, aber wichtigen Geschichte an, die aus der Technik kommt. Dann werden Sie meine Fähigkeiten eher verstehen.

Bis später!

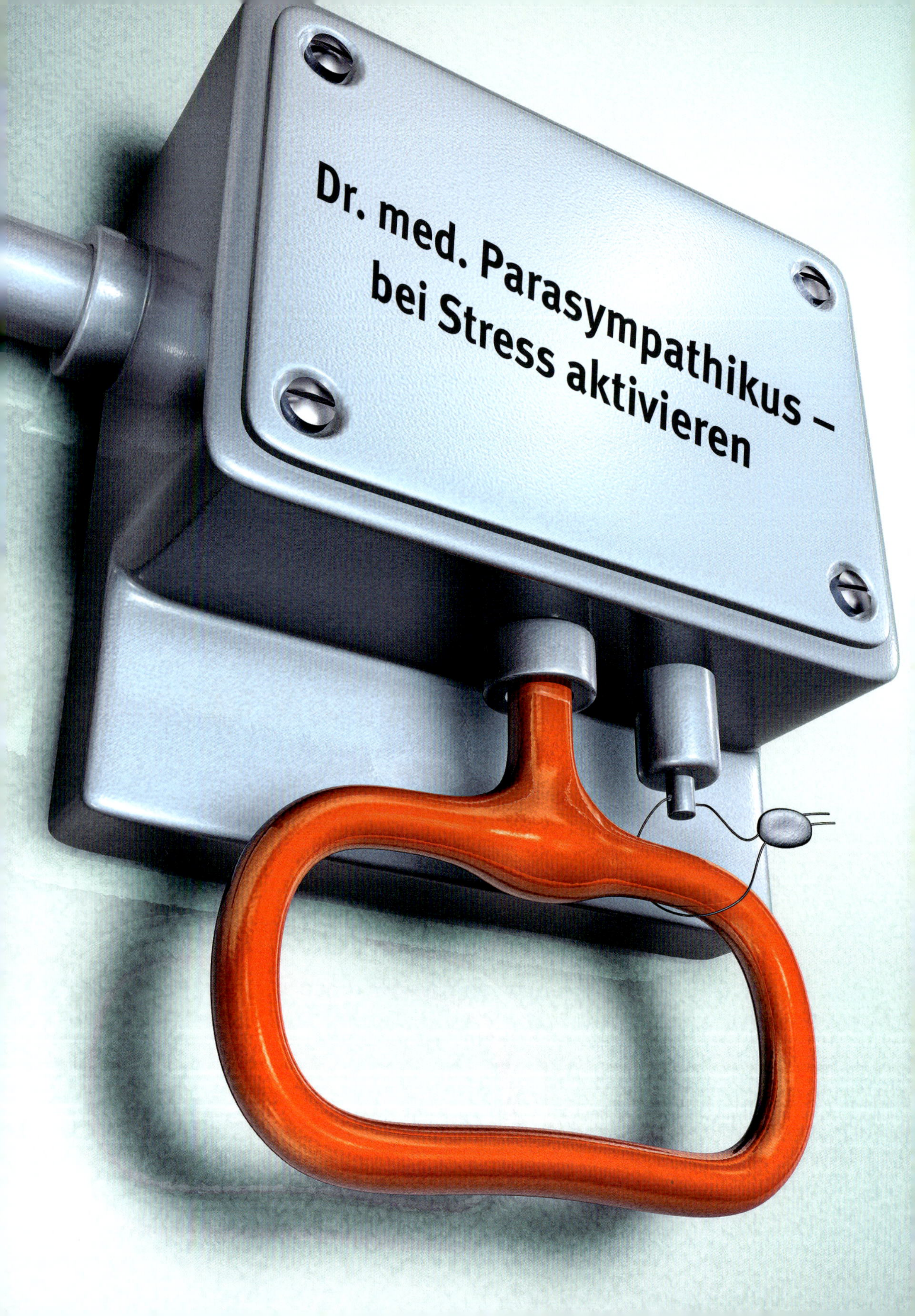
Dr. med. Parasympathikus –
bei Stress aktivieren

DIE GESUNDHEIT STEUERN MIT DEM PARA-SYMPATHIKUS

Das Überleben in der Evolution ist bis zum heutigen Tag demjenigen mit der größten Anpassungsfähigkeit an veränderte Lebensbedingungen gelungen. Ein wichtiges Werkzeug dafür ist unser vegetatives Nervensystem. Wie wir in jeder Sekunde des Lebens unsere Gesundheit steuern können, lesen Sie in diesem Kapitel.

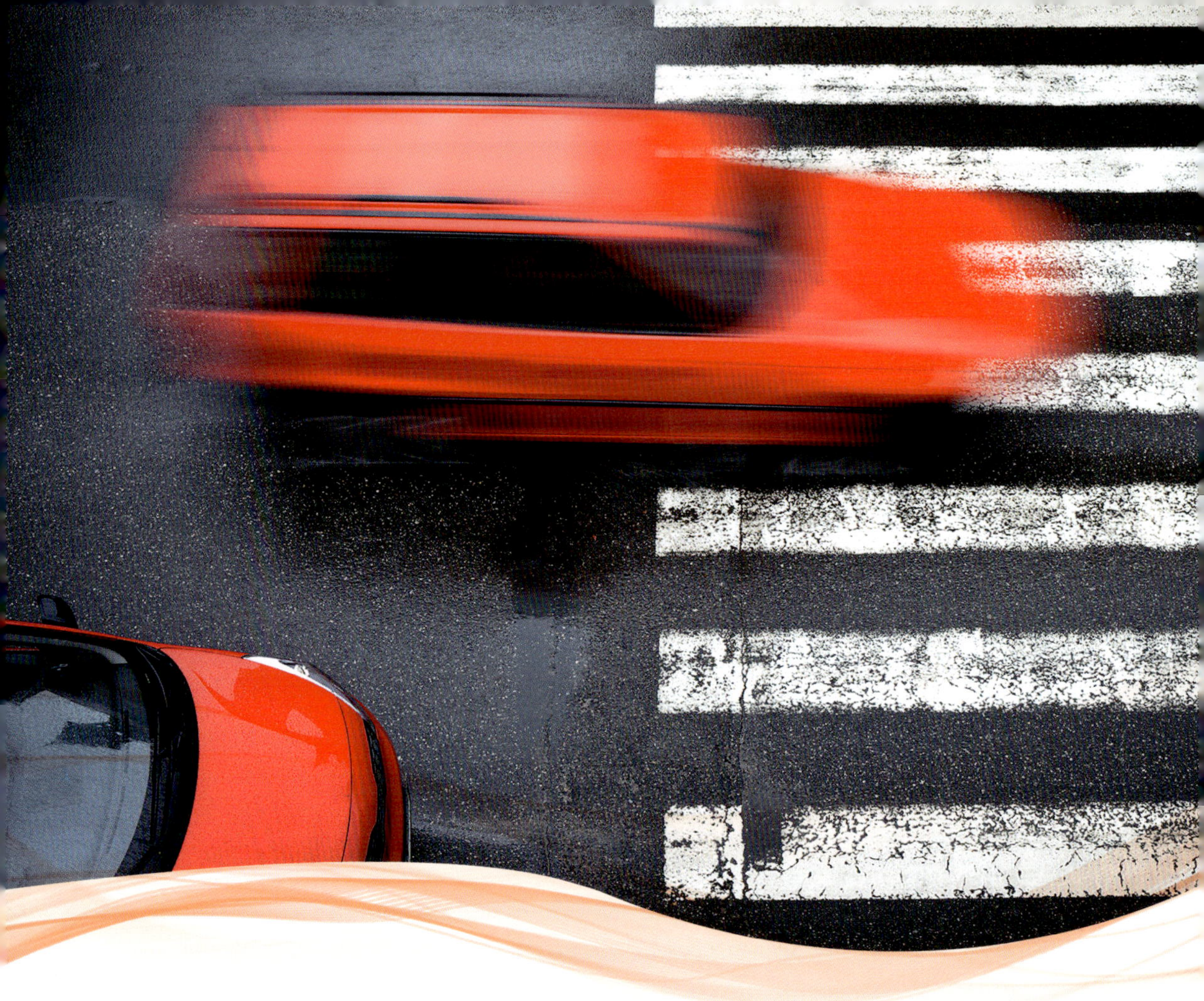

WAS HAT DER MENSCH MIT EINEM AUTO GEMEIN?

Haben Sie schon mal etwas gehört von Rekuperation? Nein? Gehört haben Sie dieses Wort vielleicht noch nicht, aber Sie haben diese Rekuperation schon sehr oft genutzt und Sie werden Sie in der technischen Zukunft noch viel mehr nutzen. Wir erklären Ihnen, was es damit auf sich hat.

Stellen Sie sich ein kleines, nettes Elektro-Auto vor. Dieses Auto fährt mit Strom und es macht nun mit Ihnen als Fahrer an Bord einen kleinen Ausflug. Sie können zum Fahren, da es ein E-Auto ist, nur den Stromgeber (im Buch als »Gaspedal« bezeichnet) bedienen oder bremsen mit dem Bremspedal – und natürlich lenken.

Es geht los. Sie starten den Motor. Nach einigem Leuchten und Piepsen in Ihrem schlauen Auto fahren Sie los. Wie machen Sie das? Um vorwärtszukommen, betätigen Sie das Gaspedal, und um nicht irgendwo anzustoßen, lenken Sie in die richtige Richtung und um Kurven und Hindernisse herum. Wenn Sie zu schnell werden, dann bremsen Sie Ihr Auto mit dem Bremspedal ab. Wenn es zu langsam vorangeht und die Bahn frei ist, dann geben Sie Gas mit Ihrem Gaspedal. Wenn es notwendig wird, zum Beispiel weil Verkehr oder Verkehrsregeln das erfordern oder auch weil Hindernisse im Weg Sie dazu zwingen, dann halten Sie mit Ihrer Bremse an. Sie halten natürlich auch an, um zum Beispiel den Reifendruck zu prüfen und wenn Sie den Akku des Autos wieder aufladen müssen. Sie müssen noch nicht einmal ein hervorragender Autofahrer sein, um von einem Ort zum anderen zu kommen, es reicht schon, wenn Sie gelernt haben, wie die Sache grundsätzlich funktioniert. Und das »nur« mit Ihrem Gaspedal und mit Ihrem Bremspedal. Und natürlich mit der Technik Ihres Autos. Ab und zu – wenn es eng wird – mischt sich eventuell noch der Bordcomputer ein in Form eines Assistenzsystems.

VON GUTEN UND SCHLECHTEN AUTOFAHRERN

Warum kommen Sie eigentlich heil am Zielort an? Der Grund dafür ist, dass Sie gelernt haben, Gaspedal und Bremspedal und die ganze andere Technik des Autos so routiniert zu betätigen, dass Sie, ohne irgendwo anzuecken, von A nach B kommen. Lediglich Strom verbraucht Ihr Auto.
Einige von uns sind sehr gute, einige superschlechte Autofahrer. Zumindest glauben viele das eine von sich selbst oder sie glauben das andere von den anderen Autofahrern, die sich ebenfalls im Straßenverkehr bewegen. Aber alle sind wir Autofahrer.

Was zeichnet eigentlich einen guten beziehungsweise einen schlechten Autofahrer aus? Das kommt natürlich darauf an, welche Kriterien wir anlegen für eine Bewertung. Betrachten wir einmal zwei Extremfälle, die nur mit der Betätigung von Gas- und Bremspedal zu tun haben.
Fahrertyp 1: Dieser Autofahrer benutzt ausschließlich das Gaspedal, um von einem Ort zum anderen zu kommen. Er fährt also in A los und kommt auch schließlich in B an. Er drückt einfach immerzu nur das Gaspedal, mal mehr und mal weniger. Das Bremspedal ignoriert er, denn damit kommt man ja in seinen Augen nicht vorwärts – wer will denn schon bremsen? Das hält ja nur auf! Selbstverständlich hinterlässt dieser Fahrer unterwegs an sich selbst, am und im Auto und natürlich auch in der Umgebung, durch die er gefahren ist, zwangsläufig Schäden, denn er ist ja immerzu mit Tempo unterwegs und kann entsprechend oft nicht anhalten oder auch nicht langsam genug um Hindernisse herumfahren. Es scheint also nicht so schlau zu sein, auf diese Weise ein Auto zu steuern! Zum Glück fährt auf diese Art normalerweise auch niemand in der Realität. Dafür sorgt schon die Fahrschule, die man erst mal mit einer Prüfung bestehen muss. Im Fahrunterricht bekommen wir alle beigebracht, was Verkehrsregeln sind und wie man diese zu befolgen hat, und neben der richtigen Bedienung des Autos auch das umsichtige Fahren im Straßenverkehr.
Fahrertyp 2: Dieser Autofahrer steht ausschließlich auf der Bremse. Er sitzt auch im Auto, hört das Brummen des Motors und sieht die hübschen Leuchtanzeigen. Er kann vielleicht auch Musik hören und sicher kann er aus dem Fenster schauen und sehen, wie alle anderen Verkehrsteilnehmer an ihm vorbeifahren. Die Strecke von A nach B

wird aber ein solcher Autofahrer niemals zurücklegen, denn er bleibt in A stehen – er bewegt sich ja keinen Meter weiter, wenn er nur auf der Bremse steht.

Heil am Ziel ankommen

Diese beiden extremen Verhaltensweisen, also entweder nur Gas geben oder nur bremsen, bringen uns also beim Autofahren nicht wirklich weiter. Zumindest nicht, wenn wir schließlich erfolgreich und heil irgendwo ankommen wollen. Es scheint also doch schlau zu sein, beide Pedale, die uns unser Auto zur Verfügung stellt, sinnvoll kombiniert zu betätigen.

Das kann man auf die verschiedensten Weisen machen: Hier eine kleine Auswahl von verschiedenen Fahrertypen mit recht unterschiedlichen Fahrstilen, denen wir alle schon oft auf der Straße begegnet sind.

Ein dynamischer Raser arbeitet natürlich mit dem Gaspedal und mit der Bremse, und zwar folgendermaßen: Wenn die Bahn frei ist, gibt er kräftig Gas und kommt entsprechend auf einer solchen Strecke schnell voran. Das freut den dynamischen Raser. Wenn plötzlich eine Kurve, ein Hindernis oder eine rote Ampel auftauchen, dann fährt dieser Fahrer weiterhin mit gedrücktem Gaspedal auf das Hindernis zu – überzeugt davon, dass das Hindernis verschwindet, bevor er da ist. Tut es das nicht, steigt der dynamische Raser kräftig auf die Bremse, um das Auto aus voller Fahrt abzubremsen.

Der ängstliche Trödler benutzt ebenfalls Gaspedal und Bremse. Vorsichtig und langsam bewegt er sich durch den Straßenverkehr. Im Gegensatz zum dynamischen Raser drückt er aber viel lieber auf die Bremse als aufs Gaspedal. Das Gaspedal betätigt er nur so weit, dass er gerade vom Fleck und entsprechend auch von A nach B kommt. Sobald das geringste Hindernis erkennbar ist, tritt der ängstliche Trödler gern und fest auf die Bremse – es könnte ja etwas Schlimmes passieren. Ein Nebeneffekt dieses Fahrstils ist, dass der ängstliche Trödler zum Hindernis für alle anderen Fahrer wird.

Was wollen wir Ihnen mit diesen kleinen Autofahrergeschichten erzählen? Sie stehen natürlich stellvertretend für etwas, das mit uns und unserer Gesundheit zu tun hat. Damit das deutlicher wird, brauchen wir noch einen weiteren Typ Autofahrer mit einem weiteren Fahrstil.

Der schlaue Regulierer macht genau das, was sein Name sagt – er reguliert schlau sein Autofahren: Er möchte ebenfalls gern zügig von A nach B kommen und wenn es die äußeren Bedingungen nötig machen, gibt auch der schlaue Regulierer ordentlich Gas. Das Wichtigste und Optimale bei seiner Art, Auto zu fahren, ist, dass er vorausschauend fährt. Das bedeutet, er achtet sehr auf seine Umgebung, durch die er sich bewegt. Mit einem solchen umsichtigen Verhalten kann er vor ihm liegende Kurven, Hindernisse und Ampeln rechtzeitig erkennen und rechtzeitig Tempo aus dem System herausnehmen. Er muss also nicht so oft und so viel auf die Bremse steigen wie zum Beispiel der dynamische Raser, weil er durch sein vorausschauendes Fahren sowieso schon langsamer unterwegs ist, bevor er beim Hindernis ankommt. Außerdem achtet er sehr auf Tempolimits und auf die Straßenverhältnisse. Er passt sich also seiner Umgebung und den Bedingungen in seiner Umgebung so an, dass er nicht unnötig viel Energie verbraucht oder unnötige Schäden verursacht. Trotzdem kommt er in den meisten Fällen kaum später am Ziel an als der dynamische Raser. Was er aber sehr viel besser gemacht hat als der dynamische Raser: Er hat durch seine umsichtige Art des Autofahrens Ressourcen beim Strom und auch an den Bremsen und den sonstigen Verschleißteilen geschont, indem er seine Fahrweise schlau an die Bedingungen in seiner Umgebung angepasst hat.

Gesundheitssteuerung durch Rekuperation

Nun sind wir schon fast angekommen bei dem, was das alles mit unserer Gesundheitssteuerung zu tun hat. Ein wichtiger Aspekt fehlt uns aber noch, der zu Beginn schon erwähnt wurde: die Rekuperation.
Rekuperation ist ein Begriff aus der Technik, der einen ganz besonderen Aspekt der Ressourcenschonung ausdrückt. Um ihn zu verstehen, kommt wieder unser kleines Auto, mit dem wir gerade unterwegs waren, ins Spiel. Am besten setzen wir wieder den schlauen Regulierer in das kleine Auto, das aber jetzt eine neue Bremstechnik an Bord hat. Unser kleines, schlaues Auto wurde vom Autobauer mit etwas Neuem für dieses Auto ausgestattet, das unter den Begriff der Rekuperation fällt. Was bedeutet das?
Wir betrachten jetzt mal unseren Fahrer, den schlauen Regulierer, etwas genauer: Was ist seine Absicht? Er möchte am liebsten alles unter einen Hut bekommen: Er will zügig von A nach B kommen – deshalb fährt er mit dem E-Auto und geht nicht zu Fuß. Weil er aber weiß, dass das Autofahren Ressourcen kostet, also Strom und Verschleiß von Teilen, und auch für die Umwelt nicht besonders verträglich ist, möchte er sich so verhalten beim Autofahren, dass er möglichst wenig Ressourcen verbraucht, also wenig Strom und wenig Verschleiß von Material. Damit verspricht er sich für sein Auto eine möglichst lange Lebensdauer mit möglichst wenigen Reparaturen. Der schlaue Regulierer tut damit viel für sein Auto, seinen Geldbeutel und auch seine Umwelt.
Völlig begeistert ist der schlaue Regulierer von der neu eingebauten Technik in seinem Auto. Beim Fahren hat er schon oft etwas festgestellt, das ihn unzufrieden gemacht hat. Immer wenn er auf die Bremse steigt, nimmt er die Energie, die er vorher mit dem Gaspedal ins Beschleunigen gesteckt hat, wieder heraus. Das erscheint ihm sinnlos – auch wenn er noch so schlau und vorausschauend fährt, um möglichst wenig bremsen zu müssen. Durch den Bremsvorgang wird die Bremse heiß, die Bremsbeläge reiben sich ab und diese schöne zuvor reingesteckte Energie geht einfach als Wärme verloren. Das stellt den schlauen Regulierer nicht zufrieden. Genau das wurde nun im Auto hervorragend gelöst. Die Energie, die beim Bremsen bisher verloren gegangen ist, wird nun mit der Technik der Rekuperation wieder in den Akku zurückgespeist, den der Wagen an Bord hat. Somit ist diese Energie nicht verloren, sondern wird für weitere energiezehrende Zwecke zur Verfügung gestellt. Der schlaue Regulierer überträgt dieses Wissen auf das Autofahren und er erkennt nun, wie energetisch unsinnig die ständige negative »Brems-Bilanz« beim Autofahren ist. Ohne die Rückspeisung verlorener Bremsenergie, die die neue Technik im Auto unterstützt, geht also unnötig Energie verloren. Beim dynamischen Raser ist das natürlich noch viel stärker der Fall als bei allen anderen Autofahrertypen.
Diese ganze technische Erklärung über Autos und wie man sie schlau steuert und effizient bremst, hat sehr viel zu tun mit unserer Gesundheitsregulation. Denn: Die Natur macht es den Ingenieuren schon immer vor.

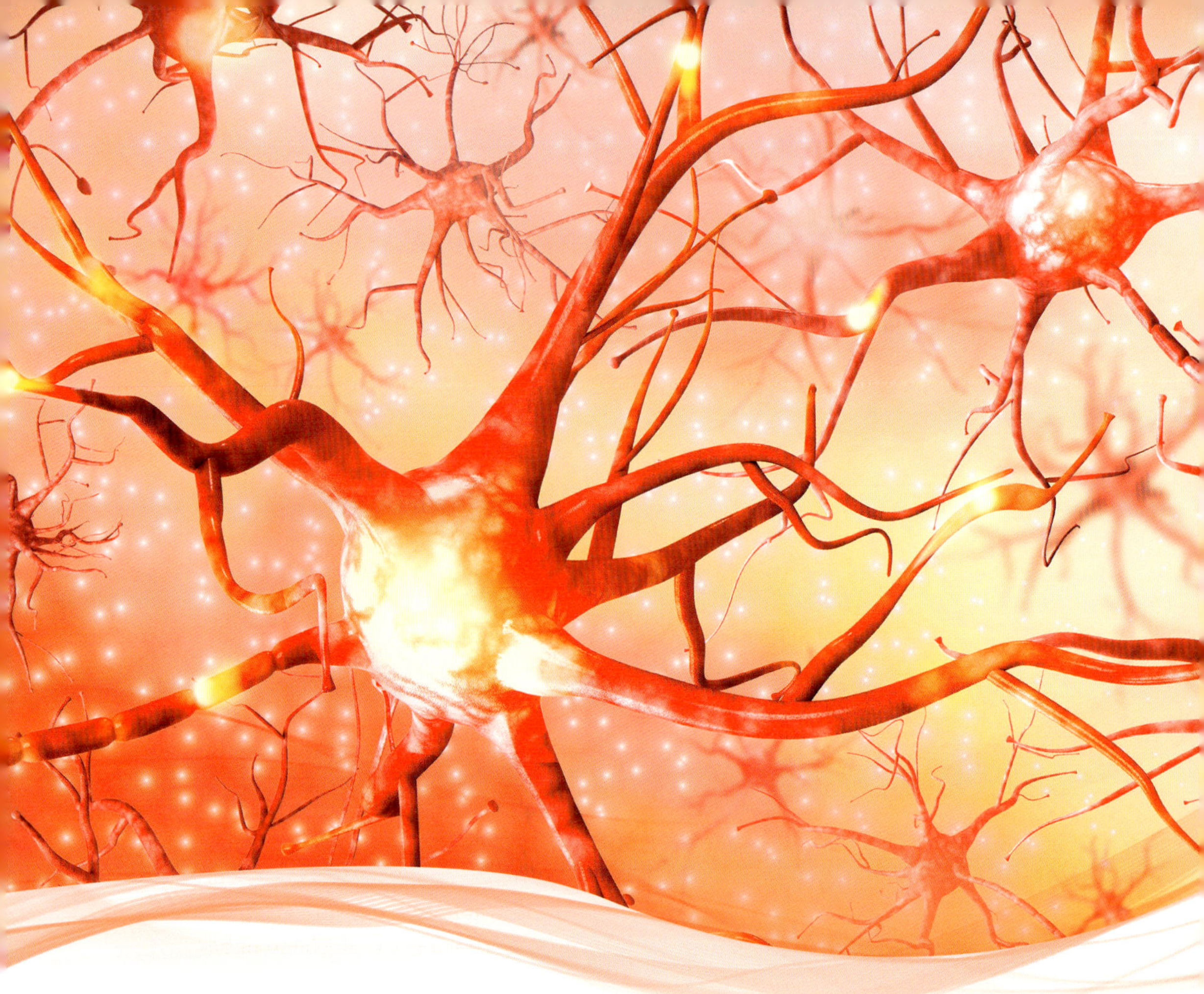

DIE NATUR MACHT ES UNS VOR

Dr. med. Parasympathikus kommt zu Wort

Liebe Leserin, lieber Leser dieses schönen Buches,
ich habe aufmerksam mitgelesen, was im vorherigen Kapitel über das Autofahren geschrieben worden ist. Das kommt mir irgendwie sehr bekannt vor, und Ihnen müsste das eigentlich auch bekannt vorkommen. Diese Regulation im Auto, also das Gasgeben und das Bremsen und dass man es mit diesen Vorgängen auch übertreiben kann, genau das ist mein Arbeitsumfeld in Ihnen! Sogar das mit der Ressourcenschonung und vor allem auch das mit dem umsichtigen Fahren und der Anpassungsfähigkeit stimmt fast ganz genau mit dem überein, was mein geschätzter Kollege, der Herr Sympathikus, und ich 24 Stunden am Tag und 7 Tage die Woche für Sie tun. Das ist verblüffend!
Ich kann mir auch schon denken, wie die Sache nun weitergeht. Vermutlich erklären Ih-

nen die Autoren auf den folgenden Seiten, was es mit unserem Nervensystem auf sich hat. Sicherlich lernen Sie in diesem Kapitel auch meinen geschätzten Kollegen kennen. Ich bin ja mal gespannt!

WIE IST DAS NERVENSYSTEM DES MENSCHEN AUFGEBAUT?

Der Großteil der körperlichen Steuerung läuft im Menschen automatisch ab, da sie in unserem zentralen Nervensystem verankert ist – wir können diesen automatischen Teil also nicht aktiv beeinflussen, zumindest nicht direkt. Im Menschen steuern die entwicklungsgeschichtlich »alten« zentralen Hirnanteile im Hirnstamm die grundsätzlichen Funktionen im Körper. Wir können zum Beispiel nicht aktiv direkt die Funktion unserer Nieren beeinflussen. Oder die Funktion unserer Leber. Wir können uns zwar aktiv bewegen und unseren Tätigkeiten nachgehen, aber nicht direkt in die zentrale Organsteuerung eingreifen.

Unser Nervensystem wird in zwei grundsätzliche Einheiten eingeteilt:

- das zentrale Nervensystem (ZNS), die Gesamtheit aus Gehirn und Rückenmark
- das periphere Nervensystem, die Gesamtheit aller Nervenbahnen, die außerhalb von Gehirn und Rückenmark liegen

Das **zentrale Nervensystem** steuert

- die Skelettmuskulatur
- das Denken und die Informationsverarbeitung
- die lebenswichtigen Organfunktionen
- die emotionalen Vorgänge

Das **periphere Nervensystem** ist dann sozusagen das »Glasfaserkabel« oder die »Rohrpost« aller steuernden Informationen, die aus dem zentralen Nervensystem kommen und in die Peripherie des Körpers geleitet werden sollen. Das bedeutet, dass alle Befehle, die aus dem Gehirn kommen, über das periphere Nervensystem zu allen Zielen weitergeleitet werden. Es informiert also alle Körperbereiche bis in die kleinsten Untereinheiten und damit alle Zell- und Organfunktionen darüber, was unser zentrales Nervensystem für alle von ihm abhängigen Körperbereiche entschieden hat.

Das periphere Nervensystem

Zum peripheren Nervensystem gehören zwei Teile.

Das somatische Nervensystem erkennt körperliche Zustände bewusst über Sinneswahrnehmungen und meldet diese an das zentrale Nervensystem. Dazu gehört zum Beispiel das Empfinden von Wärme und Kälte und von Berührung und Schmerz. Dazu gehört auch das weitgehend unbewusste Wahrnehmen von Körperhaltungen und anderen körperlichen Zuständen. Sind diese Informationen über die körperlichen Zustände schließlich beim Gehirn angekommen, werden sie dort verarbeitet. Die Konsequenz, die sich daraus ergibt, muss nun als Antwort zur Körperperipherie geleitet werden. Dazu schickt das Gehirn die entsprechenden Befehle via somatisches Nervensystem an die entsprechenden Bereiche zurück, etwa an die Muskeln.

Das somatische Nervensystem ermöglicht uns überhaupt erst das Leben in einer Umwelt mit all ihren Reizen und Anforderungen – und zwar deshalb, weil wir erst so die Möglichkeit haben, auf die äußeren Einflüsse zu reagieren.

Um sich das etwas zu veranschaulichen, stellen Sie sich folgende Situation vor: Es ist ein heißer Sommertag und Sie halten sich draußen auf. In der prallen Sonne wird es Ihnen sicher rasch zu heiß werden, was Ihre Wärmerezeptoren vermutlich auch schnell feststellen. Über das somatische Nervensystem erhält Ihr Gehirn die Information: »Puh, hier ist es heiß.« Ihr somatisches Nervensystem ermöglicht Ihnen erstens wahrzunehmen, dass es heiß ist, was natürlich Ihren Organismus vor Hitzeschäden schützt, und zweitens, sich nun willentlich mit Ihrer Muskelkraft einen schattigen Platz zu suchen oder einen Sonnenschirm aufzuspannen – je nachdem. Ihre Muskeln bewegen sich deshalb, weil der Befehl dazu aus Ihrem Gehirn kommt und Ihr somatisches Nervensystem diesen Befehl an Ihre Muskeln weiterleitet. Das somatische Nervensystem hat also einen Anteil, der Informationen aus der Peripherie zum Gehirn leitet, und einen weiteren Anteil, der die entsprechenden Befehle vom Gehirn wieder zurück in die Peripherie leitet.

Das sogenannte **vegetative Nervensystem** ist der zweite Teil unseres peripheren Nervensystems. Ein anderer Ausdruck dafür ist »autonomes Nervensystem«. Um diesen Anteil unseres peripheren Nervensystems geht es in diesem Buch, und wir werden hier nur den Ausdruck »vegetatives Nervensystem« oder die Abkürzung VNS verwenden.

WIE ARBEITET DAS VEGETATIVE NERVENSYSTEM?

Die Aufgabe des vegetativen Nervensystems ist die Aufrechterhaltung aller (über-)lebenswichtigen körperlichen Funktionen. Das VNS ist damit beschäftigt, aus dem ZNS heraus alle Organgrundfunktionen mit zu steuern. Dazu gehören alle körperlichen Funktionen aller Organe, zum Beispiel die Funktionen von Herz, Kreislauf, Durchblutung, Verdauung, Immunsystem, Leber, Nieren, Drüsen, Hormone, Stoffwechsel und Entgiftung und vieles mehr – also Zellfunktionen aller Organe jederzeit und überall. Alle Funktionen im Körper werden durch das vegetative Nervensystem genau so aufeinander eingestellt, dass sich der Organismus stets in einer für ein Überleben optimalen Situation befindet. Auch die Atmung gehört dazu, aber diese hat eine gewisse Sonderstellung – doch dazu lesen Sie ab Seite 105 sehr viel mehr!

Die ausführenden Anteile des vegetativen Nervensystems sind der Sympathikus und der Parasympathikus. Diese beiden Regulatoren arbeiten in permanenter Meldung und Rückmeldung vom und zum zentralen Nervensystem – sie passen also gemeinsam und selbstständig den Organismus ununterbrochen an seine Umwelt und an deren Erfordernisse an. Im Grunde ist die Funktion genauso wie beim somatischen Nervensystem: Es werden Informationen über die Ist-Zustände von der Peripherie, also von den Zellen, Geweben, Organen etc., an das Gehirn gemeldet, dort verarbeitet und die vegetative Antwort wird zurück an die Zellen, Gewebe, Organe etc. geleitet.

Das vegetative Nervensystem mit Parasympathikus und Sympathikus

Stark vereinfacht läuft alles, was Sie bisher über das Autofahren mit Gasgeben und Bremsen gelesen haben, in uns Menschen nach dem gleichen Prinzip ab. Der Mensch hat zwar einen sehr viel komplizierteren Bauplan als ein Auto, aber zum besseren Verständnis lässt sich die »Funktion« dieses menschlichen Bauplans auf den eines Autos reduzieren. Dies können Sie sich wie folgt vorstellen:

- Das Auto ist der Körper.
- Das Gaspedal entspricht dem Sympathikus.
- Das Bremspedal entspricht dem Parasympathikus.
- Der Fahrstil entspricht dem Gehirn.

Gehirn, Sympathikus und Parasympathikus sind die Teile des menschlichen Nervensystems, die die Steuerung aller »automatischen« Vorgänge im Körper übernehmen. Mithilfe dieses Buches können Sie lernen, wie Sie diese Steuerung über Ihre Pedale beeinflussen können. Der Aha-Effekt dieses Buches liegt also im Verständnis Ihres vegetativen Nervensystems.

Denn genau wie das Auto mit Gaspedal, Bremse und mithilfe Ihres Fahrstils gesteuert wird, werden alle oben genannten Zell- und Organfunktionen durch das Gaspedal im System, den Sympathikus, durch das Bremspedal, den Parasympathikus, und durch die neuronalen Verschaltungen im Gehirn gesteuert.

Wenn Sie die Pedale gut kennen und vor allem wenn Sie sie schlau und routiniert bedienen können, steuern Sie Ihre Gesundheit, genau wie der schlaue Regulierer sein Auto, durch schmale Straßen, über Autobahnen, um Hindernisse herum und zur nächstgelegenen Ladestation – gesund und voller Energie, ein Leben lang.

Unser vegetatives Nervensystem mit Sympathikus und Parasympathikus ist aber nicht nur für die funktionellen Abläufe der Zellen und Organe zuständig. Auch unsere Stimmungslage und unser körperliches und emotionales Befinden hängen von einem gut ausbalancierten Nervensystem ab. Es hat also einen Einfluss darauf, ob wir uns hellwach oder müde fühlen, ob wir fröhlich oder traurig sind, ob wir uns als Gestalter oder als Opfer unserer Welt fühlen.

Bei den genannten Vorgängen geht es also immer um eine passende Organsteuerung im Sinn von »Mehr« oder »Weniger«. Dazu braucht es zuvor natürlich unendlich viele Anpassungsprozesse sämtlicher Regelsysteme des Körpers. Für ein Verständnis der grundsätzlichen Zusammenhänge ist es aber sehr viel sinnvoller, wenn wir uns auf das einfache Bild von Sympathikus und Parasympathikus, die das »Mehr« oder »Weniger« steuern, beschränken.

Wir möchten das an einem Beispiel erläutern: Stellen Sie sich ein Gummiband vor. Dieses Gummiband wird vom Sympathikus und vom Parasympathikus gemeinsam in unterschiedliche Richtungen gezogen, und zwar immer im genau richtigen Maß. Mit dieser Arbeit »regulieren« die beiden jede Ihrer Körperfunktionen und gemeinsam kommen sie dadurch zum Erfolg. Mal ist der eine mehr am Werk und mal der andere – aber immer arbeiten beide gleichzeitig.

Würden Sympathikus und Parasympathikus diese Regulierung für Ihre Gesundheit nicht mehr wahrnehmen können, würden Sie mehr und mehr auf den sogenannten Burnout zusteuern. Verständlich werden all diese regulativen Vorgänge, wenn man sich darüber klar wird, warum diese Vorgänge überhaupt in uns ablaufen: Es geht dem Organismus immer nur um eines – um das ÜBERLEBEN!

Und zwar geht es nicht um irgendein Überleben »gerade mal so«, sondern um ein optimales Überleben in jeder Situation jede Millisekunde des Lebens. Die Hauptaufgabe dieses klugen Systems – das optimale Anpassen an jede aktuelle Situation fürs Überleben – wäre ohne diese schlaue Anpassungsfähigkeit nicht mehr gewährleistet.

DAS VEGETATIVE NERVENSYSTEM (VNS)

Das vegetative Nervensystem dient der Aufrechterhaltung aller lebenswichtigen Funktionen im Körper. Die ausführenden Anteile des VNS sind der Sympathikus (Gaspedal) und der Parasympathikus (Bremspedal).

Wie in der Abbildung zu erkennen ist, entspringen die Nervenfasern des Sympathikus und des Parasympathikus aus unterschiedlichen Bereichen des zentralen Nervensystems (ZNS), dennoch sind die Zielorgane die gleichen. Dargestellt sind jeweils seitlich des Rumpfes die Nervenfasern des Sympathikus und des Parasympathikus.
Der Sympathikus verlässt das Rückenmark im Bereich der Brust- und Lendenwirbelsäule und macht sich von dort auf den Weg in die Peripherie zu allen Zell- und Organfunktionen. Der Herkunftsort des Parasympathikus sind der Hirnstamm und das Rückenmark im Bereich des Kreuzbeins, um dann denselben Weg zu allen Körperfunktionen zu nehmen wie der Sympathikus. Der weitaus größte Anteil des Parasympathikus ist der 10. Hirnnerv, der Vagus-Nerv. Wegen des großen Anteils an der parasympathischen Regulation gibt es in der Fachsprache oft eine verwirrende Zusammenlegung der beiden Begriffe »Vagus« und »Parasympathikus«. In vielen Ausführungen über das VNS werden Sie Begriffe wie »vagal« oder »vagoton« lesen. Beide Begriffe bedeuten »parasympathisch«. In diesem Buch, das ja dem Parasympathikus gewidmet ist, behalten wir die entsprechende Namensgebung bei.
Der **Sympathikus** ist der Anteil des VNS, der alle regulativen Vorgänge in den Organen beschleunigt und damit Energie und Ressourcen verbraucht.

Der **Parasympathikus** ist der Anteil des VNS, der die gleichen regulativen Vorgänge abbremst und für Ressourcenaufbau und regenerierende Prozesse sorgt.

Wirkung des Sympathikus

- Weitet die Pupillen
- Hemmt die Speichelsekretion
- Beschleunigt den Herzschlag
- Weitet die Bronchien
- Hemmt die Magen-Darm-Aktivität
- Hemmt die Bauchspeicheldrüse
- Hemmt den Gallenfluss
- Stimuliert das Nebennierenmark mit Produktion von Adrenalin und Noradrenalin
- Entspannt die Harnblase
- Ermöglicht den genitalen Orgasmus bei Mann und Frau

Wirkung des Parasympathikus

- Verengt die Pupillen
- Vermehrt die Speichelsekretion
- Verlangsamt den Herzschlag
- Verengt die Bronchien
- Regt die Verdauung (Vagus) sowie Bauchspeicheldrüse und Gallenfluss an
- Hemmt das Nebennierenmark und die Produktion von Adrenalin und Noradrenalin
- Kontrahiert die Harnblase
- Ermöglicht die Durchblutung der Geschlechtsorgane bei Mann und Frau

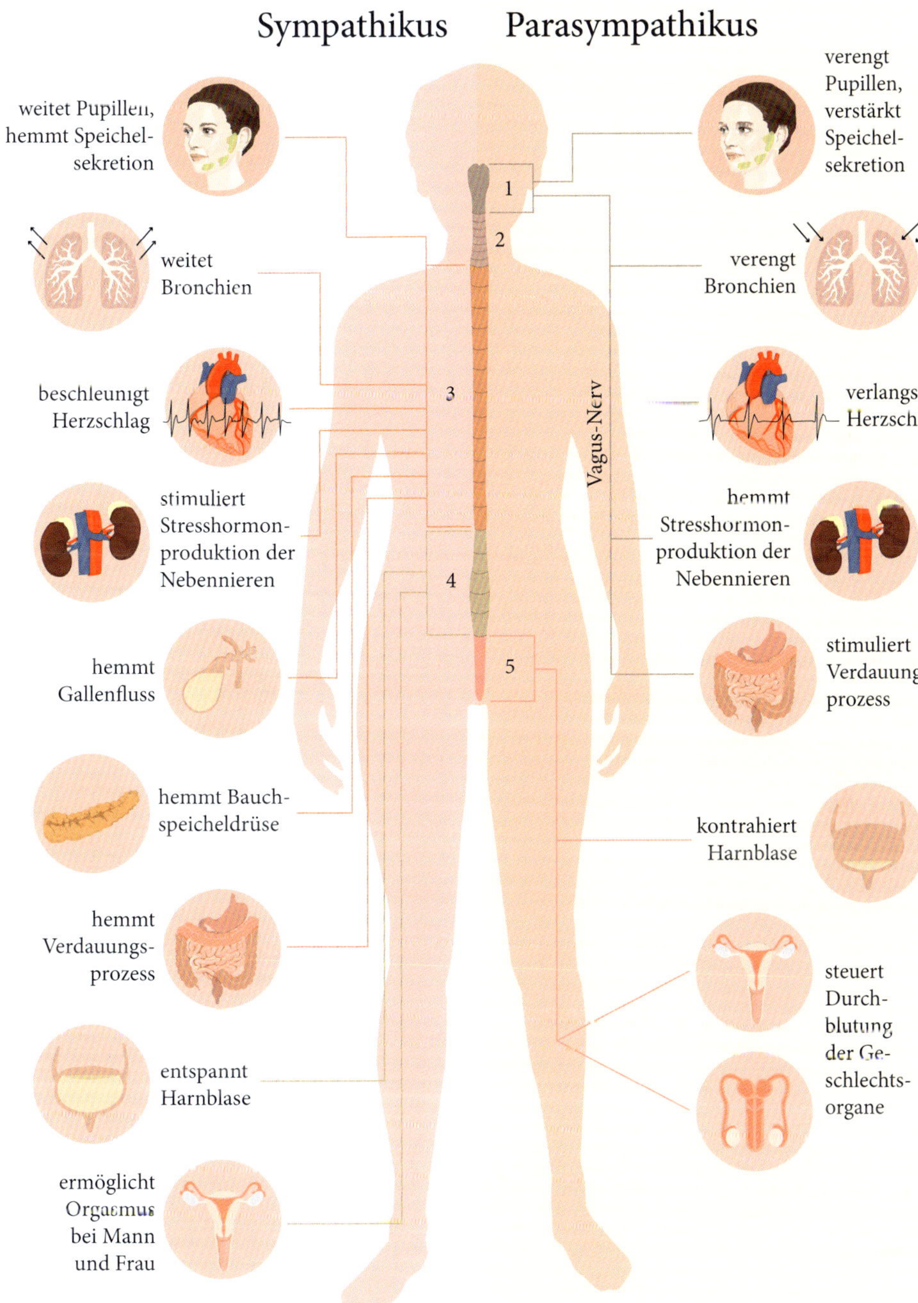

1 = Hirnstamm, 2 = Halswirbelsäule, 3 = Brustwirbelsäule, 4 = Lendenwirbelsäule, 5 = Kreuzbein

DAS PRINZIP ÜBERLEBEN TROTZ STRESS

Für ein Verständnis betrachten wir einmal die extremen Situationen, in denen die beiden Anteile des VNS gebraucht werden.

Die Sympathikus-Achse sorgt mit dem Gaspedal dafür, dass in einer Stresssituation – der extremste Fall ist der »Alarmmodus«, in dem uns der berühmte Säbelzahntiger gegenübersteht – die jetzt überlebenswichtigen Organe mit Energie versorgt werden. Dazu gehört dann die Pupillenerweiterung, die für eine erweiterte Wahrnehmung der Situation sorgt, die Beschleunigung des Herzschlags und die Erhöhung des Blutdrucks, die gemeinsam für die Bereitstellung von Durchblutung sorgen. Damit ist eine optimale Versorgung der Muskeln mit Sauerstoff und Nährstoffen gewährleistet. Das Gehirn schaltet in diesem Moment das »bewusste Denken« eher ab und wechselt in den »Überlebensmodus«. Damit können schnell überlebenswichtige Entscheidungen getroffen werden, um dann entsprechend aus der Notfallsituation wegzulaufen oder den Feind anzugreifen. Auch die Weitung der Bronchien gehört dazu, um genug Atem für Flucht oder Angriff zu haben.

Die Aktivität des gesamten Verdauungssystems wird in dieser Situation dagegen eher gehemmt, da die Verdauung nicht wichtig ist für das akute Überleben, wenn der sprichwörtliche Säbelzahntiger vor uns steht und uns bedroht.

Die Parasympathikus-Achse (die Bremse) sorgt für Erholung und Ressourcenaufbau im System. Puls und Blutdruck verlangsamen sich wieder, die Atmung normalisiert sich, Muskeln entspannen sich, das Gehirn schaltet wieder in den aktiven »Denkmodus« um und die Verdauungsorgane nehmen ihre Arbeit wieder auf. Kurzum: Durch die Bremse im VNS kann sich jede Organfunktion regenerieren.

Sympathikus und Parasympathikus regulieren gemeinsam – am besten in einer hervorragenden Balance – jede Stelle und jede Zelle in unserem Körper. Die meisten von uns sind jedoch durch viel zu viel Betätigung des Gaspedals (Alltagsstress), vor allem aber auch durch viel zu wenig Betätigung des Bremspedals ständig im sympathischen Modus, also im Notfallmodus. Dieser soll aber im Grund eigentlich »nur« das Überleben ermöglichen und ist physiologisch keinesfalls dafür vorgesehen, in einem dauerhaft angeschalteten Zustand zu bleiben. Diese

INFO

FOLGEN EINER SCHIEFLAGE

Eine ungünstige Verteilung der vegetativen Steuerung kann sich überall im Körper auswirken und zu Erkrankungen führen. Folgen einer dauerhaften Überaktivierung des Sympathikus sind die gesundheitlichen Probleme, die man unter dem Begriff »Stresserkrankungen« kennt: Herz-Kreislauf-Erkrankungen wie hoher Blutdruck, Verdauungsstörungen, geschwächtes Immunsystem, Muskel-, Gelenk- und Rückenerkrankungen durch falsche Haltung wegen ständig erhöhtem Muskeltonus, Stoffwechselstörungen wie zum Beispiel Diabetes und Fettstoffwechselstörungen, Konzentrationsstörungen und Schlafstörungen, psychische Erkrankungen und vieles mehr.

Situation führt langfristig zu Raubbau an den Ressourcen – im maximalen Fall zu Krankheit oder zum Burnout-Syndrom. Durch eine solche ungünstige Verteilung der vegetativen Steuerung kommt es unnötigerweise zu einer energetischen Schieflage im System. Wird diese »Schieflage« zum Dauerzustand, so bleibt das nicht ohne Folgen (siehe Info Seite 20).

Folgen der dauerhaften Sympathikus-Aktivierung

Betrachten wir, was eine dauerhafte Aktivierung des Gaspedals (Sympathikus – Stressmodus) für unser kleines, schlaues Auto bedeuten würde:
In dieser Notfallsituation (Stresssituation) wird unser Auto nur noch mit dem Gaspedal gefahren. Das entspricht dem Fahrertyp 1 auf Seite 11, der ausschließlich mit dem Gaspedal unterwegs ist. Er verursacht am Auto und an der Umgebung Schäden, die Bremse wird nicht betätigt, damit werden die Ressourcen durch die schlaue Bremstechnik, die ja eigentlich selbsterhaltend Energie an den Akku zurückgeben würde, nicht mehr genutzt. Wenn jetzt nicht eine ressourcenschonendere Fahrweise anspringt, dann läuft der Akku leer und das Auto bleibt am Straßenrand liegen.
Unser Organismus kann, genau wie das schlaue Auto, kurzfristig mit einer solchen Notsituation hervorragend umgehen, das ist nämlich genau das, wozu unser vegetatives Nervensystem gemacht ist! Nur: Auf Dauer gesehen werden das Auto und entsprechend auch unsere Gesundheit an irgendeiner Stelle anfangen, Schaden zu nehmen. Der Grund dafür ist, dass unsere körpereigenen Reparaturvorgänge nicht mehr reibungslos ablaufen können.

WIE SYMPATHIKUS UND PARASYMPATHIKUS FUNKTIONIEREN

Wie man auf der Abbildung auf Seite 19 erkennen kann, sind die beiden Anteile des vegetativen Nervensystems anatomisch voneinander getrennte Einheiten. Darüber hinaus unterscheiden sie sich auch in ihren physiologischen Eigenschaften.

Besonderheit der Botenstoffe

Die Weiterleitung von Informationen auf Nervenbahnen funktioniert einerseits über elektrische Impulse und andererseits über sogenannte Transmitterstoffe. Das sind chemische Substanzen, die Nervenverbindungen an sogenannten Synapsen (siehe Abbildung Seite 53) aktivieren. Beim Sympathikus (dem beschleunigenden Nervenanteil) ist dieser Transmitter in der Peripherie zu einem großen Teil das Noradrenalin. Beim Parasympathikus (dem regenerierenden Nervenanteil) ist es zu einem großen Teil das Acetylcholin. Auch die Wirkdauer dieser Überträgerstoffe ist unterschiedlich: Das Noradrenalin ist sehr viel stärker und länger wirksam als das Acetylcholin.
Diese längere Wirkdauer von Noradrenalin ist unter anderem eine wichtige Erklärung dafür, dass ein »angespannter« – also »sympathikotoner« – Zustand relativ leicht in einen »gestressten« Zustand kippen kann. Allein durch diese physiologischen beziehungsweise biochemischen Voraussetzungen der Nervenfasern des Sympathikus befinden wir uns leider verhältnismäßig lang im oben beschriebenen Alarmmodus. Dieser kann natürlich wieder abgefangen werden, und zwar immer dann, wenn in ausrei-

chendem Maß und nachhaltig auch der Parasympathikus regulativ für erholende und aufbauende Vorgänge sorgt. Das schauen wir uns ab Seite 38 noch genauer an.
Übertragen wir diese Besonderheit der Überträgerstoffe symbolisch auf unser Auto, könnten wir uns zum Beispiel vorstellen, dass das Gaspedal im Auto sehr viel größer ist als das Bremspedal. Für den Fuß, der beide Pedale steuert, ist es allein wegen der Größe der Pedale relativ wahrscheinlicher, dass er das Gaspedal tritt. Das Bremspedal muss extra gesucht und gefunden werden, um das Bremsen und die Regeneration zu ermöglichen. Und noch etwas kommt dazu: Je länger und heftiger die Fahrweise des dynamischen Rasers praktiziert wird, desto größer und leichter auffindbar wird das Gaspedal – es wird also zur grundsätzlichen Gewohnheit, Gas zu geben. Fatalerweise wird das Bremspedal dazu auch immer kleiner und ist immer schwieriger zu finden beim Fahren, bis es am Ende gar nicht mehr auffindbar ist und das Auto nur noch mit dynamischem Rasen gesteuert wird.
Was bedeutet das für uns? Die Natur macht es den Ingenieuren eigentlich mit dem perfekten Regulationssystem des VNS vor: Immer wenn der Sympathikus, also das »Gaspedal« (Leistung, Aktivität, Stress), im vegetativen System betätigt wird, sorgt der Parasympathikus auf der anderen Seite durch Betätigen des »Bremspedals« (Achten auf die Ressourcen, Pause, Erholung) dafür, dass die Systeme nicht überfordert werden. Gleichzeitig baut er sogar diese Ressourcen wieder auf. Genau wie bei unserem kleinen E-Auto geht das so lange gut, bis wir zugunsten des dynamischen Rasens, also zugunsten des Sympathikus, aufhören, auf die Nachhaltigkeit der Ressourcen, also auf den Einsatz des Parasympathikus, zu achten. Wir werden vom schlauen Regulierer, zu dem wir eigentlich geboren sind, zum dynamischen Raser oder – wenn es ganz schlimm kommt und wir unseren Parasympathikus gar nicht mehr finden, weil das Gaspedal zum Normalzustand geworden ist – zu dem Autofahrer, der nur noch mit Gas unterwegs ist, überall Schäden verursacht und seine Energie verschleudert.

Folgen des »Rasens« an einem konkreten Beispiel

Übertragen wir dieses Dilemma für das Auto beim rasenden Autofahrer beispielsweise auf die Funktion unseres Herz-Kreislauf-Systems, dann entspräche das in etwa folgender Situation:
Statt uns Zeit zu lassen für das, was zu tun ist, und auch immer wieder innezuhalten und Mini-Pausen einzulegen, hetzen wir durch unseren Alltag. Den »Leerlauf«, der uns guttun würde, füllen wir obendrein auch noch mit Smartphone-Funktionen. Das permanente Hetzen und die fehlenden Pausen bewirken einen ständig schnellen Herzrhythmus, der mangels parasympathischer Bremspedal-Steuerung auch nicht ausreichend zwischendrin abgebremst wird. Die Folge für unsere Herz-Kreislauf-Regulation kann dann, auf Dauer gesehen, möglicherweise erhöhter Blutdruck mit all seinen Folgen sein.
Die Steuerung für diese fatale Situation kommt beim Autofahrer aus seiner persönlichen Überzeugung heraus, welchen Fahrstil er für sich für den richtigen hält.
Im Falle des Menschen und seiner Gesundheitsregulation kommt diese fatale Steuerung natürlich aus unserem Gehirn (siehe Kasten Seite 88) und hat mit unserer inneren Haltung zum Leben zu tun.

Folgen für den unterbeschäftigten Parasympathikus

Was passiert nun mit dem Parasympathikus, wenn er von uns so vernachlässigt wird? Auf Dauer stellt er seine Arbeit immer mehr ein, weil er zu wenig oder nicht mehr benutzt wird. Das wertvolle Produkt – unsere Gesundheit – fängt an, Schaden zu nehmen. Alle Vorgänge im Körper des Menschen hängen nicht nur vom erfolgreichen Arbeiten der einzelnen Organe ab, sondern in ganz besonderem Maß von der Steuerung, der übergeordneten Regulation. Es geht also eigentlich immer um die Einhaltung einer gewissen Ausgewogenheit in allen Systemen und vor allem um das Achten auf die Nachhaltigkeit der Ressourcen.
Das Faszinierende an unserem genialen vegetativen Nervensystem ist: Wir sind dafür gemacht, dass wir uns selbst ständig reparieren. Durch die unglaubliche Leistung unseres vegetativen Nervensystems, uns durch schlaue Steuerung mit extrem schneller Energiebereitstellung und nachhaltigem Ressourcenaufbau ununterbrochen auf die aktuell erforderliche Situation anzupassen, sind wir überhaupt nur in der Lage, das Leben wenigstens eine Weile zu überleben. Und das ein Leben lang! Lediglich das Altern können wir noch nicht wirklich verhindern – wir können es aber mit schlauer Regulation verlangsamen.
Eine ideale Gesundheitsregulation hängt also stark davon ab, wie wir mit unseren Ressourcen umgehen, und natürlich davon, ob wir wissen, wie wir den Ressourcenaufbau nachhaltig bewerkstelligen. Kurzfristige kleine oder auch mal größere »Fehler« für unsere Gesundheit verzeiht uns unser Regulationssystem. Es kann damit umgehen, wenn es trainiert ist, es »reguliert« diese einfach weg. Genau dafür ist es nämlich gemacht. Langfristige, also immer wiederkehrende oder sehr grobe Fehler und vor allem die Summe all dieser Fehler richten nachhaltigeren Schaden an. Damit ein System Mensch, das energetisch in eine Schieflage geraten ist, nicht erkrankt oder ein schon krankes System Mensch sich wieder erholen kann, sollte unbedingt der Parasympathikus trainiert und damit gestärkt werden. Es geht also darum, einen »vernachlässigten Nerv« zu aktivieren, damit dieser so gestärkte Nerv uns durch seine Aktivität dann wieder entschleunigt. Es klingt fast ein wenig absurd, dass eine Stärkung zu einer Entspannung führen soll – aber so ist das in der vegetativen Regulation.
All das ist möglich und der Einfluss des Parasympathikus-Trainings ist sogar messbar – in Kapitel 2 erfahren Sie mehr darüber.

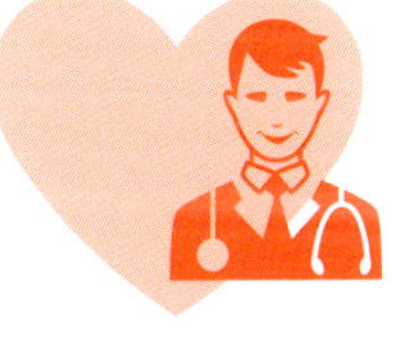

Dr. med. Parasympathikus kommt zu Wort

Liebe Leserin, lieber Leser dieses schönen Buches,
jetzt haben Sie ihn also kennengelernt, meinen geschätzten Kollegen, den Herrn Sympathikus. Ich kann nur hoffen, dass Sie ebenfalls gemeinsam mit einem oder mit mehreren Kollegen in einem so grandiosen Team arbeiten dürfen wie ich. Die Zusammenarbeit zwischen meinem Kollegen und mir ist grundsätzlich wirklich außergewöhnlich erfolgreich. Besser aufeinander eingespielt als wir beide kann man eigentlich gar nicht sein. Das ist eine Riesenfreude, und es macht sogar unglaublich viel Spaß!
Wir beide, also er und ich, haben nämlich genau dasselbe Ziel für das, was wir den ganzen

Tag im Team tun! Das Ziel ist, Ihre Gesundheit ein ganzes langes Leben lang aufrechtzuerhalten und dafür zu sorgen, dass Sie mit Freude und Energie durch Ihr Leben steuern. Das klappt auch hervorragend, zumindest solange von außen oder von oben aus der Steuerungsetage – dem Gehirn – nicht zu viele Störungen kommen. Davon erzähle ich Ihnen gern später noch viel, viel mehr.

Los ging alles schon vor Ihrer Geburt. Damals war ich noch verbunden mit dem Dr. med. Parasympathikus Ihrer Mutter – man könnte also fast sagen: mit meinem Vater! Ist das nicht irgendwie eine lustige Vorstellung? Immer wenn es Ihrer Mutter in der Schwangerschaft gut ging, wenn sie also entspannt und ausgeglichen war, ging es auch ihrem Parasympathikus und damit auch mir gut. So konnte ich schon vor Ihrer Geburt lernen, was in Zukunft meine Aufgabe sein würde: dafür zu sorgen, dass es Ihnen gut geht! Für Regeneration zu sorgen! Mich um die Ressourcen zu kümmern!

Das erste Mal richtig haarig für mich wurde es bei Ihrer Geburt. Wie Sie im zweiten Kapitel dieses Buches lesen können, kann eine Geburt wirklich eine Tortur sein für einen Parasympathikus. Zum Glück wurde ich aber bei Ihrer Geburt hervorragend mit einer spannenden Technik überwacht. Davor wusste ich nicht einmal, dass es so etwas wie ein Messsystem für mich und meinen Kollegen, den Sympathikus, gibt.

Das erste Mal, dass ich so richtig zum Einsatz kam, war bei Ihrem ersten Schrei nach der Geburt – wow, war das ein grandioses Gefühl. Da wusste ich zum ersten Mal, wie es sich anfühlt, so richtig gebraucht zu werden!!!! Damals war natürlich mein geschätzter Kollege, Herr Sympathikus, auch mit von der Partie. Von Anfang an waren wir ein unschlagbares Team und wir haben diese und viele weitere spannende Situationen immer hervorragend miteinander geregelt.

Die Kommunikation zwischen uns und damit die Regulation Ihrer Gesundheit lief stets perfekt. Im Lauf der Jahre aber kam es dann erst nur gelegentlich und später leider sehr häufig zu einem gewissen Ungleichgewicht. Ich schätze meinen Kollegen wirklich sehr, das haben Sie bestimmt schon gemerkt, aber er übertreibt es einfach immer wieder! Er gibt oft so viel Gas im System, dass ich mit meinem Bremspedal nicht hinterherkomme. Ich habe ihn auch schon darauf angesprochen. Er sagt dann immer, der Auftrag für seine übertriebene und pausenlose Aktivität käme aus der »Chefetage«, wie er unser Gehirn immer nennt. Mag sein, dass das so ist. Günstig ist es jedenfalls nicht für Ihre Gesundheit und für mich auch nicht. Ich werde nicht genutzt und fühle mich damit mehr und mehr überflüssig. Daher ist es wirklich gut, dass wir uns nun endlich kennenlernen. Was Sie nämlich bisher noch nicht so richtig wissen – beziehungsweise Sie wussten es früher schon mal, Sie haben es nur vergessen: Es gibt etwas, mit dem Sie mich und meine Arbeit in Ihnen drin auf ganz einfache Art und Weise hervorragend unterstützen können – das interessiert Sie bestimmt! Und ich bin froh und glücklich, dass ich Ihnen das in diesem Buch genau erklären darf. Im zweiten Kapitel dreht sich alles um diese schöne Sache.

Davor wollen meine Autoren Sie aber erst noch mit weiteren interessanten Informationen versorgen. Sie sollen ja alles auch gut verstehen. Die beiden haben mir verraten, dass es im folgenden Kapitel um die Anpassungsfähigkeit geht. Dafür bin ich ja nun wirklich der Experte. Das ist meine Spezialität. Gern würde ich Ihnen selbst berichten, was es damit auf sich hat – aber lassen wir mal wieder die Autoren ran. Bis später!

DIE POLYVAGAL-THEORIE

Interessante Forschungsergebnisse von Dr. Steven Porges, Professor an der Universität von Illinois, Chicago, aus dem Jahr 1996 zeigen, dass es sich lohnt, den Vagus-Nerv (siehe Seite 18), also den größten Anteil des Parasympathikus, etwas genauer zu betrachten.

Dr. Porges vertritt die Theorie, dass der Vagus-Nerv mehrere Anteile hat – zumindest einen vorderen und einen hinteren. Daher nannte Dr. Porges seine Theorie Polyvagal-Theorie (von poly = mehrere). Beide Anteile sind physiologisch unterschiedlich aufgebaut und erfüllen völlig unterschiedliche Aufgaben in unserem Nervensystem.

Der vordere Anteil, auch »smarter Vagus« genannt, ist zuständig für den Betrieb des Kommunikationssystems und kann wegen seiner anatomischen Struktur viel schneller reagieren als der hintere Anteil. Dieser vordere Anteil übernimmt zusammen mit dem Sympathikus die alltäglichen regulativen Aufgaben. Er ist Thema unseres Buches.

Der hintere Anteil des Vagus-Nervs gehört entwicklungsgeschichtlich zu den sehr alten Anteilen des ZNS. Er schaltet sich dann ein, wenn die alltägliche gesunderhaltende Regulation zwischen Gaspedal und Bremse, die es uns ermöglicht, uns jederzeit an die Erfordernisse der Situation anzupassen, aufgrund einer extremen Notfallsituation kapituliert – also immer dann, wenn die »Feinsteuerung« nicht mehr ausreicht und es »nur noch« um das nackte Überleben geht. Körperliche und auch seelische Traumata können eine solche Situation auslösen. Jeder von uns hat schon mal Bekanntschaft gemacht mit dem Gefühl, wenn dieser hintere Vagus-Anteil aktiv wird. Das ist das Gefühl »Schock«, wenn unerwartet plötzlich sehr gefährliche Dinge passieren. Man »erstarrt« vor Schreck, ist »gelähmt vor Schreck«, man befindet sich in »Schockstarre«. Menschen mit einer solchen Belastungsstörung haben ein Problem, das mit dem sogenannten »Einfrieren« dieses hinteren Anteils des Vagus-Nervs zu tun hat.

Was sagt die Polyvagal-Theorie dazu?

In den posttraumatischen Fällen ist es dem hinteren Vagus-Anteil nicht mehr möglich, von allein wieder »aufzutauen«. Therapeutische Maßnahmen, diese extrem belastende Situation wieder zu lösen, zielen also darauf ab, diesen Anteil des Parasympathikus aus seiner Starre heraus wieder zu »mobilisieren«. Mithilfe verschiedener therapeutischer Ansätze wird versucht, direkt in die regulative Funktion der Hirnnerven einzuwirken.

Eine der bekanntesten Traumatherapien, die diese Situationen bearbeiten, ist EMDR – Eye Movement Desensitization and Reprocessing (übersetzt etwa: Desensibilisierung und Aufarbeitung durch Augenbewegungen). Dabei wird durch systematische intensive Bewegungen der Augen via Hirnnerven auf den »eingefrorenen« hinteren Anteil des Vagus-Nervs ein heilender »auftauender« Einfluss genommen. Therapeutisch erwünscht ist dabei, dass der Nerv so die Möglichkeit bekommt, sich aus dem »erstarrten« Zustand zu lösen und wieder eine normale regulative Tätigkeit aufzunehmen.

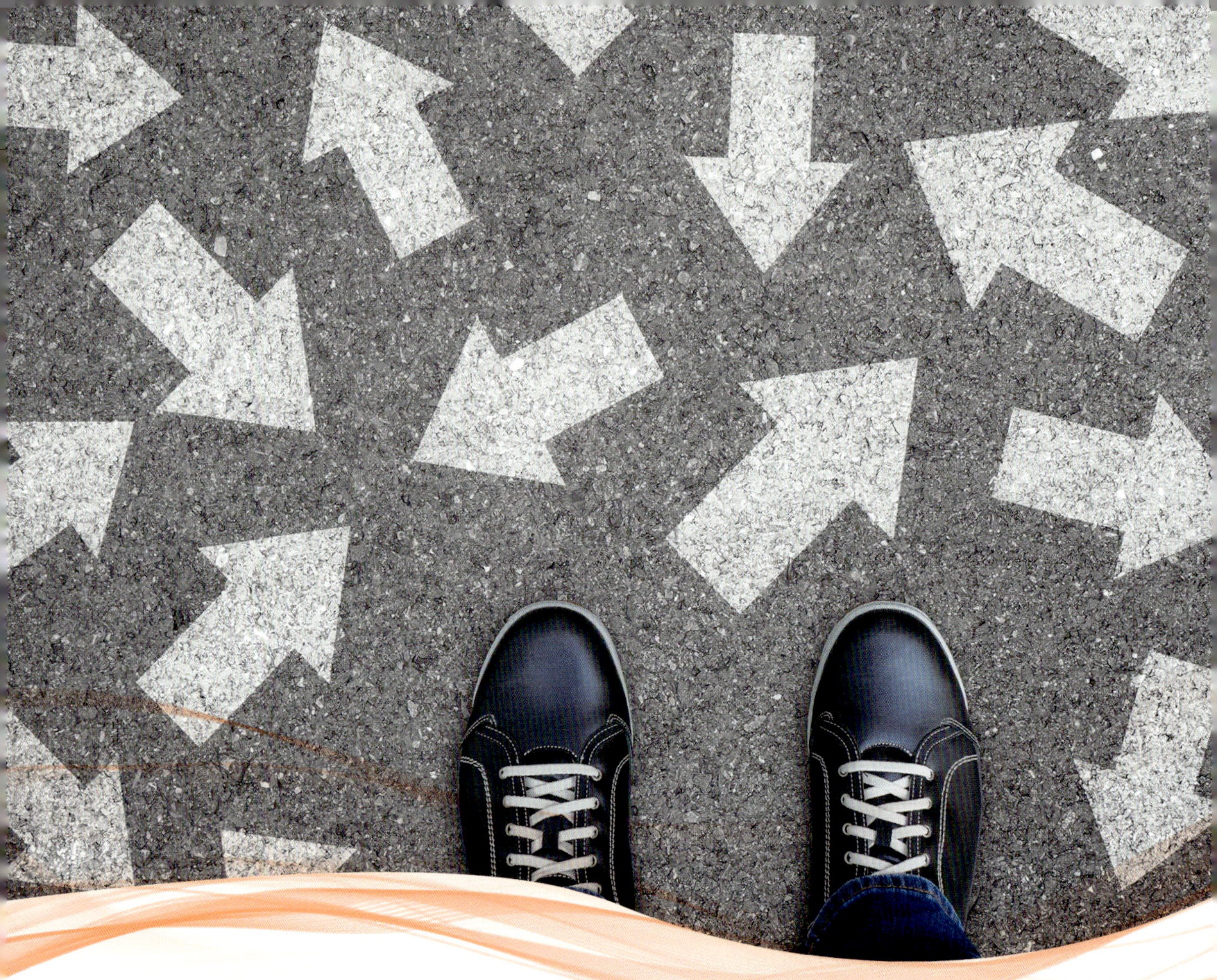

DIE GESUNDHEIT ERFOLGREICH REGULIEREN

In der Evolution, also der Entwicklungsgeschichte der Lebewesen, ging und geht es immer um eines – um das Überleben. Wer überlebt denn am besten? Ist es immer nur der Stärkste, der Größte oder der Mutigste? Oder vielleicht der Schlauste? Heutigen Erkenntnissen zufolge überlebt in der Evolution der Anpassungsfähigste – und was es mit dieser Anpassungsfähigkeit auf sich hat, schauen wir uns jetzt einmal genauer an.

WAS BEDEUTET ES, ANPASSUNGSFÄHIG ZU SEIN?

Was ist Anpassungsfähigkeit? Wikipedia sagt dazu: »Anpassung ist selbsttätige Anpassung eines Lebewesens an wechselnde Bedingungen in der Umwelt.« Bezogen auf uns als biologische Wesen bedeutet also eine gelingende Gesundheitsregulation genau das: eine selbsttätige Anpassung unseres

Organismus an wechselnde Bedingungen in der Umwelt.
Betrachten wir dies mal wieder aus dem Blickwinkel unseres schlauen, kleinen Autos mit seinen unterschiedlichen Fahrern:
Der dynamische Raser passt sich zwar schon irgendwie an seine Umwelt an. Immerhin bremst er bei Hindernissen und an Ampeln, aber erst im allerletzten Moment. Seine Ressourcen schont er jedoch überhaupt nicht. Er verschleißt die Bremsen und alle übrigen Teile im Auto mehr als notwendig, weil er sich nicht dafür interessiert, für Erholung der Systeme zu sorgen. Die Verkehrsverhältnisse und den Zustand der Fahrbahn beachtet er auch nicht sehr stark, ebenso wenig den Ladestand des Akkus. Es fällt ihm nicht ein, sich an die gegebenen äußeren Umstände anzupassen, er fährt das kleine Auto einfach so, wie es ihm gefällt. Er möchte nur schnell, schnell ans Ziel kommen. Und während der Fahrt hat der dynamische Raser auch schon das nächste und das übernächste Ziel im Kopf.
Ganz anders **der schlaue Regulierer**. Er überlegt sich zunächst genau, wo er hinfahren will und welchen Weg er nehmen will. Dann setzt er die technischen Raffinessen seines Autos gezielt ein, um mit möglichst wenig Energieverbrauch und möglichst wenig Verschleiß der Autoteile und natürlich auch mit möglichst viel Ressourcenaufbau durch sein kluges Bremssystem genau dort anzukommen, wohin er möchte. Vielleicht lässt sich unterwegs sogar auch noch etwas erledigen, das auf dem Weg liegt? Zusätzlich betrachtet der schlaue Regulierer genau seine Umgebung, also die Verkehrslage, die Hindernisse, die Kurven und die Ampeln. Wenn die Bahn frei ist oder er überholen will, dann gibt er entsprechend Gas. Er möchte ja auch irgendwann am Ziel ankommen. Wenn die Straße nicht frei ist, dann fährt er langsam und schont seine Ressourcen, seinen Akku und sein Material.

Anpassung für unsere vegetative Regulation

Wenn es die Bedingungen in unserer Umwelt notwendig machen, dass wir mit Energie und Tempo (also mit dem Gaspedal) durch die Situation steuern, sollten wir in der Lage sein, den Sympathikus zu betätigen. Wenn die Bedingungen in unserer Umwelt aber so sind, dass Energie und Tempo im Moment nicht notwendig sind, vielleicht in der Situation sogar schaden könnten, dann sollten wir den Parasympathikus (also das schlaue Bremspedal) betätigen können, um damit Ressourcen zu schonen und diese sogar wieder aufzubauen. Dazu muss man natürlich wissen, wo diese Steuerung zu finden ist und wie man sie günstig für die eigene Gesundheit einsetzen kann.
Um diesen Aspekt der grandiosen Anpassungsfähigkeit unseres vegetativen Nervensystems noch etwas anschaulicher zu gestalten, machen wir einen kleinen Ausflug in die Vorzeit. Als Sie noch ein Urmensch waren und aus Ihrer Höhle getreten sind, konnte es gelegentlich sein, dass Sie dem berühmten Säbelzahntiger gegenüberstanden. In so einem Moment war es ein Überlebensvorteil, einen gut gesteuerten Sympathikus zu besitzen, der sich dieser unbequemen, potenziell lebensbedrohlichen Situation optimal anpassen konnte:
Durch eine ganze Kaskade von Reaktionen im Körper, angefangen von Wahrnehmung, neuronaler Verarbeitung des Wahrgenommenen, hormoneller Reaktion mit Aktivierung von Rezeptoren und weiteren hochkomplexen physiologischen und biochemi-

schen Vorgängen passiert das, was schon beim vegetativen Nervensystem beschrieben worden ist (siehe Seite 16): Das Gaspedal wird bis zum Anschlag durchgedrückt, der Notfallmodus springt an. Die Herzfrequenz geht hoch, die Gehirndurchblutung steigert sich in bestimmten Arealen, ebenso die Durchblutung der Muskeln. Der Urmensch war durch diese regulativen Vorgänge in der optimalen körperlichen und geistigen Lage, schnelle Entscheidungen zu treffen und diese mithilfe von Muskelkraft umzusetzen: Weglaufen oder Angreifen.

Die Säbelzahntiger in unserer modernen Zeit sehen nicht mehr aus wie Säbelzahntiger von damals. Und schlimmer noch: Sie kommen nicht mehr nur gelegentlich daher, sondern sie lauern quasi hinter jeder Ecke. Das geht schon morgens los mit dem Klingeln des Weckers, setzt sich fort beim Stau auf der Straße zum Arbeitsplatz, nimmt seinen Höhepunkt beim Meeting mit dem Chef und dem unfähigen Kollegen, um schließlich am Abend wieder im Stau zu enden und vielleicht mit einem Streit mit dem Nachbarn, der sich darüber beschwert, dass die Zweige der Sträucher zu weit in seinen Garten herüberwachsen. Die kleinen Pausen zwischendrin füllen wir ungünstigerweise dann noch mit dem Smartphone, mit dem wir uns sinnlos mit Informationen aus aller Welt zuschütten, die leider in den wenigsten Fällen angenehmer Natur sind und damit auch nicht unbedingt dem Bremspedal nützen. Am Abend schauen wir uns dann einen Krimi mit den tollsten Verbrechen und anschließend noch die Tagesthemen mit den komprimierten Katastrophen der Welt an … und das soll uns in einen gesunden und erholsamen Schlaf schicken?

All das sind leider hervorragende Trigger für das sympathische Gaspedal. Unsere Bremse im Sinn von Erholung und Ressourcenaufbau kommt dabei viel zu kurz. In unserer Welt wird es aber auch zunehmend schwieriger, dieses Bremspedal zu betätigen. Das geht sogar so weit, dass viele von uns gar nicht mehr wissen, wo es überhaupt zu finden ist.

WIE SICH EINE GESTÖRTE GESUNDHEITSREGULATION AUSWIRKT

Sie wissen nun, was es mit der Anpassungsfähigkeit auf sich hat und wie eine regulative Steuerung des vegetativen Nervensystems abläuft. Und Sie wissen bis hierher auch schon, dass diese Steuerung allen funktionellen Abläufen im Körper und entsprechend auch in allen Zellen übergeordnet ist. Das heißt, die erfolgreiche Gesundheitsregulation aller Vorgänge bis in die kleinsten Einheiten hängt von dieser Steuerung ab.

Was könnten nun die Folgen für die Gesundheit sein, wenn unsere übergeordnete Steuerung in eine Schieflage gerät und entsprechend nicht in einem ausgeglichenen Maß zwischen den beiden Anteilen des vegetativen Nervensystems abläuft?

Diese Frage lässt sich natürlich nicht pauschal und absolut für alle Menschen im Einzelnen gleich beantworten. Jeder von uns hat eine ganz persönliche »Ausstattung« mitbekommen bei seiner Geburt und jeder von uns hat auch seine eigenen Erfahrungen im Leben gemacht, die zu seinem aktuellen Gesundheitszustand beitragen. Und natürlich haben wir, vor allem in jungen Jahren, enorme Reserven. Trotzdem wollen wir hier ein paar mögliche Folgen einer solchen dauerhaften »Schieflage« in der Regulation skizzieren.

Folgen einer schlecht balancierten Steuerung für das Immunsystem

Das Immunsystem hat die Aufgabe, das Überleben des Organismus zu sichern, indem es schädliche Eindringlinge von außen oder krankhafte Veränderungen von innen erkennt und dafür sorgt, dass diese im Menschen keinen Schaden anrichten. Bei der erfolgreichen Abwehr einer Virusinfektion sorgt das Immunsystem dafür, dass wir gesund bleiben beziehungsweise wieder gesund werden. Auch beim Erkennen von »geschädigten« Körperzellen und bei deren Erneuerung ist unter anderem das Immunsystem gefragt. Es muss diese aufspüren und ist damit ein immens wichtiger Mitspieler zum Beispiel bei der Vermeidung einer Krebserkrankung oder auch bei Heilungsvorgängen von Entzündungen.

Ein »Zuwenig« des Immunsystems würde also beispielsweise eine erhöhte Anfälligkeit für Infektionen bedeuten. Es könnte auch eine nicht ausreichende Erneuerung von geschädigten Gewebezellen und damit möglicherweise die Entstehung von Krebs begünstigen.

Eine andere Seite der Immunregulation verursacht ein »Zuviel« an Aktivität des Immunsystems oder ein »Durcheinander«. Bei dieser Situation leidet der Betroffene zum Beispiel an einer Allergie oder – noch schlimmer – an einer Autoimmunerkrankung. In diesen Fällen einer Gesundheitsstörung übertreibt das Immunsystem sozusagen und richtet sich gegen eigentlich harmlose und vom Körper im Normalfall tolerierbare Reize von außen (etwa Blütenpollen bei Heuschnupfen) oder von innen, also gegen körpereigene Zellen (zum Beispiel an den Gelenken bei Rheuma). Das Immunsystem spielt gewissermaßen »verrückt«. Es ist aus der gesunden Regulation herausgefallen, hat also das ausgeglichen regulierte »Mehr oder Weniger« der vegetativen Steuerung verloren.

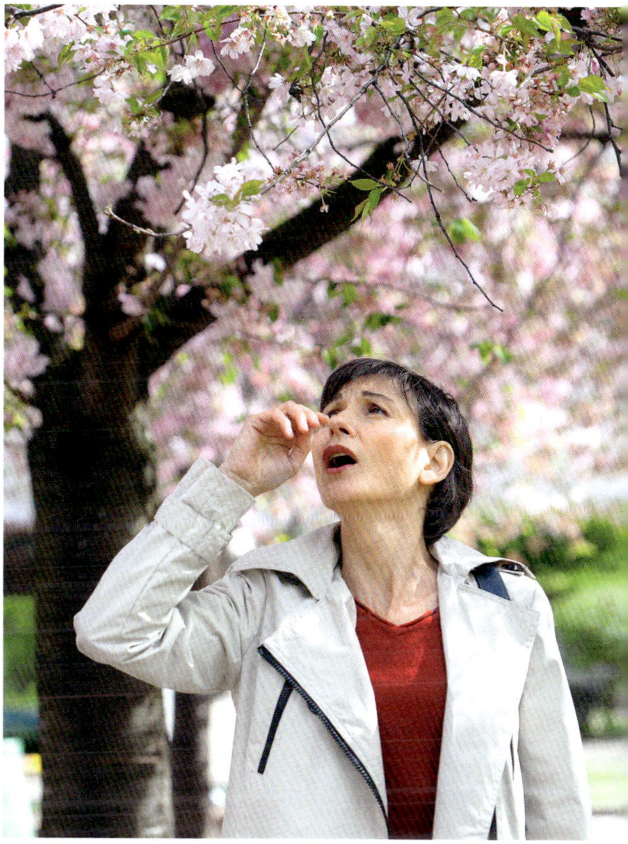

Bei einer Allergie reagiert unser Immunsystem »überaktiv«.

Folgen einer schlecht regulierten Fitness

Eine Schieflage in der Fitness kann sich zum Beispiel auswirken auf die Herz-Kreislauf Situation und damit letztendlich auf die Durchblutung und Versorgung aller Gewebe mit Sauerstoff und Nährstoffen. Auch alle Stoffwechselvorgänge des Organismus kann sie beeinflussen, ebenso die muskuläre Situation des Körpers, denn der Anteil von Muskelmasse zu anderen Geweben im Organismus spielt eine große Rolle für viele Stoffwechselvorgänge.

Das Herz-Kreislauf-System eines »Schreibtischtäters« oder »Couch Potatos«, die sich beide sehr selten bewegen, kann die nötige Regulation der körperlichen Vorgänge, die mit Durchblutung zu tun haben, nur eingeschränkt leisten. Damit ist dann auch die Versorgung des Körpers mit Sauerstoff und Nährstoffen eingeschränkt und natürlich ebenso die Entsorgung von Stoffwechselendprodukten. Diese Situation stellt also das »Zuwenig« bei der Fitness dar. Das Überleben des Organismus ist zwar möglich, wenn man sich nicht oder wenig bewegt, aber auf Dauer fehlt es dem System der Herz-Kreislauf-Regulation an Impulsen.

Auf der anderen Seite steht das »Zuviel« der Fitness: der private »Supersportler«, der seinem Körper durch übertriebene sportliche Aktivität aus Ehrgeiz heraus oft dauerhaft viel zu viel zumutet. Auch das hinterlässt Schäden an der Regulation des Herz-Kreislauf-Systems und damit auch an der Versorgung der einzelnen Zellen und in der Folge an den Organfunktionen.

Durch ein »Zuviel« an Training und durch fehlende Regenerationszeiten während der Trainingsphasen laugt der Körper also eher aus, statt Fitness aufzubauen. Man ist übertrainiert. Im Profisport sind diese Zusammenhänge wohlbekannt und es wird in vielen Sportarten auf internationalem Niveau für optimale Trainingsergebnisse punktgenau zum Wettkampf trainiert – seit einiger Zeit auch schon unter dem Aspekt der optimalen vegetativen Aktivität. Diese ist mit einer sehr schlauen Technik messbar und wissenschaftlich bewiesen, wie Sie ab Seite 56 lesen werden.

Nach einem Training brauchen wir Zeit für Regeneration.

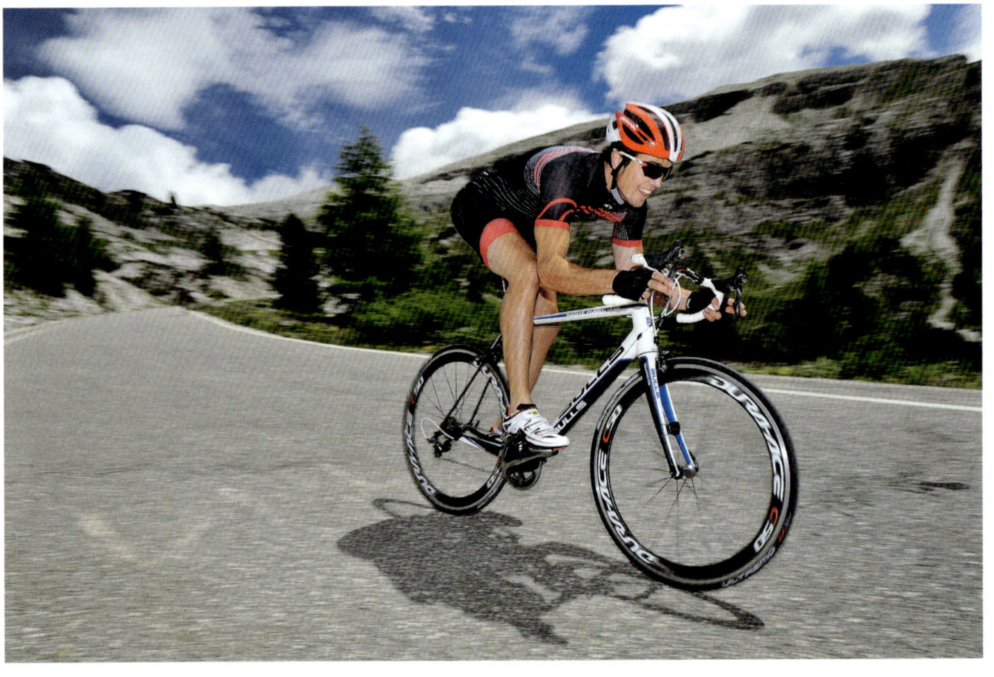

Folgen für die Verdauung

Auch die kleinen und kleinsten Bausteine des Lebens, die Mikronährstoffe, und damit die Funktionen der Zellen unterliegen regulativen Bedingungen. Wie gut jede unserer Zellen ihre Arbeit verrichten kann, egal, ob es sich um eine Leberzelle, Muskelzelle, Haut- oder Schleimhautzelle oder um eine Immunzelle handelt, hängt maßgeblich von der Qualität ihrer Versorgung mit den kleinen und kleinsten Bausteinen des Lebens, den Mikronährstoffen, ab. Es geht dabei beispielsweise um Mineralstoffe, Spurenelemente und essenzielle Fettsäuren – aber auch Vitamine gehören in diese Gruppe. Diese Stoffe brauchen die Zellen für die Bewältigung der jeweiligen Zellstoffwechselprozesse und für die Selbsterneuerung. Wie erfolgreich diese Vorgänge sind, hängt wiederum ab von der vegetativen Steuerung, also davon, wie gut die Zelle die vorhandenen Mikronährstoffe nutzen kann – also ob sich die Vorgänge im besten Fall in Balance befinden. Diese Stoffe müssen vom Körper aufgenommen werden und sind notwendig für einen gesunden Zellaufbau und für die Stoffwechselleistung der einzelnen Zelle. Sie liefern dem Körper keine Energie, wie es zum Beispiel Kohlenhydrate, Fette oder Eiweiße tun, sie sind aber für Abläufe in der Zelle wichtig.

Wie gut wir mit diesen kleinen und kleinsten Bausteinen des Lebens ausgestattet sind, hängt von vielen Dingen ab:

- Von der Menge, die wir von ihnen aufnehmen und von der Qualität, die sie haben: Damit sind wir bei der Ernährung angekommen. Qualität und Menge unserer Nahrungsmittel und des Wassers, das wir trinken, haben eine große Bedeutung für unsere Gesundheit. Das wissen wir alle.
- Von der Höhe unseres Bedarfs beziehungsweise von der Höhe unseres Verbrauchs an diesen wichtigen Mikronährstoffen: Eine zu hohe Sympathikus-Aktivität verbraucht nachweislich viel mehr von diesen kleinen Lebensbausteinen als ein ausgeglichenes Vegetativum.
- Von der Menge der aufgenommenen Mikronährstoffe, die tatsächlich aus dem Darm in unseren Körper gelangen. Das ist aus Sicht des VNS und vor allem aus Sicht des Parasympathikus ein sehr wichtiger Aspekt. Denn die erfolgreiche Verdauung unserer Nahrung wird maßgeblich vom VNS gesteuert und der Parasympathikus hat daran als »Vagus-Nerv« (siehe Seite 18) einen großen Anteil. Unsere Darmschleimhautzellen unterliegen wie alle anderen Zellen der vegetativen Regulation. Dafür ist unser Darm mit über 100 Millionen steuernden Nervenzellen versorgt, die wie ein Schaltnetz auf ihm liegen und für die Qualität der Verdauung zuständig sind. Man spricht in diesem Zusammenhang auch vom »Bauchhirn«, das als sogenanntes enterisches Nervensystem sogar selbstständige Entscheidungen in Bezug auf die Verdauung trifft. Sind wir entspannt, befinden wir uns im Parasympathikus-(Vagus-)Modus, dann können die Verdauung unserer Nahrung und damit auch die Nährstoffaufnahme optimal ablaufen. Im gestressten Zustand wird die Verdauung heruntergeregulierl – sie ist ja nicht unbedingt notwendig für das akute »Überleben«. Damit kann es sein, dass durch unseren alltäglichen Dauerstress auch die optimale Aufnahme aller lebenswichtigen Bausteine nur eingeschränkt stattfindet. Wie wir sehen, ist die Qualität auch dieser Verdauungsregulation unmittelbar ausschlaggebend für unsere Ausstattung mit den lebenswichtigen Mikronährstoffen.

DAS MIKROBIOM

Ein sehr interessanter neuer medizinischer Forschungsansatz ist die Mikrobiom-Forschung. Unter dem Begriff »Mikrobiom« wird die Gesamtheit aller Bakterien verstanden, die in und auf uns leben.

Jeder von uns trägt etwa zwei Kilogramm Bakterien mit sich herum, die vor allem auf unserer Darmschleimhaut siedeln. Die Bedeutung dieser Mitbewohner wird klar, wenn wir auf das Verhältnis Bakterien zu Körperzellen schauen. Nach neuesten wissenschaftlichen Erkenntnissen liegt die Anzahl der Bakterien ungefähr bei 40 Billionen. Das ist in etwa so viel wie wir Körperzellen haben.

Die meisten dieser Bakterien sind für uns überlebenswichtig. Hätten wir sie nicht in uns, könnten viele Verdauungsprozesse nicht ablaufen. Da sie auch eine Art Platzhalterfunktion haben, verhindern sie obendrein sehr effektiv, dass wir von Krankheitserregern gestürmt werden. Genauso ist es auch andersherum. Unsere Darmbakterien können ohne uns nicht überleben, da wir ihnen die perfekten Bedingungen zum Überleben bieten – einen angenehm beheizten und vor Sauerstoff geschützten Ort.

Erforschung der Darmflora

Was genau diese Bakterien mit unserer Gesundheit zu tun haben, wird weltweit intensiv beforscht. In den letzten zehn Jahren ist der entstandene Wissenszuwachs geradezu bahnbrechend. Eine neue und spannende Untersuchungsmethode für das Mikrobiom erweitert das bisherige Verfahren, das über Anlegen und Auswerten von sogenannten Kulturen erfolgte: Mithilfe von neuen molekulargenetischen Methoden kann die DNA der Bakterien, also deren Erbgut, untersucht und so können die Bakterienarten noch viel differenzierter bestimmt werden. Kombiniert wird dies mit einer weiterführenden Stuhldiagnostik, die auch Entzündungswerte (zum Beispiel Calprotectin und Alpha 1 AT), Enzyme und weitere Parameter erfasst. Man kann also heute im Labor ganz genau feststellen, welche Bakterien in unserem Darm vorkommen, und erhält wertvolle Informationen über den Zustand der Darmschleimhaut und über Verdauungsleistungen.

Und da auch ein Teil unseres Immunsystems im Darm beheimatet ist, können wir dessen Zustand ebenfalls betrachten. Genau wie bei allen anderen Bereichen der Körperfunktionen geht es auch im Darm nicht um starre Verhältnisse, sondern eben auch um ein regulatives Gleichgewicht – hier wird es Milieu genannt.

An dieser Stelle kommen nun Dr. med. Parasympathikus, sein geschätzter Kollege Sympathikus und ein weiterer Verdauungsregulator – das enterische Nervensystem (siehe Seite 31) – ins Spiel.

Verdauung ist Regulation

Jeder von uns hat natürlich schon gespürt, dass es auch im Darm ein »Mehr« und ein »Weniger« gibt. Spürbar ist das für uns zum Beispiel durch »Verstopfung« oder auch durch das Gegenteil davon – »Durchfall«. Beide Extremzustände sind die Auswirkungen der Aktivität unseres Darms und seiner

Bakterien und sagen natürlich etwas aus über das, was im Darm passiert. Bestimmte Stoffe, die von Bakterien produziert werden, bestimmen die Verdauungsleistung – gesteuert über Sympathikus, Parasympathikus und über das enterische Nervensystem.

Sind wir im parasympathischen – entspannten – Modus, kann viel gute Verdauungsleistung geschehen, sind wir dagegen im Säbelzahntiger-Modus, wird die Verdauungsleistung zurückgefahren. Der Vagus-Nerv, der größte Anteil des Parasympathikus im Bauchraum, sorgt beispielsweise durch eine entspannte Grundstimmung – auf Befehl vom Oberstübchen (siehe drittes Kapitel) – für die Ausschüttung von Verdauungsenzymen, die die Darmperistaltik (die aktive Weiterleitung des Nahrungsbreis) beeinflussen. Dabei helfen dem Darm auch bestimmte Bakteriengruppen. Manche Stoffe, die von diesen Bakterien produziert werden, tun nämlich genau dasselbe. Sie sorgen für mehr »Darmmotilität«.

Wie das immer so ist bei regulativen Wirkungsweisen, kann sich das auch genau andersherum verhalten. Ein »Zuviel« an Verdauung kann auf genau die gleiche Art – nämlich durch Optimierung der Bakterien im Darm und durch Optimierung der Regulation des vegetativen Nervensystems – wieder in einen ausgeglichenen Verdauungszustand zurückgeführt werden.

Die für uns sicht- und spürbaren Auswirkungen eines »Mehr« oder »Weniger« sind aber nur ein kleiner Teil der Wahrheit, die im Darm passiert. Verdauung dient der Versorgung des gesamten Körpers mit Nähr- und Baustoffen und die Darmwand ist dabei eine wichtige Grenze zwischen Innenwelt und Außenwelt. Ob also die guten Inhalte aus unserem Essen wirklich in uns landen oder nicht – das entscheiden über regulative Vorgänge das Mikrobiom und das vegetative Nervensystem zusammen. Ebenso kann eine ungünstige VNS- und Mikrobiom-Situation die Darmschleimhaut stressen, was dazu führen kann, dass Stoffe die Darmwand passieren, die uns schaden.

Das Ziel der Mikrobiomforschung

Die Mikrobiomforschung beschäftigt sich aktuell damit, bestimmte Krankheitsbilder besonderen bakteriellen Situationen im Darm zuzuordnen, wobei diese Zusammenhänge weit über Darmerkrankungen hinausgehen. Stoffwechselerkrankungen wie zum Beispiel Diabetes oder Fettstoffwechselstörungen, Erkrankungen des Immunsystems, Herz-Kreislauf-Erkrankungen, neurologische Erkrankungen und sogar unsere Stimmung bis hin zu Depressionen (Darm-Hirn-Achse) werden vermutlich durch das Mikrobiom mit beeinflusst. Die Herausforderung an den relativ »jungen« Forschungszweig der Mikrobiom-Forschung ist, die Zusammenhänge immer besser verstehen zu lernen. Die Chance ist, auf unsere »Darmbewohner« therapeutisch so einwirken zu können, dass Krankheiten positiv beeinflusst werden können oder – im Sinn von Vorsorge – erst gar nicht entstehen. Die oben genannten Gesundheitsstörungen unterliegen natürlich auch den regulativen Vorgängen von Parasympathikus und Sympathikus – damit sind Mikrobiom und Regulation im besten Fall ein gut eingespieltes Team.

Zusammengefasst kann man sagen, dass das neue Wissen über unsere hilfreichen Mitbewohner so herausragend für die Gesundheit des Menschen ist, dass möglicherweise in absehbarer Zeit in manchen Bereichen Fragen und Antworten zur Gesundheit neu gedacht werden könnten.

Auswirkung gestörter Kommunikationswege für die gelingende Regulation

Die Gesamtheit der Kommunikationswege innerhalb des Organismus ist die wohl interessanteste Komponente aller Akteure, die an der Gesundheitsregulation beteiligt sind. Im Beispiel unseres schlauen Autos wären das die Kabel, die den Bordcomputer mit den Systemen verbinden, oder die Kabel und Züge, die den Druck des Gas- und des Bremspedals übertragen. In unserem Körper entsprechen sie den Nerven.

Alle Vorgänge, die vom zentralen Nervensystem (also von unserem Gehirn) gesteuert werden sollen, benötigen einen Kommunikationsweg, der diese Steuerung überhaupt erst möglich macht. Beide Komponenten des vegetativen Nervensystems – also Sympathikus und Parasympathikus – benötigen diesen steuernden Kommunikationsweg, das heißt, den ausführenden Anteil der Steuerung vom Gehirn zu den Zellen.

Mindestens genauso wichtig, wenn nicht sogar in der Bedeutung noch viel entscheidender ist aber der Kommunikationsweg aus den Untereinheiten, also den Zellen, zurück an das zentrale Nervensystem, das heißt eine Meldung über den IST-Zustand im Organismus aus allen Bereichen. Im Auto wären das entsprechend die Sensoren, die Temperatur und Drehzahl messen, und deren Signalweg zum Bordcomputer und zum Display.

Diese Rückmeldung ist so wichtig für die regulativen Maßnahmen, dass hier ein Verhältnis von 3:1 herrscht. Das bedeutet, dass ungefähr dreimal mehr Nervenbahnen den Ist-Zustand aus den Zellen, Geweben und Organen zum zentralen Nervensystem (Gehirn) zurückmelden, als im Anschluss an die Meldung ausführende Nervenbahnen die Regulation an diesen Körperbereichen schließlich umsetzen. Dem Gehirn werden zum Beispiel gemeldet: Körpertemperatur, äußere Einflüsse wie Hitze oder Kälte, der pH-Wert von Geweben, Organen und dem Blut, auch die Versorgungslage der Zellen und des Blutes mit Sauerstoff. Diese Informationen werden im Gehirn verarbeitet.

Die steuernde Rückmeldung stammt vom Hypothalamus, vom Hirnstamm und von der Formatio reticularis. Die Steuerung all dieser Vorgänge erfolgt über ausgeklügelte Rückkopplungssysteme mit vielen Mitstreitern.

Wichtigste Mitspieler in diesen Regelkreisen sind die Hormone, die an vielen Stellen im Körper gebildet werden, zum Beispiel in Schilddrüse, Thymus, Nebennieren, Bauchspeicheldrüse und Keimdrüsen. Mithilfe der Hormone steuert das Gehirn körperliche Vorgänge über den Hypothalamus, die Hypophyse und die Epiphyse. Wie in einem Uhrwerk mit vielen Zahnrädern hängt immer alles mit allem zusammen.

Alle genannten Komponenten, also zentrales Nervensystem, Nervenzellen, Botenstoffe und Hormone, sind in Menge und Funktion, im »Mehr« oder »Weniger«, genau wie alle anderen Vorgänge abhängig von der regulativen Steuerung durch das vegetative Nervensystem und insbesondere von der richtigen Balance im vegetativen Nervensystem. Entsprechend kann natürlich auch eine unausgeglichene Steuerung, die aus der regulativen Ebene kommt, hier zu Problemen führen, die mit einer Fehlregulation in hormonellen Funktionsabläufen zu tun hat. Gerade die hormonelle »Stressachse« Hypothalamus – Hypophyse – Nebennierenrinde ist für unseren Stresslevel und dessen Folgen regulativ verantwortlich.

Auswirkungen auf die Arbeit unserer Gene

Eine aktuelle und sehr spannende Forschungsrichtung in der Genetik beschäftigt sich mit dem menschlichen Genom. Wie auf Seite 37 beschrieben, ist nicht mal unser Erbgut, also unsere DNA, eine »starre Größe«, sondern auch unsere Gene »regulieren«. Die DNA ist im Grund nur ein »Bauplan der Möglichkeiten«, wie und welche Proteine durch sie produziert werden können. Aus diesen Proteinen setzen sich letztendlich unsere Gewebe und damit auch unsere Organe zusammen. Auch Funktionseinheiten wie beispielsweise Immunzellen, Enzyme und Hormone hängen von der Art, der Menge und natürlich auch von der Qualität der produzierten Proteine ab.
Das bedeutet: Bei allen schon beschriebenen regulativen Vorgängen im Körper spielt die »genetische Regulation« langfristig betrachtet eine immens wichtige Rolle. Unser Genom stellt für die Ausstattung unseres Körpers, einfach ausgedrückt, die Möglichkeiten der Proteinproduktion zur Verfügung, also welche Proteine produziert werden könnten. Damit hat es nicht nur Einfluss auf die Funktion der Zellen, sondern auch auf die Möglichkeit von deren Selbsterneuerung. Welche Proteine in welcher »Qualität« dann produziert werden, hängt von einer schlauen und für die Gesundheit zuträglichen Steuerung dieser Vorgänge ab.
Für unser Auto würde das Folgendes bedeuten: Das Auto ist zunächst einfach nur eine Idee, also nur ein Plan eines Autos. Gebaut ist es noch nicht, und selbst wenn es schon gebaut wäre, bestünde immer noch die Möglichkeit, manche Teile auszutauschen. Neben dem Plan des Autos gibt es also einen schlauen 3D-Drucker, der alle möglichen Bauteile bei Bedarf ausdrucken kann. Dieser ist auch in der Lage, verschiedene Qualitäten der produzierten Teile abzuliefern. Welche Teile in welcher Qualität nun zum Autobau benutzt werden und welche Ausstattung dann am Ende das Auto hat – das ist noch nicht zu 100 Prozent festgelegt. Es kommt vielmehr darauf an, WER das Auto baut und WAS dieser Autobauer erreichen will. Will er schnell ein Auto bauen, nur damit es gebaut ist? Oder benutzt er all sein Hirnschmalz und lässt sich ausreichend Zeit für eine Spitzenqualität? Auch und gerade hier ist schlaue Regulierung gefragt.
Wie sich eine Dysbalance im vegetativen Nervensystem auf die Arbeit unserer Gene auswirkt, ist also entscheidend für die Qualität der stofflichen Ausstattung unseres Körpers. Läuft die »genetische Regulation« im Notprogramm, etwa weil durch zu viel Stress keine Ressourcen aufgebaut werden können, dann können keine qualitativ »guten« Proteine gebildet und folglich auch nicht eingebaut werden. Das heißt zusätzlich, dass die regenerativen Vorgänge abhängig sind sowohl von guter Ernährung als auch von der guten Aufnahme dieser durch den Darm. Letztlich hängt es auch von unserer Steuerung aus dem vegetativen Nervensystem ab, was die Gene am Ende wirklich tun, also welche Proteine in welcher Qualität sie erzeugen.

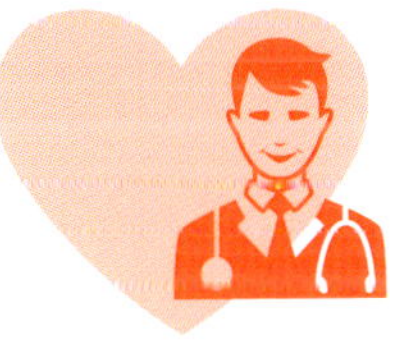

Dr. med. Parasympathikus kommt zu Wort

Liebe Leserin, lieber Leser dieses schönen Buches,
puh … jetzt haben Sie sehr viel gelesen über die Anpassungsfähigkeit des Menschen. Ich

bin gerade so richtig stolz! Denn alles, was Sie bis hierher gelesen haben, ist mein berufliches Umfeld oder – Moment mal – das ist eigentlich eine perfekte Beschreibung von mir selbst und von meinem geschätzten – aber leider viel zu oft gehetzten – Kollegen Sympathikus. Nach all dem, was Sie bis hierher gelesen haben, können Sie mich jetzt vielleicht etwas besser verstehen als am Anfang. Die wichtigste Erkenntnis, die Sie vielleicht jetzt erahnen, ist folgende – und diese ist sensationell!

Gesundheit ist kein starrer Zustand. Krankheit ist kein Zufall und genau wie Gesundheit kein starrer Zustand.

Ein immens wichtiger Aspekt für Ihre Gesundheit ist die REGULATION – und diese können Sie beeinflussen.

Für mich ist das etwas ganz Besonderes! »Die Regulation beeinflussen« bedeutet nämlich, dass Sie mich trainieren können! Mein persönliches Training, also das Training für Ihren »inneren Heiler«, Ihren Dr. med. Parasympathikus, der in Ihnen Tag für Tag für Ihre Gesundheit sorgt, ist ein komplett anderer Aspekt Ihrer Gesundheitsoptimierung, als Sie das bisher kannten. Und sicherlich tun Sie sowieso schon viel für Ihre Gesundheit!

Mit dem zusätzlichen Training für mich, Ihren Parasympathikus, erreichen Sie also Folgendes: Egal, was Sie schon tun für Ihre Gesundheit – also ob Sie regelmäßig Sport treiben, sich gesund ernähren, für Entspannung sorgen, Ihre Gedanken überdenken, Ihre Emotionen positiv unterstützen und gute zwischenmenschliche Beziehungen führen – ALLES, was Sie schon tun, wird noch mehr Effekt haben für Ihre Gesundheit, wenn Sie mein Training – also das Parasympathikus-Training – in Ihren Alltag integrieren.

Jippie … wir werden viel Spaß haben zusammen. Und mein werter Kollege, der Sympathikus, wird sich sicher auch sehr darüber freuen! Vermutlich werden Sie sogar Ihr Umfeld damit begeistern! Zunächst wird Ihnen aber erst noch genau erklärt, was es mit dieser Regulation auf sich hat und welche Auswirkungen es hat, wenn diese Regulation nicht richtig funktioniert.

Bis später! Ich freue mich schon auf unser Training!

Wir kommen zurück zu unserem kleinen schlauen Auto: Im Auto steuert die darin verbaute Technik den grundsätzlichen funktionellen Betrieb des Autos. Wir können Gas geben und bremsen und blinken und lenken. Wir können sogar das eine oder andere in unserer Bediensoftware einstellen, aber die grundsätzliche Technik ist durch den Autobauer festgelegt.

Was wir aber als Fahrer sehr gut können, ist, diese Technik schlau und erfolgreich zu bedienen, weil wir gelernt haben, wie das geht. Wir erinnern uns an den Beginn des Buches und die Fahrertypen mit ihren Fahrstilen, die genau das tun: die Technik des Autos bedienen – allerdings mehr oder weniger erfolgreich. Der erfolgreichste Fahrer in den Beschreibungen ist sicherlich der schlaue Regulierer. Er kommt zügig von A nach B und er passt sich optimal an die Bedingungen in der Umwelt an. Zusätzlich steuert er sein Auto an allen Hindernissen vorbei, hinterlässt keine Schäden und baut mit seiner schlauen Bremse auch noch zusätzlich eigene Ressourcen auf. Besser geht's nicht.

Was hat das zu tun mit Gesundheit? Wenn Gesundheit kein starrer Zustand ist – was ist Gesundheit dann? Das Gegenteil von starr ist bewegt und darum geht es. Um die gut ausgesteuerte, sich anpassende Bewegung der regulativen Vorgänge im System. Ein perfektes Miteinander und Nebeneinander von »Mehr« und »Weniger«.

ERKENNTNISSE AUS DER GENFORSCHUNG

Bei der Frage nach Gesundheit und Krankheit kommt es weniger auf stabile Zustände an, sondern vielmehr auf regulative Vorgänge. Dies belegen Forschungsergebnisse der letzten Jahrzehnte.

2001 war es nach ca. 15 Jahre langer Vorlaufzeit gelungen, das menschliche Genom, also die DNA, zu entschlüsseln. Man hat tatsächlich den menschlichen »Bauplan« entziffert. Seitdem weiß man nun also:

- Der Mensch hat eben nicht die ausgereifteste, komplizierteste und großartigste genetische Ausstattung aller biologischen Wesen.
- Es ist auch nicht möglich, wie ursprünglich erhofft, durch Erkennen von Fehlern im genetischen Bauplan Krankheiten einfach zu reparieren.

Es zeigte sich aber, dass der Mensch bei Weitem nicht das »größte und beeindruckendste« Erbgut aller biologischen Wesen hat. Zumindest nicht zahlenmäßig. Unser Genom unterscheidet sich beispielsweise nur geringfügig vom Genom von Mäusen.
Die DNA besteht aus sogenannten Basenpaaren. So hat der Mensch beispielsweise ca. 3 Milliarden Basenpaare im Bauplan, die Maus ca. 2,7 Milliarden Basenpaare und der einfache Weizen sogar fünfmal so viele.
Wie kann es sein, dass der Mensch nicht das umfangreichste Erbgut hat?
Ein neuer Wissenschaftszweig entwickelte sich rasant, der die Gründe dafür erforschen will – die Epigenetik. Denn spätestens durch diese Erkenntnisse musste man über etwas nachdenken, das bisher anscheinend nicht beachtet worden war. Es gibt etwas anderes, das entscheidend ist dafür, dass wir Menschen eben Menschen sind und keine Mäuse oder Molche. Die reine Anzahl der Gene ist es jedenfalls nicht nur.

Neue Erkenntnis: Ein Genom kann »regulieren«

Das Genom ist alles andere als starr. Das heißt, dass sich, je nachdem, welche Proteine gerade zur Produktion gebraucht werden, die DNS sozusagen »öffnet«, um sich mit den für diese Produktion notwendigen genetischen »Partnern« zu geeigneten Basenpaaren zusammenzuschließen. Je nachdem, was gerade im Moment benötigt wird, können also bestimmte Abschnitte auf dem Genom miteinander arbeiten oder es eben auch nicht tun.
Bei der Entstehung von Krebs spielen diese Vorgänge eine wichtige Rolle. Bestimmte Abschnitte eines Gens können nämlich an- oder abgeschaltet beziehungsweise mehr oder weniger »aktiv« geschaltet werden. Die Entscheidung darüber hängt von unseren Lebensumständen ab. Dazu gehören ganz besonders die Regulatoren Gehirn und VNS. Das geht sogar so weit, dass das, was wir über uns denken und welche Haltung wir zum Leben haben, entscheidend ist für die Qualität der Regulation in unserem Genom – und das in jedem Moment des Lebens.

WIE FUNKTIONIERT DIE GESUNDHEITSREGULATION?

Wir sind davon überzeugt, dass komplizierte Dinge immer dann am besten zu verstehen sind, wenn man sie mit einem einfachen Beispiel erklärt. Deshalb dreht sich in diesem Kapitel alles um die Vereinfachung der komplizierten Vorgänge.

Regulation am Beispiel einer Allergie

Stellen Sie sich jemanden vor mit einer speziellen gesundheitlichen Problematik. Immer wenn die Gräser blühen, in unserem Fall zwischen Mai und September, kommt es bei dieser Person zu tränenden Augen, Niesanfällen und verstopfter Nase. Die Person leidet also an Heuschnupfen – einer allergischen Erkrankung. Jedes Jahr hat also diese Person immer wieder die gleiche Chance, zur schönsten Jahreszeit lästige Symptome zu bekommen. Erstaunlicherweise hat diese Person aber auch schon »besondere« Erfahrungen gemacht. In manchen Jahren ist es schlimm mit den Niesattacken und in anderen weniger schlimm. Die Erklärung dafür sucht man dann gern in stärkerem oder auch schwächerem saisonalem Pollenflug, was sicher auch von Bedeutung ist, aber nicht die alleinige Wahrheit sein kann. Denn der Allergiker stellt schon länger fest: Auch wenn er persönlich in einem Jahr mehr Symptome hat als in einem anderen Jahr, stimmt diese beobachtete Ausprägung der Schwere der Symptome nicht immer auch mit den Beobachtungen anderer Allergiker überein.

Warum können Allergie-Symptome schwanken? Die medizinische Forschung ist aktuell dabei, die vielen persönlichen Parameter für die Ausprägung und den Verlauf einer allergischen Reaktion zu untersuchen. Auch hier geht es wieder mal um das vegetative Nervensystem und um den Sympathikus-Level der betroffenen Person. Eine allergische Reaktion ist im Grund eine spezielle Art einer Entzündung im Körper – also der Versuch des Körpers, sich vor schädlichen Einwirkungen von außen zu schützen. Simpel ausgedrückt: Durch Ausschüttung bestimmter Entzündungs-Stimuli versucht der Körper, den vom Immunsystem unnötigerweise als gefährlich eingestuften »Eindringling Pollen« wieder loszuwerden bzw. unschädlich zu machen.

An einer solchen Entzündungsreaktion ist auch die Stressachse beteiligt. Darunter versteht man das Zusammenspiel verschiedener Organe, die sich wechselseitig regulieren, um (Stress-)Hormone zu produzieren. Man nennt diese auch die Hypophysen-Nebennierenrinden-Achse. Wird sie aktiviert, werden Stresshormone und weitere Stoffe ins Blut ausgeschüttet, die unter anderem dazu führen können, dass eine allergische Reaktion verstärkt wird.

Bei einigen Studien konnte nun nachgewiesen werden, dass erhöhte Stresslevel aufgrund von speziellen Lebenssituationen die Ausprägung der allergischen Reaktionen in Form von Heuschnupfen oder allergischem Asthma erheblich verstärken können.

Unser Allergiker hatte in den letzten Jahren natürlich nicht immer denselben Stresslevel. Zum Beispiel in dem Jahr, als er aufgrund einer persönlichen Lebenskrise mit erheblichem Schlafmangel zu kämpfen hatte, war der Heuschnupfen besonders schlimm. Das ging teilweise so weit, dass er sogar gelegentlich Luftnot hatte. Der Arzt sprach damals schon von einem »Etagenwechsel« und warnte ihn davor, dass sich die Erkrankung zu einem Asthma verschlechtern könnte. Das hatte ihm gerade noch gefehlt – ausgerechnet zu der Zeit, wo es ihm sowieso schon psychisch so schlecht ging ...

Bildliche Darstellung der Regulation

Das Auf und Ab, das unser Allergiker über die Jahre zeigte, ist ein Zeichen für die in seinem vegetativen Nervensystem stattfindende Regulation. Der Einfachheit halber stellen wir im Folgenden diese Situation als Welle dar (siehe Abbildung unten), wobei das »Auf und Ab« die Wirklichkeit sehr vereinfacht darstellt. Tatsächlich sind die Vorgänge viel komplizierter. Genau genommen sind die »Aufs« und die »Abs«, also das »Mehr« und das »Weniger« der regulativen Prozesse, sogar immer gleichzeitig da, weil unendlich viele Prozesse parallel daran beteiligt sind. Die Welle ist sozusagen die Summe dieser Auf- und Ab-Bewegungen. Mit der Welle soll für Sie lediglich der Effekt dargestellt werden, der durch gelingende oder eben nicht gelingende Regulationsprozesse entstehen kann. Für das Verständnis dieser Zusammenhänge ist dieses Bild des »Auf und Ab« einer Welle besonders anschaulich, gerade weil es sehr vereinfacht ist. Allerdings kann man weder das Auf noch das Ab in der Welle dem Sympathikus oder dem Parasympathikus zuordnen.

Ein komplexeres Wellenbild, das die Vorgänge der Regulation schon etwas besser träfe, wäre ein Bild, bei dem Welle über Welle über Welle liegt. Im Grund müssten Sie sich noch weitere Wellen über Wellen vorstellen, die das ganze Wellenbild noch weiter überlagern würden.

Ist ein »Zuviel« von was auch immer da, sorgt gute Regulation dafür, dass das »Zuviel« wieder reguliert, der Wellenausschlag also gebremst wird. Ist ein »Zuwenig« von was auch immer da, sorgt funktionierende Regulation umgekehrt dafür, dass der Wellenverlauf verstärkt wird.

Betrachten wir beispielsweise eine Entzündungsreaktion: Mit einer Entzündung versucht der Körper, einen Heilungsprozess und damit Reparatur am Gewebe anzustoßen. Eine Störung von außen (etwa eine Infektion) oder von innen (zum Beispiel ein entzündetes Gelenk aufgrund einer Arthrose) führt dazu, dass sich das »Gewebe reparieren will«. Es kommt zu Schwellung, Rötung, Schmerz, Überwärmung und gestörter Gewebefunktion in den betroffenen Körperregionen – das ist die Entzündungsreaktion an sich. Ob nun der »Heilungsprozess« reibungslos ablaufen kann oder nicht, entscheiden viele Dinge – unter anderem die Regulation der Entzündung durch das vegetative Nervensystem. Beteiligt an einer Entzündung sind unter anderen Lymphozyten, Botenstoffe, Makrophagen (Fresszellen) – eine ganze Kaskade von Zell- und Botenstoff-Reaktionen läuft im betroffenen Gewebe parallel ab. Den Anschub dafür gibt der Sympathikus, der Parasympathikus bremst diese Vorgänge. Diese Abläufe entsprechen dem links beschriebenen komplexen Wel-

Mit einer Wellenlinie lassen sich die regulativen Vorgänge im Körper vereinfacht darstellen.

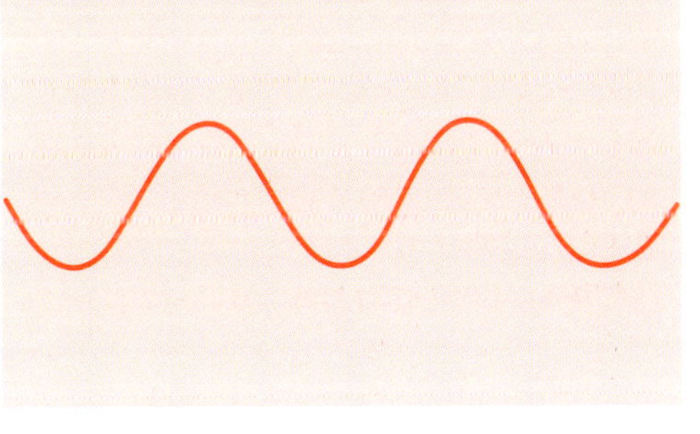

lenbild. Entzündungsfördernde Vorgänge sorgen für die eigentliche Reparaturfunktion des Gewebes. Entzündungshemmende Vorgänge sorgen dafür, dass die Entzündung »im Rahmen« bleibt und sich zum Beispiel nicht unnötig weit in die Umgebung und in den restlichen Körper ausbreitet. Entzündungsförderung wird also andauernd eingebremst, sodass durch dieses ständige regulative »Mehr« und »Weniger« am Ende die Entzündung abklingen und das betroffene Gewebe heilen kann.

Das permanente aktive Regulieren entspricht in den entsprechenden Grenzen dem gesunden Zustand, der somit alles andere als starr ist. Vielmehr bewegt sich dieser gesunde Zustand ständig! Sogar innerhalb von Bruchteilen von Sekunden reguliert der Körper seinen Zustand. Der Parasympathikus reagiert aufgrund seiner physiologischen und biochemischen Eigenschaften innerhalb von unglaublichen 0,15 Sekunden auf einen entsprechenden Reiz mit unvorstellbar vielen bioregulatorischen Vorgängen, die »bremsende« Wirkung haben und natürlich die Ressourcen wieder aufbauen – der Organismus ist ein Wunderwerk!

Da diese Vorgänge allen übrigen Körperfunktionen übergeordnet sind, sind von dieser Regulation nahezu alle Körperfunktionen betroffen: Herzfrequenz, Durchblutung, Immunsystem, Hormone, Stoffwechsel – alle Zellen in all unseren Organen mit all ihren Zellfunktionen werden von der Regulationsfähigkeit unseres Systems beeinflusst. Physiologische Funktionsabläufe und biochemische Vorgänge im Körper werden angestoßen oder gebremst, je nachdem was der Organismus gerade eben braucht. Die Hauptaufgabe des vegetativen Nervensystems ist bestmögliches ÜBERLEBEN: Im Notfall durch rasches Zurverfügungstellen von Energie, in Ruhe durch Schonung und Aufbau von Ressourcen.

Der gesunde Zustand

Im gesunden Zustand regulieren Sympathikus und Parasympathikus mit Gaspedal und Bremse wie beschrieben vor sich hin. Gibt es ein »Zuviel«, wird mit einem »Weniger« dem »Zuviel« entgegengehalten. Erst wenn die Regulation bestimmte Grenzen nicht mehr einhalten kann, entsteht Krankheit. Eine solche Grenze haben wir mit dem Strich unterhalb der Welle dargestellt (siehe Abbildung unten).

Die regulativen Vorgänge haben vereinfacht gesprochen folgende Aufgabe: Sollte der Organismus auf eine Krankheit zusteuern, in unserem Bild der Welle die Abwärtsbewegung in Richtung »Grenze der gelingenden Selbstregulation«, wird vom vegetativen Nervensystem gegenreguliert. Im Wellen-Bild entspricht dies der Aufwärtsbewegung der Welle, weg von der Grenzlinie.

Funktioniert dieses System, dann treten Krankheitssymptome gar nicht erst auf. Im Beispiel unseres Heuschnupfen-Patienten würde ein Allergietest zwar eine Pollenüberempfindlichkeit nachweisen, doch unser Patient wäre bei der dargestellten Wellen-

Regulation oberhalb der Linie ist die beste Voraussetzung, um gesund zu sein.

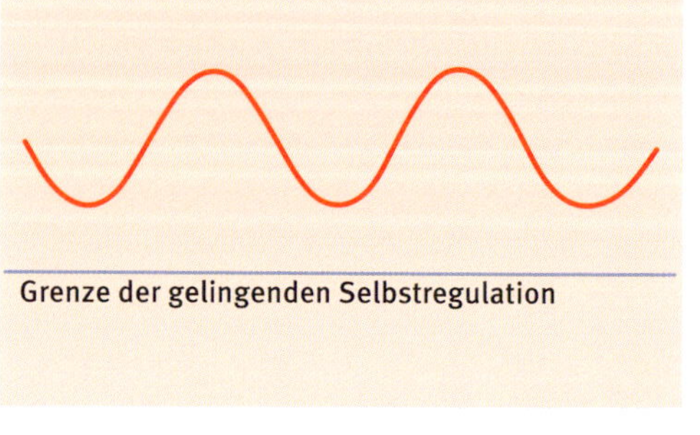

INFO

PSYCHO-NEURO-IMMUNOLOGIE

Dieser wissenschaftliche Bereich erforscht die Zusammenhänge zwischen Gehirn samt dazugehöriger Steuerungsebene, Immunsystem und körperlicher Gesundheit. Forschungsergebnisse zum Beispiel von Prof. Dr. Dr. Christian Schubert aus Innsbruck zeigen, dass gerade die psychische Verfassung – also entsprechend auch die Verfassung des vegetativen Nervensystems – einen erheblichen Anteil daran hat, ob und wie stark eine Krankheit überhaupt ausbricht. Regulative Vorgänge aus dem VNS (Gaspedal und Bremse) können demnach also Reaktionen des Immunsystems so fördern oder eben auch begrenzen, dass eine Person, die zwar betroffen ist von einer Infektion oder auch von einer Allergie, trotzdem keine Symptome entwickelt.

Situation lediglich potenziell Allergiker.
Er hätte zwar einige Risikofaktoren für eine Allergie, weil zum Beispiel beide Eltern Allergiker sind und er vielleicht vor Jahren schon mal eine allergische Symptomatik entwickelt hatte, also gegen Gräserpollen sensibilisiert ist.
Im Moment aber geht es ihm gut – er hat keine Symptome einer Allergie, auch nicht, wenn die Pollen im Frühling unterwegs sind. Sein Immunsystem und alle anderen Regulationsvorgänge im Körper und damit auch sein vegetatives Nervensystem sind so gut »reguliert«, dass sie ihn quasi oberhalb der Grenzlinie halten, deren Unterschreitung zu Allergiesymptomen führen würde.

Der regulative Zustand beim gesunden Älterwerden

Im Grund könnte eine solche gesunde Regulation bis zum Lebensende weitergehen, ohne jemals in Richtung Gesundheitsstörung, also Richtung der Grenzlinie, abzusinken. Voraussetzung dafür wäre allerdings, dass keine übermäßig störenden Einflüsse von außen oder auch von innen in diese regulativen Prozesse eingreifen würden. Das ist im wirklichen Leben unmöglich.
Die Anpassungsfähigkeit des VNS mit seiner regulativen Steuerung verringert sich im Lauf des Älterwerdens. Somit verringert sich auch die passende Antwort entsprechend aller schon genannten Funktionen des Körpers an die gerade im Moment notwendigen äußeren Umstände. Mit anderen Worten: Der Körper kann sich immer schlechter auf die äußeren Bedingungen einstellen, außerdem lässt auch der Ressourcenaufbau nach.
Durch diese eingeschränkte Anpassungsfähigkeit wäre, sehr vereinfacht ausgedrückt, die Überlebenswahrscheinlichkeit eben auch immer geringer.
Als Welle dargestellt könnte das Altern wie in der oberen Abbildung auf Seite 42 aussehen: Die linke Seite der Welle spiegelt die jungen Jahre wider mit den regulativ kräftigen Aufs und Abs. Im Lauf des Lebens (rechte Seite der Welle) verringert sich nicht nur die Höhe der Welle, also ihre Amplitude, sondern auch die Frequenz der Welle (= die Frequenz der Regulation), das heißt, die Anzahl der Aufs und Abs innerhalb einer Zeiteinheit. Das bedeutet also, dass sowohl

die Stärke der Antwort aus dem VNS über die Zeit nachlässt als auch die Häufigkeit der regulierenden Antwort und wie reaktiv sie ausfällt.
Unsere Antwort darauf lautet: In der zweiten Lebensphase ist es also umso wichtiger, seinen Dr. Parasympathikus zu verstehen und zu trainieren, um auch im hohen Alter gut regulieren zu können.

Der Zustand eines Kranken

Wird die gesunde Regulation eines Menschen, aus welchen Gründen auch immer, eingeschränkt, verbraucht diese Person mehr Ressourcen, als sie aufbaut. Im Wellensymbol gibt es also entsprechend weniger Amplitude, also weniger »Hoch«, aber weiterhin viel »Runter«. Auch die Anzahl der »Aufs« und »Abs« sinkt. Die Regulation gerät damit in eine Schieflage, die aufgrund der fehlenden Ressourcen nicht mehr korrigiert werden kann. Die regulative Ebene rückt entsprechend näher an die Grenze der gelingenden Selbstregulation heran, im ungünstigsten Fall überschreitet sie diese Grenze sogar. Unser Regulationssystem geht quasi »in die Knie«, wir »laugen aus« und der Organismus entwickelt eine wahrnehmbare Gesundheitsstörung (siehe untere Abbildung unten). Auf unseren Heuschnupfen-Patienten bezogen bedeutet das, dass er aufgrund von nicht mehr so gut ausgesteuerten Regulationsvorgängen in einer solchen Wellen-Situation bei einer Pollenflugsaison wieder Allergiesymptome hätte.
Doch selbst das ist kein starrer Zustand. Denn unser Organismus kann beispielsweise durch eine kurzfristig eingeschränkte Regulation, die aber im Grund noch gut funktioniert, in die Nähe der Regulationsgrenze kommen. Liegen wir knapp oberhalb der Grenzlinie, bemerken wir keine Gesundheitsstörung. Durch vielleicht nur eine kleine Einschränkung dieser Aufs und Abs, zum Beispiel durch Störung unseres Nachtschlafs, kann es aber passieren, dass wir kurzzeitig unter diese Linie rutschen. In diesem Zustand haben wir eine wiederkehrende Gesundheitsstörung. Ist der Nachtschlaf wieder ungestört, fühlen wir uns gesund. Wie eine solche Welle aussehen kann, sehen Sie in der oberen Abbildung auf Seite 43. Unser Heuschnupfen-Patient hätte in einer solchen Wellen-Situation bei einer Pollenflugsaison tageweise wenig bis keine Symptome und an anderen Tagen erhebliche Probleme mit seinem Heuschnupfen. Leider gibt es bestimmte Stoffe, die bei einer allergischen Reaktion gebildet werden, die die Gemütssituation im Gehirn zusätzlich ver-

Im Lauf des Lebens wird die Gesundheitsregulation allmählich eingeschränkter.

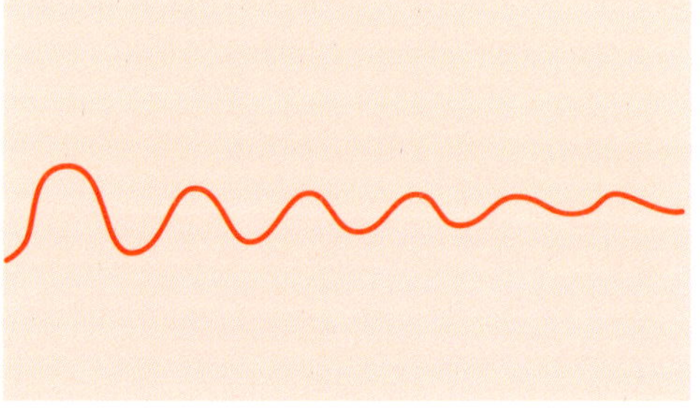

Verbrauchen wir mehr Ressourcen, als wir aufbauen, ist unsere Gesundheit gefährdet.

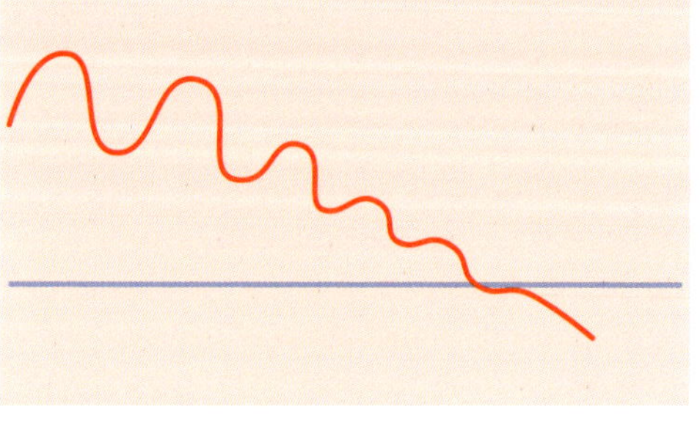

schlechtern, was für den Stresslevel ungünstig ist. Sie wirken wie ein Teufelskreis.
Vom ersten Bild, also von einer gesunden, aktiven und guten Regulation, die mit viel Ressourcenaufbau weit oberhalb der Grenze zu einer Gesundheitsstörung reguliert, sind wir in dieser Situation ein ganzes Stück entfernt. Kümmern wir uns nicht weiter um diesen Zustand oder tun wir vielleicht gar noch irgendetwas, das unsere Regulationsfähigkeit noch weiter einschränkt, dann reguliert unser VNS zwar noch mit Aufs und Abs, aber unterhalb der Grenze der gelingenden Selbstregulation und ohne nennenswerten Ressourcenaufbau (siehe mittlere Abbildung rechts). Wir haben durchgehend Symptome, sind also erkrankt. Wenn wir in dieser Situation nicht endlich regulativ stärkend tätig werden – also Ressourcen aufbauen –, kommen wir nicht so einfach wieder in den gesunden, das heißt gut regulierten Zustand zurück.

Rückkehr in den gesunden Zustand

Durch eine Wiederaufnahme der optimalen Regulationstätigkeit und mit entsprechendem Ressourcenaufbau kann es im besten Fall gelingen, aus dem Bereich unterhalb der Grenze der Gesundheitsstörung herauszukommen (siehe untere Abbildung rechts). Genau das ist möglich, wenn man bei einer Behandlung ganzheitliche Ansätze berücksichtigt. Durch regulative Heilverfahren und auch langfristig durch die Anpassung unseres Lebensstils an unsere tatsächlich vorhandenen Ressourcen erreichen wir wieder dauerhaft den gesunden Bereich oberhalb der Grenzlinie, entfernt von Symptomen oder Erkrankung.
Unser Heuschnupfen-Patient hätte dann bei einer Pollenflugsaison deutlich weniger Probleme. Sein Asthma würde sich bessern oder möglicherweise sogar wieder verschwinden, die Heuschnupfen-Symptome würden sich abschwächen und er müsste dann entsprechend auch weniger oder keine

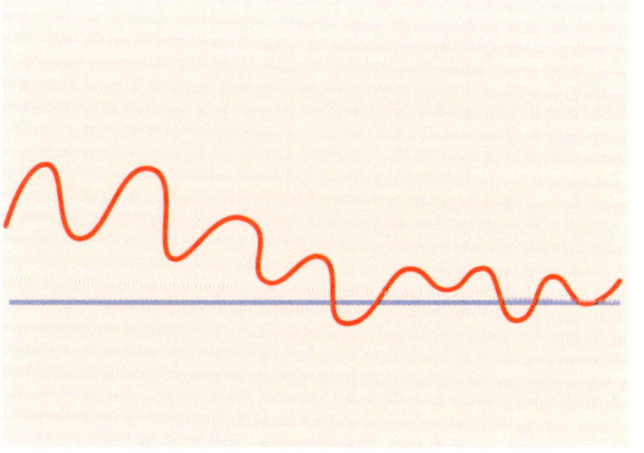

Mal gesund, mal krank: Die Regulationsfähigkeit ist zeitweise eingeschränkt.

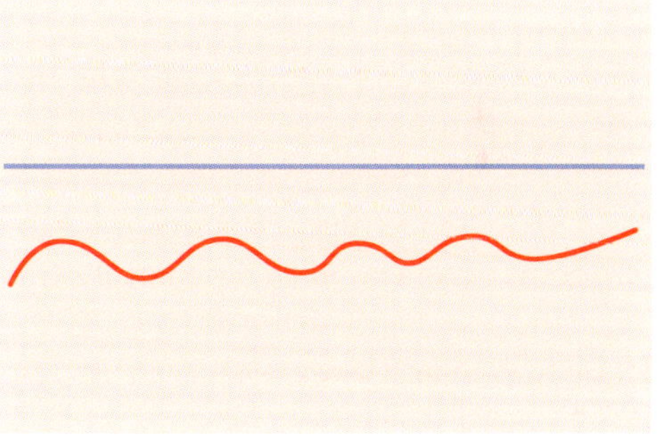

Zustand einer Gesundheitsstörung: Die Regulationsfähigkeit ist stark eingeschränkt.

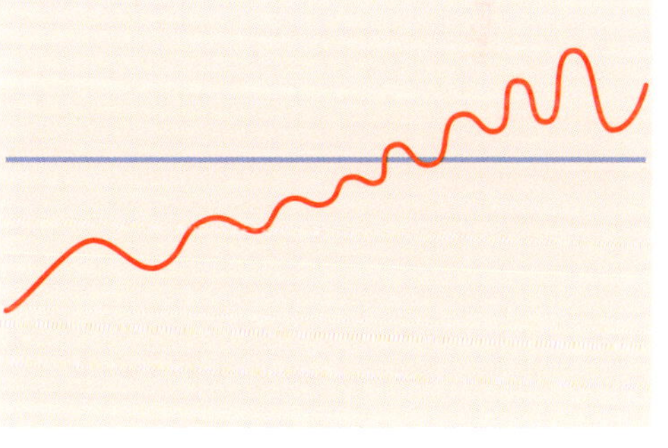

Den Weg zur Gesundung unterstützen regulative Behandlungsansätze.

Medikamente mehr einnehmen. Seine eigene Regulationsfähigkeit würde ihn von der Schwelle seiner überschießenden Immunreaktionen mit entsprechenden Symptomen wieder ein Stück entfernen.

Sicherlich ist die Verbesserung einer Situation in diesem Umfang nicht in jedem Krankheitsfall möglich. Die praktische Erfahrung zeigt aber, dass durch eine Verbesserung der Regulationsvorgänge auch schwere Erkrankungen positiv beeinflusst werden können und dass sich die Lebensqualität der betroffenen Patienten steigern lässt.

Alle diese Wellenbilder sollen verdeutlichen, was Dr. med. Parasympathikus auf Seite 36 schon gesagt hat: Gesundheit ist kein starrer Zustand. Krankheit ist kein Zufall und genau wie Gesundheit auch kein starrer Zustand. Ein immens wichtiger Aspekt für Ihre Gesundheit ist die REGULATION – und diese können Sie beeinflussen.

Wie Sie die Regulation beeinflussen können, lesen Sie in den weiteren Kapiteln. Eines nehmen wir aber schon mal vornweg, denn es passt hier sehr gut her. Wenn Gesundheit kein starrer Zustand, sondern im Gegenteil ein sich bewegender Zustand ist, dann unterstützt natürlich auch all das, was diese Bewegung in der Regulation unterstützt, die Gesundheit.

Körperliche Bewegung unterstützt die Regulation bei ihrer Arbeit.

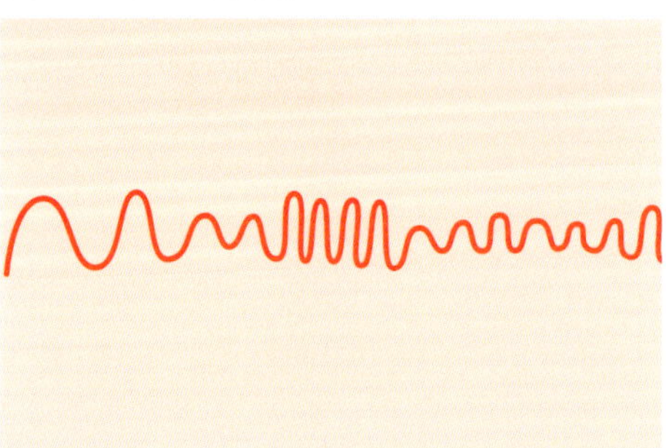

Was passt also auch sehr gut in diesen Kontext? Bewegung! Eine Wellenkurve, die diesen Aspekt vielleicht etwas deutlicher macht, zeigt die Abbildung unten. Das könnte eine Regulationswelle sein von jemandem, der sehr gut weiß, dass er für seine Gesundheit am besten sorgt, wenn er sich körperlich bewegt. Diese Welle verändert sich in Frequenz und Amplitude, je nachdem, was der Inhaber dieser Welle gerade mit seinem Organismus tut. Allein durch körperliche Bewegung schiebt er die Regulationsvorgänge natürlich – im wörtlichen Sinn und natürlich auch im Sinn von selbstverständlich – an!

Aber Vorsicht: Auch hier kommt es wie immer auf das Maß an. Der Ressourcenverbrauch muss immer in Balance bleiben mit dem Ressourcenaufbau. Dazu lesen Sie mehr auf Seite 114 und ab Seite 158.

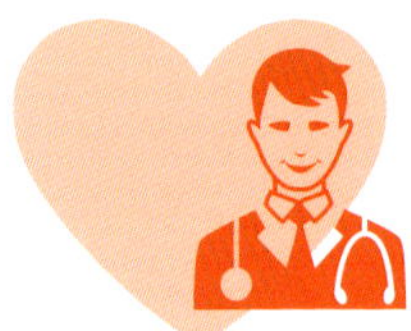

Dr. med. Parasympathikus kommt zu Wort

Liebe Leserin, lieber Leser dieses schönen Buches,

mit all den Wellenbildern können Sie jetzt bestimmt noch viel besser verstehen, was meine beiden Autoren und ich Ihnen vermitteln wollen. Was Sie aber natürlich noch nicht wissen, ist, wie Sie das alles nun umsetzen sollen. Doch keine Sorge: Dazu bekommen Sie noch sehr viele Tipps!

Ich weiß, dass Sie schon sehr viel tun für Ihre Gesundheit, ich stecke ja schließlich drin in Ihnen und bin ja immer dabei. Ich weiß aber auch, dass Sie es oft nicht schaffen, wirklich alles, was Sie zum Thema Unterstützung Ihrer Gesundheit schon gelernt haben, auch umzusetzen.

Ihr Tag müsste mehr als 24 Stunden haben! Um zum Beispiel für eine gute Ernährung richtig und gesund einzukaufen, am besten ökologisch vertretbar, also mit dem Fahrrad und beim Biobauern, bräuchten Sie mehr Zeit. Mehrmals pro Woche sollten Sie Ihre Ausdauersportart ausüben, wenigstens 30 Minuten. Was Ihre Gedanken mit Ihnen machen und dass das nicht immer optimal ist für Ihre Gesundheit und Ihr Wohlbefinden, wissen Sie natürlich auch schon. Durch Coaching und Yoga sorgen Sie auch hier schon immer wieder für einen gewissen Ausgleich. Sie versuchen, im Alltag Ihren Stress zu reduzieren. Und natürlich versuchen Sie, für ausreichend Schlaf zu sorgen. Für all das brauchen Sie Zeit. Sie brauchen sogar eine ganz besondere Zeit dafür, nämlich FREI-Zeit!

Ich weiß auch, dass Sie sich immer wieder folgende Fragen stellen: Und was ist mit meiner Gesundheitsoptimierung, wenn ich eben doch Stress habe im Job? Wenn ich leider trotz aller erlernten Gesprächstechniken und Beziehungsratgeber Schwierigkeiten habe mit meinem Partner / meiner Partnerin? Wenn ich aus Zeitmangel eben nicht mit dem Fahrrad zum Biobauern fahren konnte und unser Gemüse auf dem Heimweg im Supermarkt gekauft habe? Wenn ich einen immensen Schlafmangel habe, weil ich kleine Kinder habe oder im Bett nebenan geschnarcht wird? Und was ist mit den Dingen, die ich nicht vermeiden kann? Schadstoffe im Wasser und in der Atemluft zum Beispiel oder Elektrosmog oder die ganze mediale Flut, der ich heutzutage schon fast nicht mehr entkomme? Was ist damit? Muss ich ein schlechtes Gefühl haben, weil ich zu wenig tue für meine Gesundheit?

Gut, dass Sie genau mir diese Fragen stellen, denn ich kann hier viel für Sie tun! Oder besser andersherum formuliert: Sie können viel für mich tun, damit ich wiederum viel für Sie und Ihre Gesundheit tun kann. Denn Sie können mit meiner Hilfe Ihre Regulationsfähigkeit verbessern und so dem täglichen Wahnsinn Ihre Kompetenz, damit umzugehen, entgegensetzen.

Dabei ist die ganze Sache auch noch supereinfach und außerdem, anders als die Flucht auf eine einsame Insel, kostenfrei! Nicht mal ein zusätzliches Zeitfenster brauchen Sie dafür – das geht alles nebenher. Lassen Sie sich im folgenden Kapitel überraschen.

Bis später!

Die einsame Insel kann auch einfach eine Hängematte sein.

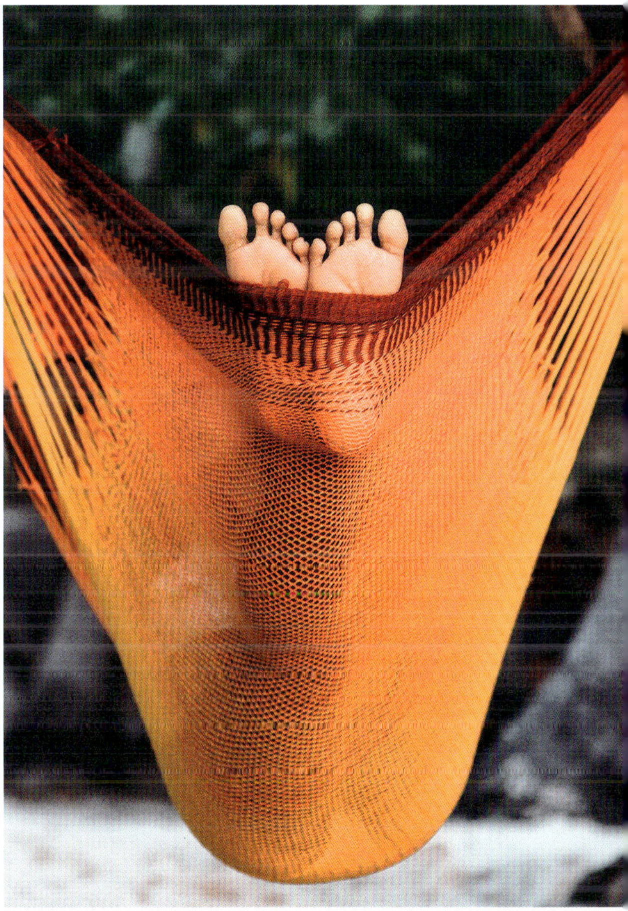

ALLES EINS: WAS IST INTEGRATIVE MEDIZIN?

Das Wissen der Medizin wächst rasant. Es gibt eine unübersichtlich große Anzahl von medizinischen Theorien und Therapiemethoden – und entsprechend wächst die Zahl der Spezialisten.

Als Ordnungssystem für die Spezialisierungen werden in der Regel Körperbereiche oder Organsysteme verwendet. So sind beispielsweise die Fachbereiche der HNO, der Kardiologie, der Gynäkologie usw. entstanden. Da wir an dieses System gewöhnt sind, ist es kein Wunder, wenn die Idee entsteht, auch die ganzheitlichen Verfahren in dieses »Regal« einordnen zu wollen. Doch genau dann haben wir es mit einem sogenannten Kategorie-Problem zu tun, denn Ganzheitlichkeit will eben nicht den Blick ins Detail, sondern auf den Zusammenhang.

Um diesem Anspruch gerecht zu werden, brauchen wir also einen Ansatz, der ALLE Aspekte in ein möglichst umfassendes Modell aufnimmt und damit eine Art Rundum-Bild ermöglicht – so wie ein Hologramm im Gegensatz zu einem Bild einen Gegenstand von allen Seiten zeigt.

Genau auf diesem Weg befinden sich viele Mediziner und auch die beiden Autoren. Auf diesem Fundament ruht auch dieses Buch. Wir sind davon überzeugt, dass ALLES zusammengehört, und haben deshalb möglichst viele Methoden, die sich zur Entspannung bewährt haben, daraufhin untersucht, was sie bewirken und wie dies geschieht. Die Essenz ist dieses Buch:
»Das Parasympathikus-Prinzip«.

Wie gesagt, die Medizin befindet sich in dieser grundlegenden Frage im Aufbruch und deshalb gibt es momentan eine verwirrende Vielzahl von Bezeichnungen für diesen anderen Ansatz, die Medizin zu denken und zu praktizieren. Wenn Sie sich medizinisch beraten lassen wollen, ist es gut für Sie, wenn Sie diese kennen.

Wenn Sie also zu einem Arzt gehen, sei es zur Vorsorge oder weil Sie Beschwerden haben, wird dieser Sie befragen und untersuchen und daraus seine Schlüsse ziehen. Neben diesen Informationen über Sie und Ihren Zustand ist es absolut entscheidend für seine Schlüsse und seine Empfehlungen, in welchem System Ihr Arzt denkt.

»Schulmedizin«

Diese Medizin setzt auf naturwissenschaftliche Erkenntnisse und den statistischen Ansatz. Sie verlässt sich in weiten Teilen auf die Wirkung von chemischen Wirkstoffen (Pharmazie). Auch »physikalische« Maßnahmen, wie körperliche Eingriffe, etwa Operationen, in den Körper, spielen eine große Rolle. Diese Richtung der Medizin verfolgt die Idee, alles in immer besser verstehbare Teile aufzugliedern und Spezialisten zur Untersuchung und »Reparatur« auszubilden. Ihr Verdienst ist die Hochleistungsmedizin, die immer neue und aufwendigere Verfahren ermöglicht, bis hin zu genetischen Therapien und künstlichen Organen.

»Alternativmedizin«

Diese Bezeichnung hebt auf die Abgrenzung zur Schulmedizin ab: Es wird eine »Alternative« gesucht und diese schließt ihren Gegenpart aus. Dies kann zum Beispiel durch die Nutzung eines in sich geschlossenen alternativen Konzeptes der Fall sein, wie sie zum Beispiel im System der »Traditionellen Chinesischen Medizin« zum Tragen kommt. Aber auch Konzepte und Methoden, die sich in der Schulmedizin nicht oder noch nicht etablieren konnten, finden sich hier. Ein Beispiel ist die chronische Übersäuerung (»latente Azidose«), die jahrzehntelang von der Schulmedizin abgelehnt wurde, aber seit Kurzem in der Behandlung von Niereninsuffizienz wissenschaftlich anerkannt ist. In der Alternativmedizin spielen der Mensch und seine Symptome die Hauptrolle, der Name der Diagnose meist weniger.

»Komplementärmedizin«

Dieser Ansatz rückt Schul- und Alternativmedizin begrifflich und tatsächlich mehr zusammen – beide Methoden werden gegenseitig anerkannt. In der Realität ist es so, dass die Schulmedizin einige Methoden wie zum Beispiel die Akupunktur in ihr System aufnimmt und bei wenigen genau festgelegten Diagnosen auch anwendet. Das bedeutet aber, dass das oben genannte Kategorie-Problem weiter besteht.
Es gibt auch komplementärmedizinisch ausgerichtete Ärzte, die daneben auch ihr schulmedizinisches Wissen einsetzen.

»Integrative Medizin«

Hier versucht man, die Schulmedizin und alle anderen Verfahren miteinander in Einklang zu bringen. Ärzte, die eine schulmedizinische Ausbildung mit jahrelanger Erfahrung in anderen Methoden vereinen, machen dies schon lange, ohne es so zu nennen. Ziel ist es, langfristig »eine Medizin« zu haben, in der alles gedacht und miteinander in Verbindung gebracht werden kann – dies wird dann zukünftig die »Integrierte Medizin« sein.

Integrative Medizin und Parasympathikus

Mikronährstoff-Medizin, Mikrobiom-Forschung und Regulationsmedizin haben wie viele andere komplementäre Verfahren eines gemeinsam: Sie stärken die uns angeborene Fähigkeit, uns selbst zu reparieren – also unsere Selbstheilungskräfte. Anders ausgedrückt: Sie unterstützen die natürliche Regulation, in die wir Ihnen mit diesem Buch einen kleinen Einblick ermöglichen.
Dr. med. Parasympathikus würde dazu Folgendes sagen:
»Gesundheit ist kein starrer Zustand.«

Die Integrative Medizin möchte alle Richtungen in der Medizin in Einklang bringen.

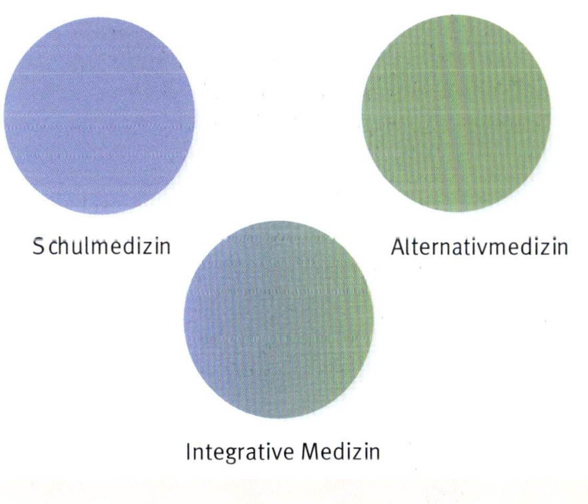

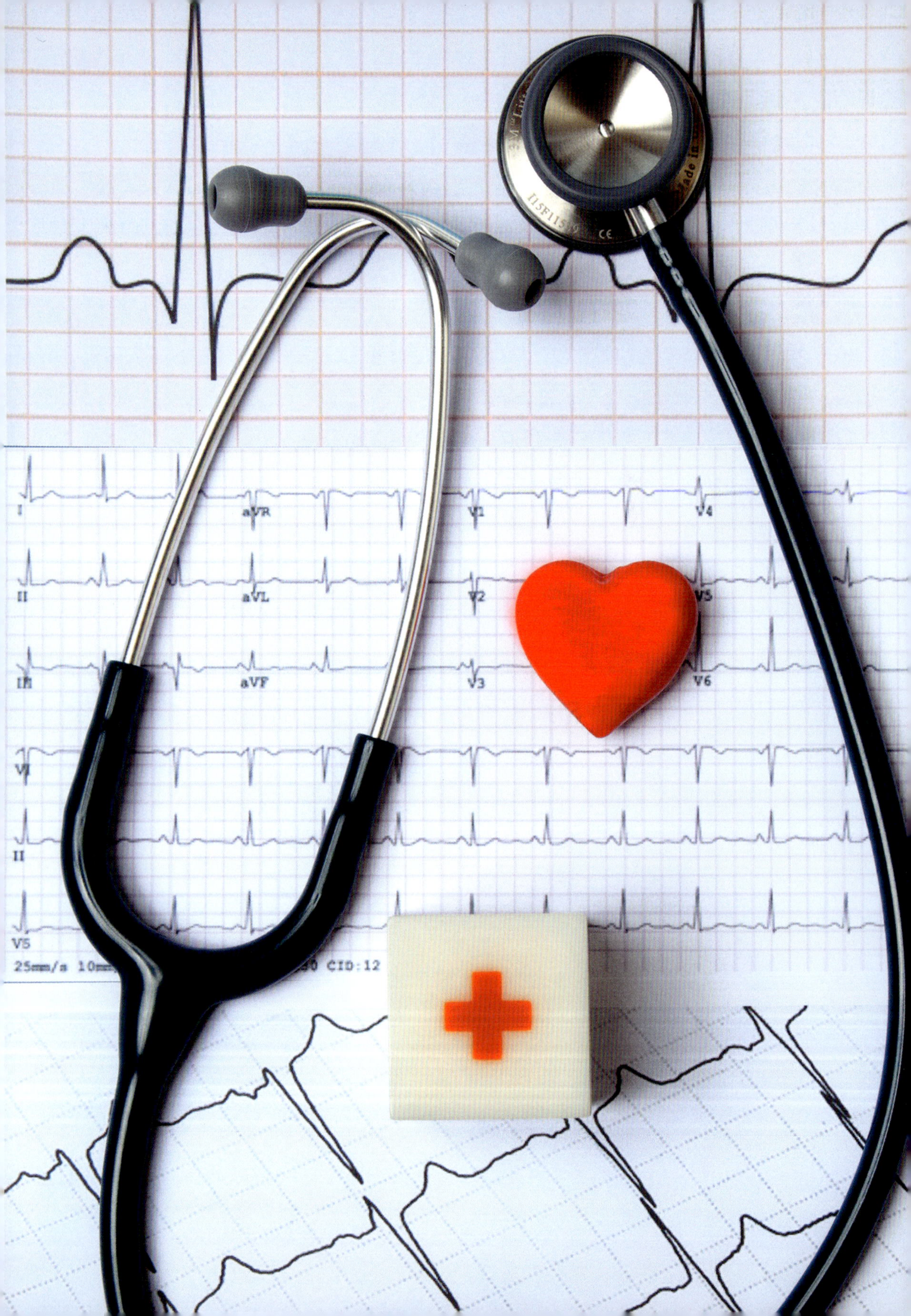
I
aVR
V1
V4
II
aVL
V2
V5
aVF
V3
V6
II
V5
25mm/s
CID:12

WIE MAN DEN INNEREN ARZT FÜR GESUNDHEIT MISST

Unser moderner Lebensstil kann unseren inneren Arzt deutlich schwächen. Durch einen ständig hohen Stresslevel verliert er mehr und mehr seine heilenden Fähigkeiten. Wie es ihm in uns geht, lässt sich mit der Messung der Herzraten-Variabilität genau darstellen.

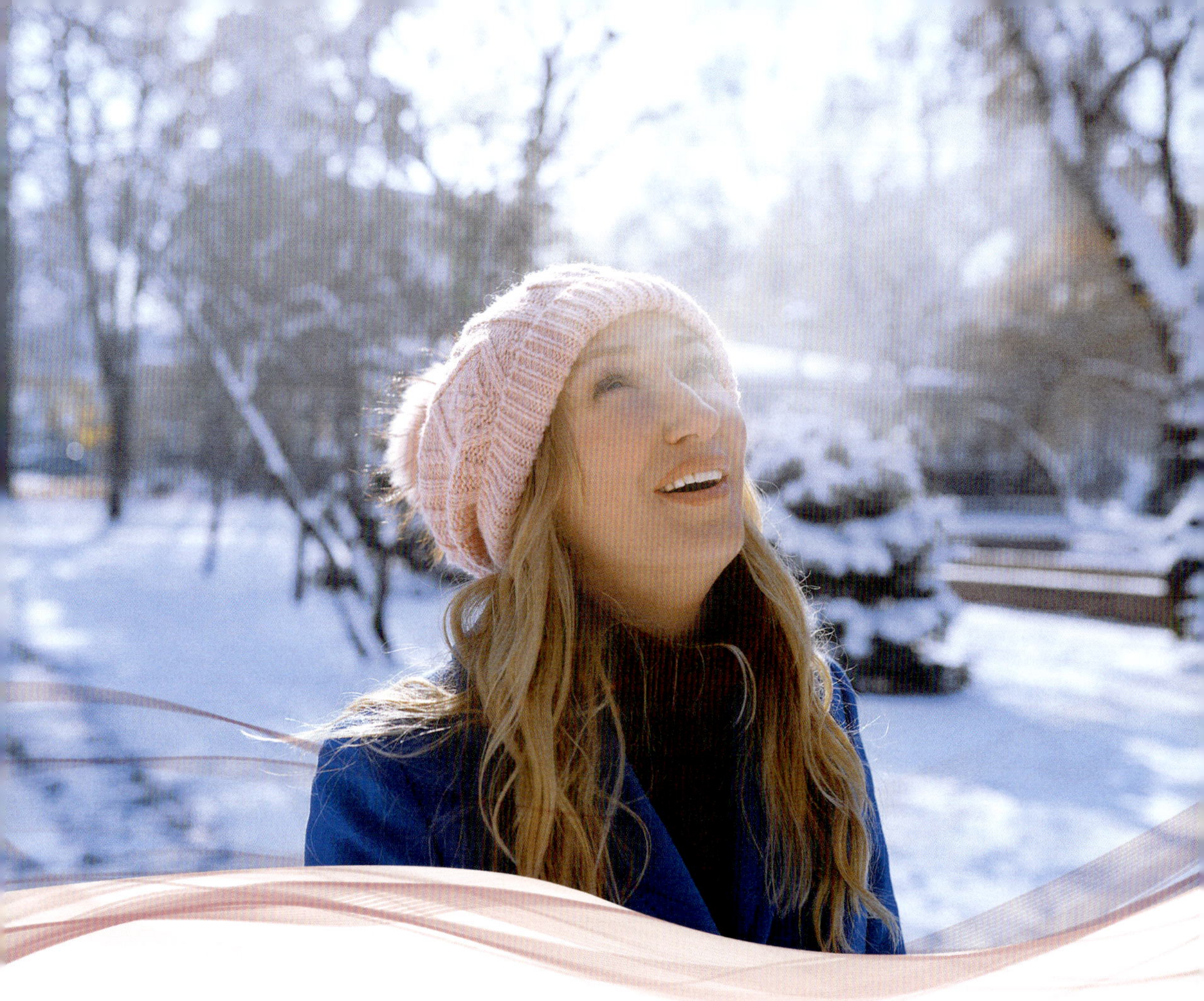

DAS WESEN DER ATMUNG

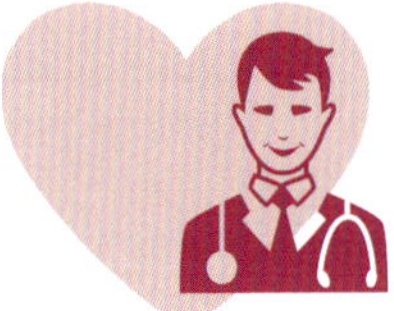

Dr. med. Parasympathikus kommt zu Wort

Liebe Leserin, lieber Leser dieses schönen Buches,

da bin ich schon wieder. In diesem zweiten Kapitel dreht sich vieles um die Atmung, denn sie ist enorm wichtig für mich! Sie atmen immerzu ein und aus. Das Besondere an der Atmung ist, dass Sie diese Körperfunktion auf der einen Seite ganz bewusst steuern können, dass Atmung aber andererseits auch völlig automatisch abläuft, gesteuert von mir und meinem Kollegen, dem Sympathikus, in Ihrem Nervensystem. Wenn Sie also nicht bewusst Ihre Atmung kontrollieren, dann übernehmen die automatisch ablaufenden Vorgänge im Nervensystem diese Regulation der Ein- und Ausatmung für Sie.

Das ist sehr praktisch für Sie, denn Sie müssten andernfalls ständig daran denken, überhaupt zu atmen – das Daran-Denken wäre dann überlebenswichtig für Sie.

Allerdings gibt es auch Fälle, in denen es recht ungünstig für Sie ist, dass Sie sich wenig bis gar nicht um Ihre Atmung kümmern müssen. Die automatisch ablaufenden Vorgänge dabei sind im Alltag nämlich für mich, Ihren inneren Arzt für Gesundheit, leider allzu oft richtig schädlich! Vor allem, wenn Sie mal wieder mit viel zu viel Tempo in Ihrem Leben unterwegs sind, dann passiert es leider oft, dass mein werter Kollege, der Herr Sympathikus, zu sehr die Oberhand gewinnt. Dadurch atmen Sie oberflächlicher oder halten gar die Luft an, was zu allem anderen, was in diesem Moment eh schon schlecht läuft für mich, noch obendraufkommt. Beides verursacht nämlich eine zunehmende Starre der regulativen Tätigkeit und sperrt mich aus diesem Prozess aus.

Das Ausatmen bewirkt nämlich noch viel mehr, als man annimmt. Die Atmung ist, genau wie die Leistung der Leber, der Nieren und auch der Haut, ein Prozess, der den Körper von Stoffwechsel-Endprodukten befreit. Im Fall der Atmung gelingt dies durch das Abatmen von CO_2 aus dem Körper. Die erwünschte Folge davon: Wir entsäuern unseren Körper, was in Ratgebern oft gleichgesetzt wird mit »Entgiften«.

Atmung ist also Heilung – warum? Weil Sie mit ihr mich, Ihren inneren Arzt für Gesundheit, optimal unterstützen.

Auf den nächsten Seiten erzählen Ihnen meine beiden Autoren ganz viel über diese Zusammenhänge. Es gibt sogar eine sehr einfache Methode, die Ihnen vielleicht sogar schon mal begegnet ist, mit der wir die Bedeutung der Atmung für mich und meinen werten Kollegen, den Sympathikus, messen und sehr gut verstehbar darstellen können. Darauf bin ich ganz besonders stolz: Ich habe eine eigene Messmethode!!!! Nicht schlecht, oder?

Bis später!

WIE DIE ATMUNG GESTEUERT WIRD

Wie Sie jetzt schon wissen, ist ein trainiertes System aus Sympathikus und Parasympathikus die beste Voraussetzung für eine lang bestehende und stabile Gesundheit. Dabei geht es nicht nur um das »Auf und Ab« der Welle aus dem ersten Kapitel, das wie gesagt eine sehr vereinfachte Darstellung der Vorgänge ist. Es geht auch um die »Qualität« der Welle, was die Regelmäßigkeit angeht. Dazu aber ab Seite 60 mehr.

Auf Seite 18 wurde sehr vereinfacht das vegetative Nervensystem beschrieben. Dessen Regulatoren – Sympathikus und Parasympathikus – kann man selbst beeinflussen und sie dadurch für eine gute Gesundheitsregulation nutzbar machen.

Sympathikus und Parasympathikus als Regulatoren der Atmung

Am schnellsten und direktesten können wir die beiden vegetativen Anteile über die Atmung beeinflussen.

Beim Einatmen aktivieren wir den Sympathikus mit all seinen Wirkungen auf den Organismus. Einatmen ist also ein Signal an den Körper in Richtung Aktivität, Aufmerksamkeit, Ressourcenverbrauch – im Extremfall ist das der Notfallmodus, den wir auf Seite 20 mit dem Bild des Säbelzahntigers beschrieben haben.

Atmen wir aus, dann aktivieren wir den Parasympathikus mit all seinen Wirkungen. Ausatmen ist also ein Signal an den Körper Richtung Ruhepause, Entspannung, Ressourcenaufbau – im Extremfall könnte das ein meditativer Zustand sein.

Je nach Anspannung im System ändert sich auch die Atmung.

- Je mehr Anspannung, also je mehr Sympathikus-Steuerung, desto schneller, oberflächlicher und ressourcenverbrauchender wird die Atmung.
- Je mehr Entspannung, also je mehr Parasympathikus-Steuerung, desto langsamer, tiefer und ressourcenaufbauender wird diese Situation.

Diese Vorgänge der Atmungssteuerung laufen, wenn wir nicht aktiv darauf achten, automatisch ab. Je länger wir uns im Anspannungsmodus aufhalten und je weniger im Entspannungsmodus, desto üblicher und selbstverständlicher wird dieses automatische, ressourcenverbrauchende Atemverhalten. Diese in früheren Zeiten sinnvolle Steuerung führt in unserem modernen Leben, bei dem auf Stress viel seltener als früher ein körperliches Auspowern im Sinn einer Flucht oder eines Kampfes folgt, ungünstigerweise zu einem gewissen Teufelskreis. Je mehr Stress wir haben, desto oberflächlicher und schneller atmen wir. Durch diese Atmung verstärken wir aber noch viel mehr den sympathisch überlagerten und ressourcenabbauenden Zustand.

Das ist im Grund wieder genau wie bei dem Bild unseres kleinen, schlauen Autos. Je länger und intensiver wir es in einem dynamischen Rasen bewegen, desto größer wird im Auto das Gaspedal und desto kleiner das Bremspedal. Die Folge ist, dass der Fuß, der die beiden Pedale bedient, mit einer größeren Wahrscheinlichkeit immer wieder aufs Neue das Gaspedal tritt anstatt das Bremspedal. Es ist einfach Gewohnheit geworden. Und das, was wir gewohnt sind, halten wir für richtig. Mit »wir« ist unser Gehirn eingeschlossen, und es hat etwas zu tun mit dem »schnellen« und dem »langsamen« Denken. Dazu erfahren Sie mehr auf Seite 106 in Kapitel 4.

Einfluss der Atmung auf den Herzschlag

Der Atemvorgang hat auch Einfluss auf das Herz. Beim Einatmen steigt die Anzahl der Herzschläge pro Minute (= Herzfrequenz) an, beim Ausatmen sinkt die Anzahl wieder. In der Sprache der Mediziner heißt das, die Herzfrequenz schwankt mit den Atemphasen, dies wird auch als »respiratorische Arrhythmie« (RSA), also atemabhängige Rhythmusänderung, bezeichnet. Diese Veränderung der Herzfrequenz, das heißt die Herzfrequenzschwankung, lässt sich relativ leicht messen und gibt sehr deutliche Hinweise über die Wirkung der Ein- und Ausatmung auf das vegetative Nervensystem. Sind Ein- und Ausatmung immer ausgeglichen, also gut reguliert und regelmäßig, dann wirkt sich diese Balance (Kohärenz) auch auf die Balance in der Zellfunktion und bei allen Stoffwechselvorgängen in den Zellen aus. Durch eine vertiefte Atmung (siehe kohärente Atmung, Seite 112) wird ein Signal von der Lunge über den Vagus-Nerv an den Hirnstamm weitergeleitet. Der Vagus-Nerv ist der weitaus größte Anteil im parasympathischen Nervensystem und er steuert eine große Zahl von Funktionen im Brust- und Bauchraum (siehe Seite 18). Beim bewussten und verstärkten Ausatmen wird das vegetative Nervensystem in Richtung Bremse – also Erholung oder Ressourcenaufbau – und damit in Richtung Gesundheit gesteuert. Man atmet sich durch das Drücken der Bremse sozusagen ganz einfach hinein in die »Gesundheitszone« – wir entschleunigen also. Damit kann wieder Ressourcenaufbau stattfinden und wir beugen einer Stresserkrankung vor (siehe Seite 148, 5. Kapitel). Bei den meisten von uns überwiegt allerdings die sympathische Aktivität.

INFORMATIONSTRANSPORT AUF NERVENFASERN

Die Informationen im Nervensystem werden auf den Fasern der Nervenzellen übertragen. Dabei wirken elektrische Signale und chemische Signale, die sogenannten Botenstoffe, zusammen. Diese Botenstoffe sind, wie schon erwähnt, bei Sympathikus und Parasympathikus weitgehend unterschiedlich. Der wichtigste Botenstoff des Parasympathikus heißt Acetylcholin, der des Sympathikus ist das Noradrenalin.
Mithilfe der elektrischen und chemischen Signale werden die ankommenden Informationen über Synapsen (= Verbindungsstelle zwischen zwei Nervenzellen oder einer Nervenzelle und einer anderen Zelle) von einer Nervenzelle zur nächsten Nervenzelle oder zum jeweiligen Zielort weitergeleitet. Der Zwischenraum der Verbindungsstelle heißt synaptischer Spalt. Wie die Übertragung dieser Information von einer Nervenzelle auf die nachfolgende Nervenzelle oder Zelle funktioniert, ist in der Abbildung unten dargestellt. Über eine Nervenbahn (Axon) kommt ein Reiz an das Nervenende. Die Information muss nun von diesem Nervenende (im Bild rechts) auf das weiterleitende Nervenende (Dendrit, im Bild links) über den sogenannten synaptischen Spalt übertragen werden. Diese Funktion haben die bereits genannten Botenstoffe inne – im Fall des Parasympathikus ist das, wie gesagt, das Acetylcholin.

Schnelles Acetylcholin

Eine spannende Besonderheit der parasympathischen und damit der absenkenden Wirkung auf die Herzfrequenz zeigt sich, wenn man den wichtigsten Botenstoff des

Übertragung von Informationen über die Synapse von einer Nervenzelle zu einer anderen.

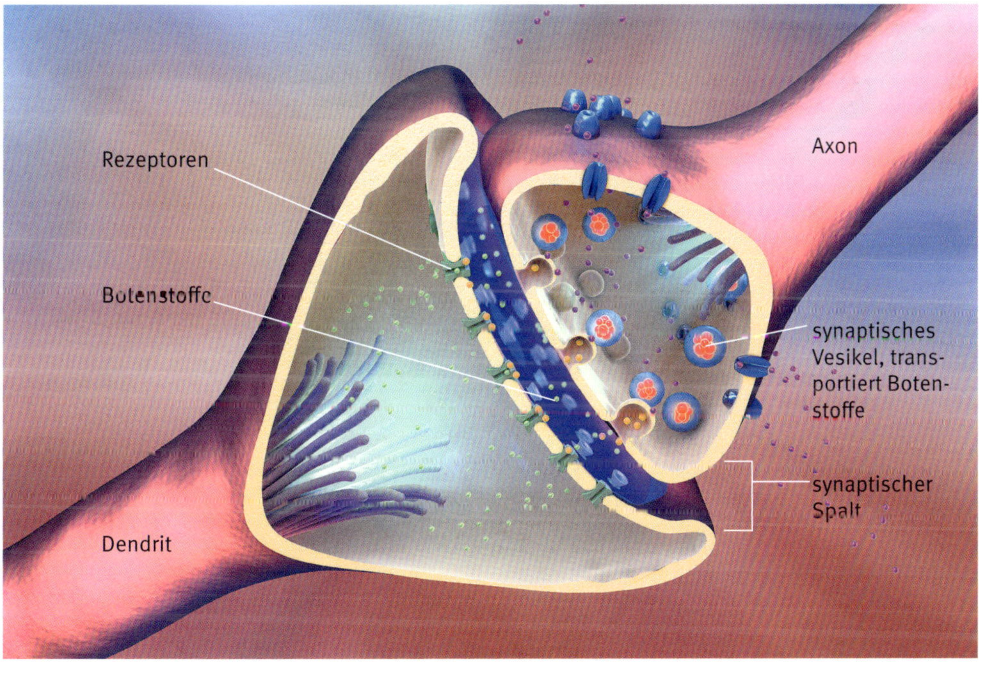

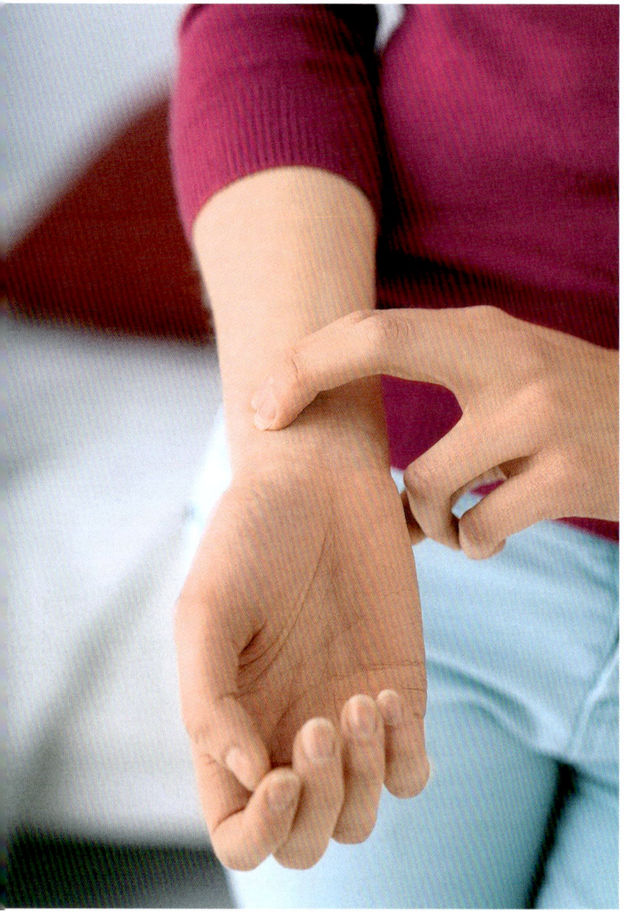

Am Handgelenk lässt sich der sogenannte Radialis-Puls tasten.

Parasympathikus, das Acetylcholin, betrachtet. Dieser Botenstoff ist sehr schnell, er ist nach nur 0,15 Sekunden an seinem Wirkungsort, dem synaptischen Spalt. Er kann also 0,15 Sekunden nach einer forcierten Aus-Atmung schon wirken – das heißt die Herzfrequenz verlangsamen und uns entsprechend in den Ressourcenaufbau schicken. Da der Prozess, der das Acetylcholin dann schließlich aus dem synaptischen Spalt wieder abbaut, also die Wirkung aufhebt, auch sehr schnell vonstattengeht, kann eine Ansteuerung des Parasympathikus mit nur einem einzigen forcierten Aus-Atemzug den Herzschlag innerhalb eines einzigen Intervalls zwischen zwei Herzschlägen schon messbar verlängern und damit Ressourcen aufbauen. Das heißt, die Aus-Atmung kann die Herzaktion und damit die parasympathisch erholende und ressourcenaufbauende Wirkung auf den ganzen Körper schon mit nur einer Ausatmung positiv verändern.

WIE MAN DIE HERZFREQUENZÄNDERUNG AM PULS TASTET

Wir laden Sie ein, diesen Effekt gleich einmal auszuprobieren: Mit ein wenig Übung ist es über eine Pulstastung möglich, die »respiratorische Arrhythmie« (RSA), also die Veränderung der Herzfrequenz aufgrund der Atmung, zu ertasten. Je jünger die Person ist, bei der Sie das testen wollen, desto wahrscheinlicher ist es, dass es Ihnen gelingt, den Frequenzunterschied von Ein- und Ausatmung zu ertasten. Ideal für eine solche Pulstastung ist ein Jugendlicher, denn bei ihm ist die regulative Tätigkeit von Sympathikus und Parasympathikus besonders aktiv. Diese Aktivität ist direkt messbar mithilfe des Puls-Unterschieds bei der Ein- und Ausatmung (RSA-Test). Sie können das Tasten natürlich auch an sich selbst ausprobieren, besser funktioniert es vermutlich aber an einer anderen Person.

So geht es: Zunächst müssen Sie den Puls finden. Dafür eignen sich zwei Stellen am Körper besonders gut, nämlich die Halsschlagader und die Schlagader am Handgelenk. Beide Pulsorte haben auch einen Namen. Der Pulsort am Hals heißt Carotis-Puls, der Radialis-Puls befindet sich am Handgelenk. Vielleicht erinnern Sie sich an

Ihren letzten Erste-Hilfe-Kurs, da haben Sie mit Sicherheit das Finden des Pulses geübt. Wenn Sie den Puls gefunden haben, lassen Sie die Person kräftig einatmen und anschließend kräftig ausatmen. Das sollte langsam stattfinden und mehrmals wiederholt werden. Ideal sind etwa sechs Atemzüge pro Minute, also jeweils mit einer Dauer von etwa zehn Sekunden insgesamt pro Ein- und Ausatmung. Am Ende der Ein- bzw. Ausatmung kann für eine kurze Zeit die Luft angehalten werden.
Wenn Sie einige Übung im Tasten bekommen haben, dann können Sie den Unterschied erkennen. Bei der Einatmung wird der Herzschlag schneller, bei der Ausatmung langsamer.

Puls-Messgeräte

Es gibt natürlich auch technische Geräte, mit denen sich der Pulsschlag messen lässt:

- **Pulsuhr:** Eine Pulsuhr trägt man am Handgelenk. Mittels Lichtstrahl wird der Blutdurchfluss in den kleinsten Hautarterien, den Kapillaren, am Handgelenk optisch gemessen. Ein Lichtstrahl wird in die Haut geschickt und dieser wird vom schneller (Systole – Herzschlag) oder langsamer (Diastole – Herzentspannung) fließenden Blut entsprechend schneller oder langsamer abgelenkt. Das rote Blut reflektiert die roten Anteile des Lichtes. Aufgrund der Schwankungen dieser Reflexion beim Durchlauf der Pulswelle kann die Herzfrequenz bestimmt werden.
Meist genauer sind die Uhren, die zum Messen der Herzfrequenz zusätzlich einen Brustgurt verwenden. Es gibt auch Fitness-Uhren oder -Armbänder, die zum Teil noch viel mehr Messwerte aufzeichnen, wie zum Beispiel Schritte oder unterschiedlichste andere Aktivitäten. Damit lassen sich z. B. auch Trainingserfolge dokumentieren.
- **Pulsoximeter:** Dieses Gerät clipt man einfach an einen Finger und das Gerät misst die Sauerstoffsättigung im Blut, indem mithilfe eines Lichtstrahls die Helligkeit des Blutes gemessen wird. Helles Blut enthält mehr Sauerstoff als dunkles Blut. Zusätzlich wird die Herzfrequenz gemessen.

Mit solchen Helfern ist es auf technische Art auch relativ leicht möglich, die beschriebene respiratorische Arrhythmie (RSA) darzustellen. Beispiele sehen Sie auf Seite 70.

Mit dem Pulsoximeter können Sie auch selbst am Finger die Herzfrequenz messen.

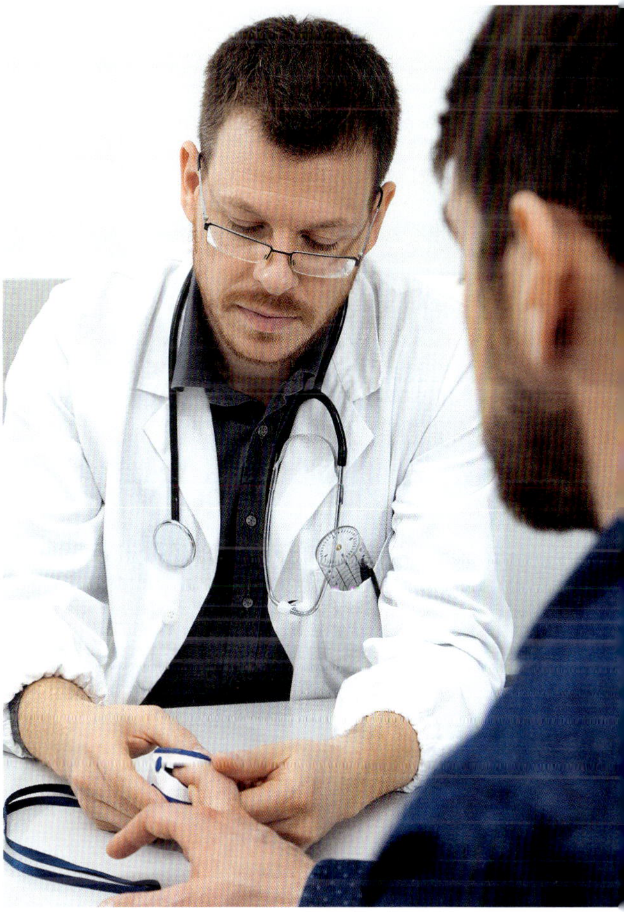

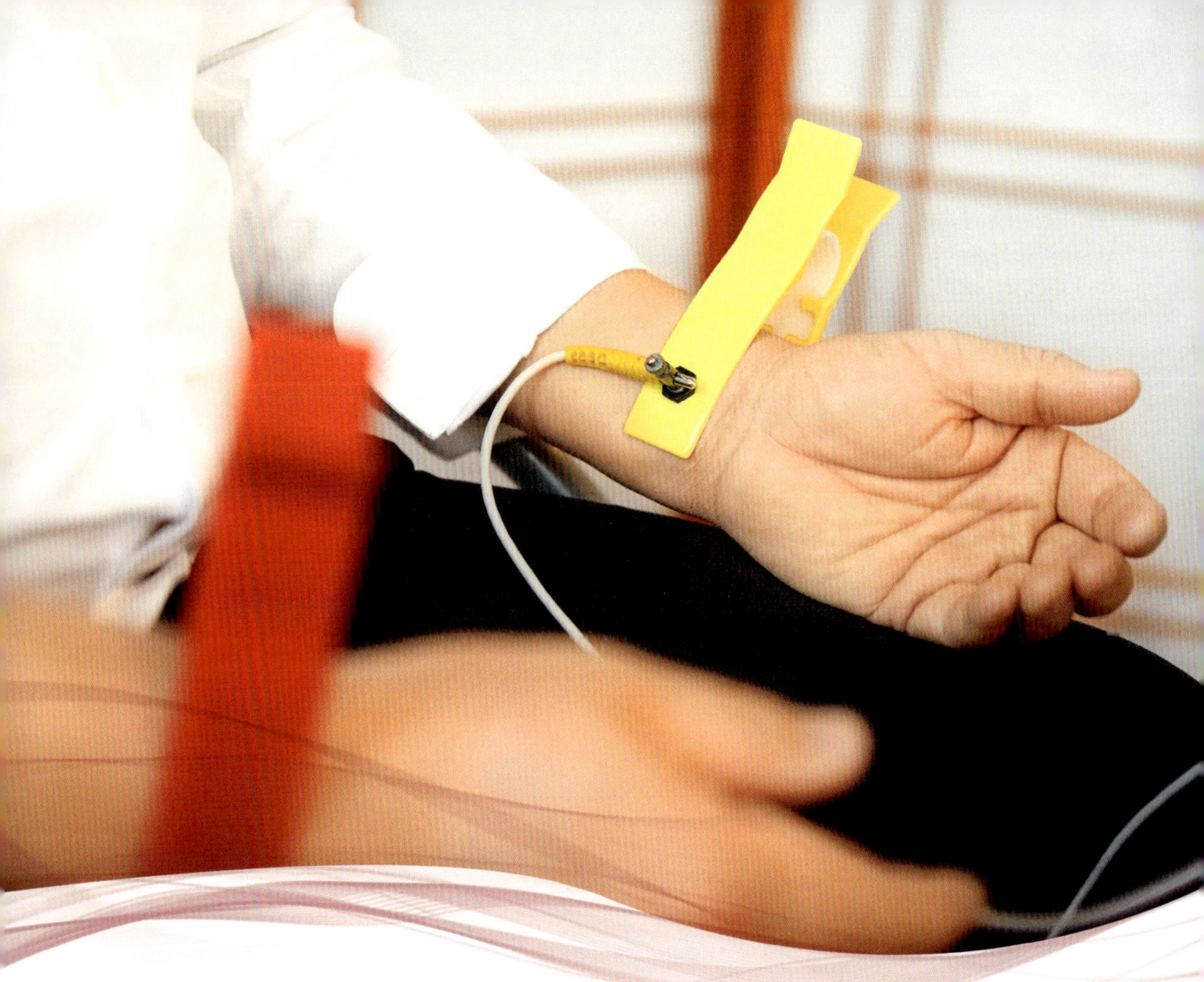

DIE MESSUNG DER HERZRATEN-VARIABILITÄT

Sie wissen nun, dass die Regulationsvorgänge, die im Organismus stattfinden, messbar sind. Die respiratorische Arrhythmie, über die Sie auf Seite 52 gelesen haben, ist ein Effekt von vielen gleichzeitig ablaufenden Steuerungsvorgängen. In diesem Kapitel möchten wir Ihnen eine geniale, aber natürlich etwas aufwendigere Messtechnik vorstellen, womit alles bisher Beschriebene gemessen und viel genauer optisch dargestellt werden kann. Die Technik dazu ist die Messung der Herzraten-Variabilität, kurz HRV genannt. Unter Herzraten-Variabilität oder Herzfrequenz-Variabilität (englisch heart rate variability) versteht man die Fähigkeit unseres Körpers, die Abstände zwischen jeweils zwei Herzschlägen zu verändern, das heißt also, die Frequenz des Herzrhythmus zu verändern. Wofür das gut ist, erfahren Sie auf Seite 64.

Zur Messung der Herzraten-Variabilität werden verschiedene technische Geräte eingesetzt, die in Größe, Messdauer und Darstellungsart variieren.

INTUITIVE REGULATION DER HERZRATE

Eine einfache, handliche und im Alltag leicht anwendbare Variante eines HRV-Gerätes ist zum Beispiel der Qiu, ein kleines Kurzzeit-HRV-Messgerät. Eine Abbildung davon sehen Sie zum Beispiel auf Seite 95. Der Qiu ermöglicht uns in der Praxis folgenden Test: Der Patient berichtet von seiner gesundheitlichen Situation. Wir möchten wissen, wie gut seine vegetativen Anteile Sympathikus und Parasympathikus miteinander regulieren – das heißt, ob sie im Team miteinander arbeiten oder ob sie das nicht optimal tun. Dazu drücken wir dem Patienten den Qiu in die Hand. In unserem Vorwort auf Seite 5 war schon die Rede von ihm. Nach einigen Sekunden der Messung kann man am Qiu ablesen, wie gut bei diesem Patienten das »Auf und Ab« der Regulation funktioniert. Das geht ganz einfach. Wenn der Patient während der Messung in einer für ihn günstigen Regulation ist, er also eine gute HRV hat, dann nimmt das kleine Gerät eine grüne Farbe an. Wenn er aber in einer ungünstigen regulativen Situation, also in einem eher starren regulativen Zustand steckt, dann nimmt der Qiu die Farbe Rot an.
Stellen wir nun fest, dass der Patient keine gute Regulation zeigt, bitten wir ihn, das zu ändern. Das Erstaunliche dabei ist: Die meisten Menschen können sich ganz von allein, ohne Anleitung, in eine gute Regulation bringen. Auch in der Praxis geben wir bei diesem Test keine Anleitung, und trotzdem können die Patienten quasi SOFORT die Situation messbar verbessern. Direkt vor ihren Augen wird der Qiu grün.
Erstaunlich, oder?

Eine optimale Gesundheitssteuerung anstoßen

Doch wie machen diese Menschen das? Es ist eigentlich ganz einfach: Sie erinnern sich in diesem Moment an die Regulatoren und finden so den Zugang zu Sympathikus und Parasympathikus. Intuitiv steuern sie diese beiden nun gezielt an, weil ihnen das Gerät eine Rückmeldung mittels der Farbe gibt. Diese Methode nennt man »Biofeedback« (normalerweise unbewusst ablaufende Körperfunktionen können durch Rückmeldung (= Feedback) mit technischen Hilfsmitteln erfahrbar gemacht werden). Der Patient lernt mithilfe dieser Rückmeldung des momentanen Ist-Zustands, bestimmte Funktionsweisen seines Körpers besser zu steuern. Jeder von uns ist also in der Lage, innerhalb von wenigen Sekunden eine optimale Gesundheitssteuerung anzustoßen – ganz einfach über das Ansteuern des richtigen »Pedals« im vegetativen Nervensystem.
Die Aufforderung an den Patienten, die Farbe des Qiu grün zu machen, hat in den meisten Fällen den Effekt, dass er unbewusst seine Atmung verändert. Ohne es wahrzunehmen oder zu wissen, steuert er damit seine parasympathische Bremse an. Das alles läuft innerhalb von unvorstellbar kurzen 0,15 Sekunden ab – das ist die Zeitspanne, die das Acetylcholin, der Botenstoff des Parasympathikus, braucht, um das Signal im synaptischen Spalt (siehe Abbildung Seite 53) zu übertragen. Es reicht also oft schon eine kurze Zeitspanne der vegetativ günsti-

gen Regulation, um alle Systeme für einen Moment auf Erholung und damit Ressourcenaufbau zu schalten – und somit die Farbe des Qiu nach Grün zu ändern. In dieser kurzen Zeitspanne laufen also für die Gesundheit wertvolle Steuerungssignale ab, die wir so messen können.

Die meisten von uns, und natürlich entsprechend auch der oben genannte Patient, befinden sich im modernen Alltag meistens in einer angespannten, also vom Sympathikus überlagerten vegetativen Situation – im schlimmsten Fall sind wir gestresst, was nichts anderes heißt, als dass wir eine Daueraktivierung des Sympathikus erleben. Dafür sorgt unser modernes Leben mit allem, was es uns abverlangt. In der Regel können wir beim oben genannten Praxistest gute HRV zwar schnell »herstellen«, aber leider zunächst erst einmal nicht lange aufrechterhalten. Die Messung wird in der Regel schnell wieder schlechtere Werte zeigen – der Parasympathikus wird also schnell wieder vom Sympathikus überlagert, die Farbe wird wieder rot.

Die gute Nachricht: Die Fähigkeit, aktiv in die regulativen Vorgänge einzugreifen und den Parasympathikus damit zu stärken, kann trainiert und enorm gestärkt werden. Dadurch können Sie jederzeit den Zugang zu ihr finden und sie dann unmittelbar im Alltag gegen die Auswirkungen der persönlichen »Säbelzahntiger« einsetzen. Sie können also mit einer Fähigkeit, die Sie nur einfach aus sich heraus abrufen müssen, anhaltend Ihren Gesundheitszustand optimieren. Und das immer genau dann, wenn Sie es am dringendsten brauchen. Wie das geht, erfahren Sie ab Seite 117.

Besonders leicht tun sich dabei Sportler und Menschen, die sich schon mal mit Entspannungstechniken beschäftigt haben.

Erfolg durch innere Haltung

Es gibt Menschen, die beherrschen diese optimierte Steuerung, also das bewusste oder intuitive Ansteuern des Parasympathikus, besser als andere. Im Coaching von Führungskräften fällt zum Beispiel auf, dass gerade die beruflich besonders Erfolgreichen, die viel Verantwortung und Termindruck haben, von diesen stressigen Einflussfaktoren oft sogar noch beflügelt werden, statt sich davon beeinträchtigen zu lassen. Es scheint also so zu sein, dass diese Führungskräfte »stressige« Momente im Arbeitsleben eher im Sinn von positiver Herausforderung und auch positiver erfolgreicher Meisterung der Herausforderung sehen und damit im Gehirn als Erfolg und als positiv »verbuchen«. Der Anstrengung der Herausforderung folgt die Entspannung durch den Erfolg – auch in kleinen Schritten. Das ist ein Wechselspiel zwischen Sympathikus und Parasympathikus.

Diese für das vegetative Nervensystem günstige Sichtweise der Arbeitsbelastung entspringt einer »inneren Haltung«. Sie ermöglicht, sich als »Gestalter« des Arbeitsalltags zu sehen und eben nicht als »Opfer« der Arbeitsbelastung. Wer diese Haltung verinnerlicht hat, liefert oft eine besonders gute HRV-Messung ab, trotz des hohen beruflichen Arbeitspensums.

»Führungskräfte« bezieht sich natürlich nicht nur auf Wirtschaftsunternehmen, gemeint sind z. B. auch die Organisatoren / Organisatorinnen in Familien. Die Organisation einer Familie mit Kindern im Alter von vielleicht zwei und fünf Jahren und dazu noch mit zwei berufstätigen Elternteilen ist Höchstleistung in vollkommener Ausprägung. Und auch hier gibt es diejenigen, die das scheinbar locker hinkriegen, und dieje-

nigen, die energetisch auf der Strecke bleiben. Im Grund ist eine solche Lebenssituation eine der anstrengendsten überhaupt und hier braucht es gute Regulation in besonderem Maß. Zu allen beruflichen und familiären Alltags-Anforderungen kommt nämlich in vielen Fällen auch noch der Schlafmangel dazu, den kleine Kinder verursachen. Dann wird es noch viel enger für den Parasympathikus (siehe dazu auch ab Seite 129).
Es ist also nicht unbedingt nur die Menge der Anforderungen, die uns körperlich und gesundheitlich zusetzt. Vielmehr entscheidet die Fähigkeit, wie wir damit umgehen, darüber, ob wir von den Anforderungen krank werden oder nicht.
Manchmal passieren im Zusammenhang mit gutem oder weniger gutem Umgang mit unseren stressigen Situationen auch verblüffende Dinge. Manchmal entstehen sogar Missverständnisse. Vielleicht ist Ihr eigener Chef eine solche Person, die mit Stress und den Regulatoren hervorragend umgehen kann. Auf seine Mitarbeiter macht er aber womöglich den Eindruck, dass ihn alles kaltlässt. Möglicherweise denkt also ein Mitarbeiter, der selbst eher emotional auf bestimmte Reizthemen an seinem Arbeitsplatz reagiert, seinem Chef sei alles egal, weil sich dieser seine Emotionen nicht ansehen lässt. Womöglich stimmt das aber gar nicht – es ist ihm nicht egal. Womöglich kann der Chef eben einfach nur mit seinem vegetativen Nervensystem für sich selbst optimal ressourcenschonend umgehen und trotzdem (oder genau deswegen) einen erfolgreichen Job machen.
Erinnern wir uns an unser kleines, nettes Auto in Kapitel 1. Beide Fahrer möchten gern zügig von A nach B kommen. Beide haben technisch dieselben Voraussetzungen in ihren schlauen Autos. Beide kommen in der Regel nur wenig zeitversetzt in B, ihrem Zielort, an. Der Unterschied zwischen den beiden: Der dynamische Raser ist völlig fertig, »pfeift also auf dem letzten Loch« und hat bei der Fahrt viel mehr Energie verbraucht und obendrein Bremsen und Reifen stärker verschlissen – also entsprechend enorm Ressourcen verloren. Im Gegensatz dazu ist der schlaue Regulierer mit nur wenig bis gar keinem Energieverlust am selben Punkt angekommen, denn erstens kennt er seine regulative Ebene gut, zweitens weiß er, wie man sie bedient, und drittens weiß er, wie man Ressourcen schont und wieder aufbaut! Und vielleicht hat er unterwegs sogar Spaß an seinem Fahren gehabt. Nur: Wer hier energetisch der Erfolgreichere ist von den beiden, liegt auf der Hand!
Ob uns und unserer Gesundheit eine Situation zusetzt oder nicht, hängt also ganz entscheidend davon ab, wie wir mit unseren Steuerungsmöglichkeiten und unseren Ressourcen umgehen. Das Spannende ist: Jeder von uns hat hier alles an Bord, was er für eine gelingende Gesundheit braucht! Und noch spannender ist: Alle diese wertvollen »Werkzeuge« sind ausschließlich dafür gemacht, uns gesund zu erhalten und damit entsprechend unser Überleben zu sichern. Wir müssen sie nur einsetzen. Ob wir dies tun und wie wir dies tun und wie gut es uns gelingt, hängt ganz entscheidend von unserer inneren Haltung ab (siehe dazu mehr ab Seite 94).

WAS WIRD BEI DER HERZRATEN-VARIABILITÄT GEMESSEN?

Wir nehmen unseren Herzschlag wahr als etwas Regelmäßiges, immer Wiederkehren-

des – ein Leben lang. Ein Ruhepuls von ca. 60 bis 80 Schlägen pro Minute gilt als normal. Bei körperlicher Anstrengung kann der Herzschlag deutlich höher liegen.
Wollen wir Ärzte wissen, wie es dem Herzen eines Patienten organisch geht, dann schreiben wir ein Elektrokardiogramm (EKG). In diesem EKG werden elektrische Stromrichtungen gemessen und aufgezeichnet, die im Herz selbst entstehen und über spezielle

Normale EKG-Aufzeichnung mit regelmäßig aufeinanderfolgenden Herzschlägen.

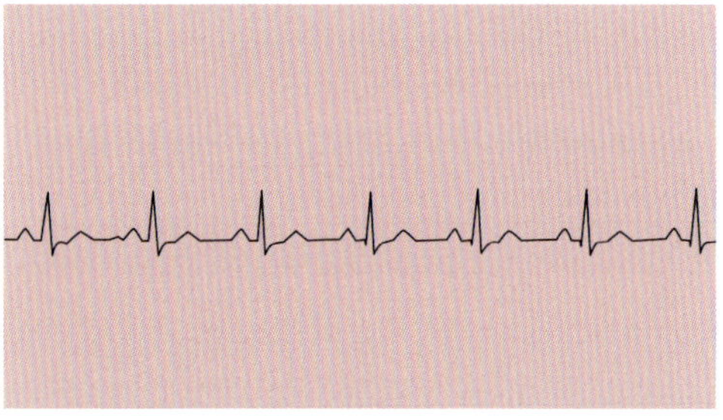

Gesundes Herz: regelmäßige Herzschläge, die zeitliche Abfolge variiert.

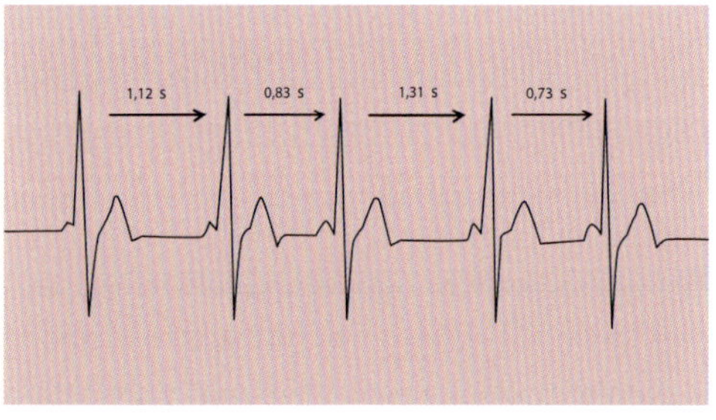

Einfluss der Atmung: Beim Einatmen schlägt das Herz schneller, beim Ausatmen langsamer.

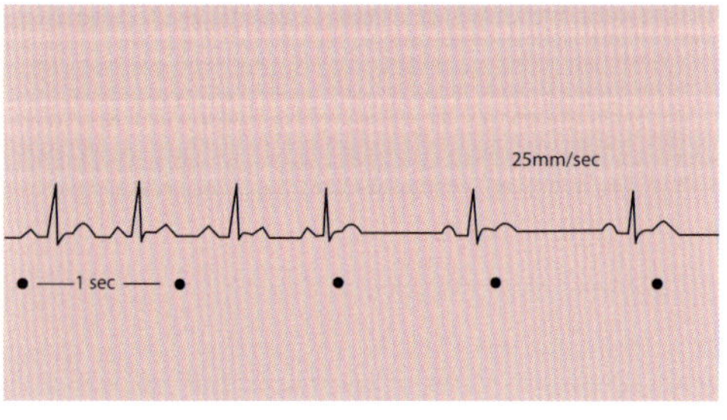

Zellen und Bahnen über den Herzmuskel weitergeleitet werden. Die Technik des EKGs ist derart angelegt, dass man durch viele Ableitungspunkte am Brustkorb sowie an Armen und Beinen die Herzfunktion fast aus jeder Richtung erfassen kann. Man kann also, ähnlich wie bei einem 3-D-Scan, fast einmal ums Herz herumschauen. Durch die aufgezeichneten Stromrichtungen ist es nun möglich, zu erkennen, ob der Herzmuskel an irgendeiner Stelle am Herzen eine ungewöhnliche elektrische Reizleitung hat. Die Strombewegungen am Herzen lassen dann Rückschlüsse auf den organischen Zustand des Herzmuskels zu.
Die Technik des EKGs in seiner ursprünglichen Form gibt es schon seit mehr als 80 Jahren. Seit dieser Zeit ist es also möglich, eine genaue Beurteilung der rhythmischen Herztätigkeit und des organischen Zustands des Herzmuskels vorzunehmen. Eine EKG-Aufzeichnung wird genau vermessen mithilfe eines EKG-Lineals, das millimetergenau alle Zacken, Wellen und Abstände vermisst. Heute machen die modernen EKG-Geräte das natürlich fast schon selbstständig (siehe Abbildung links oben). Wie man sehen kann, kommen die Herzschläge regelmäßig und das aufgezeichnete Bild wirkt ruhig und rhythmisch.

Variationen von Herzschlag zu Herzschlag

Schon an den frühen EKG-Aufzeichnungen hatte man eine bemerkenswerte Beobachtung gemacht: Die Herzschläge in einem gesunden Herzen sind zwar regelmäßig, aber gleichzeitig findet sich in dieser Regelmäßigkeit eine stetige Veränderung: Von Herzschlag zu Herzschlag variieren die Abstände zwischen den Herzschlägen um mal mehr

INFO

YIN UND YANG

Yin und Yang sind zwei Begriffe aus der chinesischen Philosophie. Sie stehen für zwei scheinbar gegensätzlich gerichtete Kräfte, die sich in ihrer Wirkung aber ergänzen.
Das Symbol, das wir mit Yin und Yang verbinden, die Monade, spiegelt in seiner Form diese Bedeutung wider. Es ist eine runde und fließende Form, die scheinbar zwei getrennte Hälften hat. Die schwarze Hälfte steht für Yin und verkörpert dunkel, weich, kalt, weiblich, passiv, Ruhe. Die weiße Hälfte steht für Yang und verkörpert hell, hart, heiß, männlich, aktiv, Bewegung. Betrachtet man das Symbol genauer, stellt man fest, dass man – egal, von wo aus man hinsieht – durch den jeweils entgegengesetzt farbigen Punkt in jedem Yin- oder Yang-Aspekt, immer auch den Gegenpol mit dabei hat.
Yin und Yang sind keine festen und starren Größen. Jeder Zustand hat immer einen Yin- und einen Yang-Aspekt. In den fließenden Übergängen kommt es vor, dass mal Yin und mal Yang führt. Insgesamt kommt es aber auf ein ausgeglichenes Verhältnis zwischen beiden an. Befinden sich beide Aspekte im Gleichgewicht, können die Energien ungehindert fließen, etwas Neues und Ganzes entsteht.
Alles, was Kraft aufnimmt und sammelt, gehört zum Prinzip Yin. Yang dagegen geht nach außen, verbraucht Energie und neigt dazu, sich zu erschöpfen. Yin und Yang finden im Modell der vegetativen Regulation und in deren Messbarkeit und Aussagefähigkeit über den gesunden oder kranken Menschen genau ihre Entsprechung in der sympathischen und parasympathischen Regulation.

und mal weniger Millisekunden. An der EKG-Kurve in der mittleren Abbildung auf Seite 60 kann man dieses Phänomen gut erkennen, denn die zeitlichen Abstände in Sekunden zwischen den hohen Zacken variieren. Eine solche Darstellung des EKGs könnte eine »respiratorische Arrhythmie« (RSA) zeigen, wie wir sie auf Seite 52 schon beschrieben haben.
Dass sich die Atmung messbar auf die Herzfrequenz auswirkt, ist in der EKG-Aufzeichnung auf Seite 60, untere Abbildung, ersichtlich. Links in diesem Bild folgen die Herzschläge zeitlich kurz aufeinander, hier wurde eingeatmet. In der Mitte des Bildes sind die Abstände zwischen den Herzschlägen größer, hier wurde ausgeatmet. Am Ende der Messreihe werden die Abstände wieder kürzer, hier wurde wieder eingeatmet. Man kann also direkt am Puls bzw. am EKG erkennen, dass etwas passiert, was unser Herz veranlasst, mal den nächsten Herzschlag schneller kommen zu lassen und mal weniger schnell.
Diesem Phänomen wollte man auf den Grund gehen. Beim Vergleich der Menschen

und ihrer EKGs mit ihrem Gesundheitszustand war bald klar, dass nicht die Menschen besonders herzgesund sind, die immer den gleichen Abstand zwischen den Herzaktionen haben. Erstaunlicherweise ist es genau andersherum. Die Personen, die die größte Vielfalt oder »Variabilität« der Herzschlag-Abstände aufweisen, sind nicht nur am herzgesündesten, sondern sie sind überhaupt am gesündesten.

Diese Entdeckung ist aber gar nicht so neu, wie man glauben könnte, sondern sie ist schon seit weit über 3000 Jahren in der Traditionellen Chinesischen Medizin (TCM) bekannt. Ein Teil der TCM ist die Pulsdiagnostik. Diese ist in einer guten TCM-Behandlung ein Muss und findet immer auf die gleiche standardisierte Weise statt. Mit drei Fingern misst der chinesische Arzt die Pulswelle des Radialis-Pulses am Handgelenk des Patienten, das auf einem Kissen liegt. Anhand von Frequenz, Stärke, Dauer, Amplitude und natürlich auch anhand der Abstände von Herzschlag zu Herzschlag beurteilt der TCM-Arzt den Gesundheitszustand des Patienten.

300 n. Chr. stellte der chinesische Arzt Wang Shu-He fest: »Wenn der Herzschlag so regelmäßig wie das Klopfen des Spechtes oder des Regentropfens auf dem Dach wird, dann wird der Patient innerhalb von vier Tagen sterben.«

Die enorme Bedeutung der Pulsdiagnostik bei einer über 3000 Jahre alten traditionellen Medizin ist umso erstaunlicher, wenn man bedenkt, dass man zur Zeit der Entstehung dieser Medizin wenig bis gar keine Informationen über die Funktionsweise des menschlichen Körpers hatte. Zumindest nicht die modernen wissenschaftlichen Methoden, auf die unsere heutige Medizin aufbaut. Das traditionelle chinesische Modell über den Menschen und seine Gesundheit basiert auf vollkommen anderen Annahmen und Zusammenhängen. Und trotzdem: Über die Pulsdiagnose kann der traditionell chinesische Arzt eine Aussage über den grundsätzlichen Gesundheitszustand des Patienten machen.

WIE WIRD DIE HERZRATEN-VARIABILITÄT (HRV) GEMESSEN?

Nachdem erkannt worden war, wie groß offensichtlich die Bedeutung dieser Variabilität für unser vegetatives Nervensystem und damit für unsere Gesundheit ist, entwickelte die Technik folgerichtig Geräte, die diese Herzraten-Variabilität messen und auswerten können. Die Geräte wurden zunächst in der Geburtshilfe eingesetzt. Jede Frau, die schon mal ein Kind geboren hat, und natürlich jeder Papa, der schon mal dabei war, kennt die Aufzeichnung des Cardiotokogramms (CTG), die während der Geburt mitläuft. Hier wird die Herzfrequenz des Ungeborenen zusammen mit der Wehentätigkeit der Mutter aufgezeichnet. Bei der Aufzeichnung der Herztätigkeit handelt es sich um eine Messung der Herzraten-Variabilität. Das bedeutet, es werden beim CTG nicht »nur« die Herzschläge an sich aufgezeichnet, sondern auch alle Abstände zwischen den einzelnen Herzschlägen des Ungeborenen, und diese Abstände werden interpretiert. Da die Wehentätigkeit während einer Geburt das vegetative Nervensystem des Kindes in Stress versetzt und das auch immer Auswirkungen auf die Herzfrequenz des Kindes hat, kann man über die Messung der HRV des Kindes Rückschlüsse darauf ziehen, wie es ihm im Mutterleib während

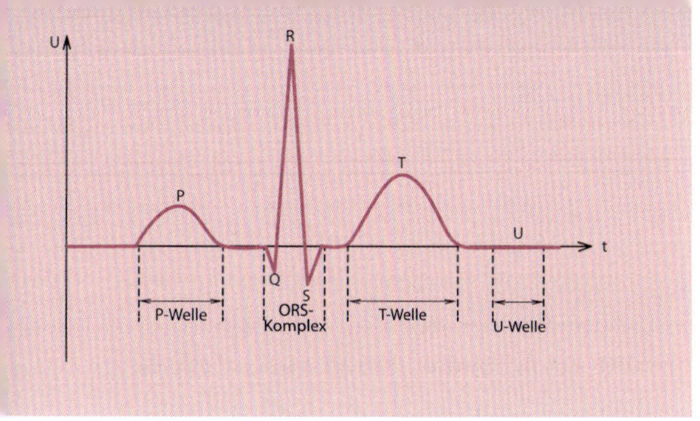

EKG-Aufzeichnung eines Herzschlags mit Benennung der Zacken und Wellen.

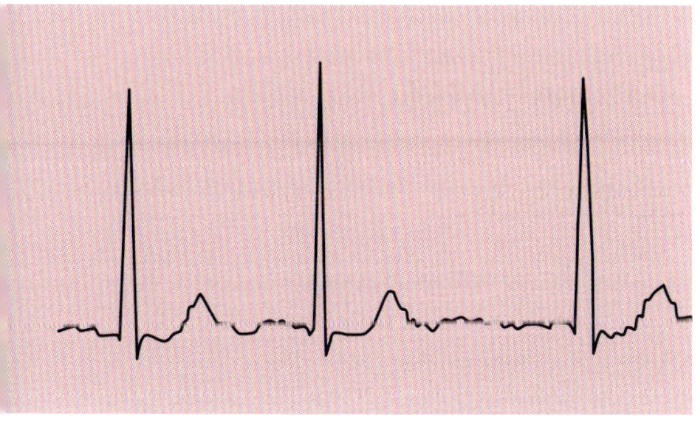

Drei aufeinanderfolgende Herzschläge: Die Abstände dazwischen variieren deutlich.

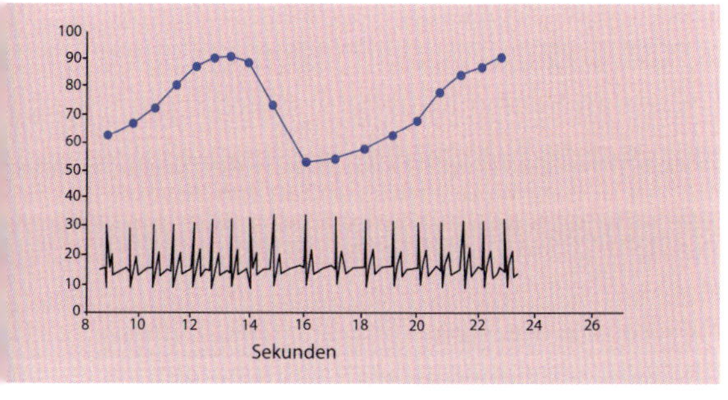

Einfluss der Atmung: Beim Einatmen schlägt das Herz schneller, beim Ausatmen langsamer.

des Geburtsvorgangs geht. Sollte sich also die Herzraten-Variabilität des Ungeborenen verschlechtern, können schnell Maßnahmen ergriffen werden, um diese Situation zu verbessern oder aber auch, falls notwendig, den Geburtsvorgang zu beschleunigen. Eine solche Maßnahme kann zum Beispiel sein, die Frau zu bitten, sich auf die andere Seite zu drehen. So kann sich der »Stress« fürs Kind schon reduzieren.

Was ist auf der HRV-Aufzeichnung zu sehen?

Auf der Abbildung links oben sehen Sie die EKG-Aufzeichnung eines einzelnen Herzschlags mit seinen Zacken und Wellen. Aus der Beschriftung können Sie erkennen, wie man diese Zacken und Wellen nennt.
Die mittlere Abbildung links zeigt drei aufeinanderfolgende Herzschläge, die mithilfe eines EKGs aufgezeichnet wurden. Die großen R-Zacken stehen für einen Herzschlag. Schon bei diesen drei Herzschlägen erkennt man die unterschiedlichen Abstände zwischen den einzelnen Herzschlägen.
Bei einer Kurzzeit-HRV-Messung werden bis zu 15 Minuten lang die Herzschläge und dementsprechend die Abstände zwischen den R-Zacken aufgezeichnet, also ca. 60 bis 1000 Abstände. Bei einer 24-Stunden-Messung werden 24 Stunden lang die Abstände zwischen diesen R-Zacken gemessen.
Werden mehrere Herzschläge aufgezeichnet (in der unteren Abbildung links sind es 18), können Sie bei den R-zu-R-Abständen sehen, dass sie mal kleiner, mal größer sind. Die darüber befindliche Kurve gibt die zugehörige Herzrate an. Sind die Abstände zwischen den R-Zacken klein, steigt die Herzrate an (linke Seite des Bildes), denn ein Herzschlag folgt schnell auf den nächsten. Das entspricht der Sympathikus-Wirkung. In der Mitte des Bildes verlängern sich die Abstände zwischen den R-Zacken, da ein Herzschlag langsamer auf den nächsten folgt, die Herzrate wird niedriger. Das entspricht der Parasympathikus-Wirkung. Schließlich verkürzen sich die Abstände zwischen den Herzschlägen wieder, die Herzrate geht entsprechend nach oben.
Das Auf und Ab dieser Herzrate innerhalb der gemessenen Zeit entspricht der Herzra-

ten-Variabilität. Diese ist ein gutes Maß, um die Regulationsfähigkeit eines Menschen zu beurteilen, denn diese Veränderungen sagen uns, dass Parasympathikus und Sympathikus miteinander gut regulieren. Je besser diese Regulationsfähigkeit ausgeprägt ist, also je besser die HRV ist, desto anpassungsfähiger und gesünder ist der Mensch.

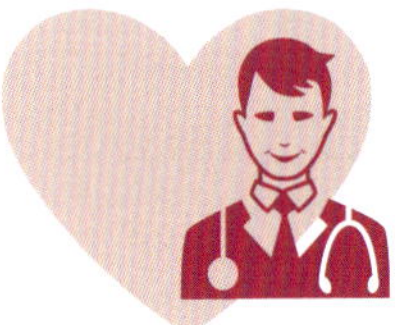

Dr. med. Parasympathikus kommt zu Wort

Liebe Leserin, lieber Leser dieses schönen Buches,
da bin ich wieder. Hoffentlich hat Sie das alles bisher nicht zu sehr verwirrt! Für mich ist das sonnenklar. Alles, was meine beiden Autoren hier über Ihren Herzschlag und Ihre Herzrate geschrieben haben, lässt sich eigentlich ganz leicht zusammenfassen:
Mein Kollege und ich arbeiten grundsätzlich hervorragend zusammen, was man an Ihrer Herzrate sehen und sogar messen kann. Arbeitet Herr Sympathikus mehr als ich, dann haben Sie eine höhere Herzrate. Gelingt es mir, ihn ein wenig einzubremsen, dann haben Sie eine niedrigere Herzrate. Und immer dann, wenn man in dieser Herzratenmessung mal eine hohe und mal eine niedrige Herzrate messtechnisch feststellen kann, also die Variabilität der Herzrate groß ist, dann bedeutet das, dass tatsächlich auch mal er und mal ich am Zug ist. Das ist hervorragende Regulation – das ist das Beste für Ihre Anpassungsfähigkeit und damit eben auch das Beste für Ihr »Überleben«.
Eigentlich ist es ganz einfach. Es geht um die Variabilität – um die Anpassungsfähigkeit. Aber das lesen Sie gleich noch viel genauer im folgenden Text.

WELCHEN SINN HAT DIE VARIABILITÄT?

Warum sind nun die gesündesten körperlichen Situationen die mit den variabelsten Abständen zwischen zwei Herzschlägen? Die Antwort dazu liegt in all dem, was Sie schon im ersten Kapitel gelesen haben. Es geht mal wieder um die Anpassungsfähigkeit – um die Regulation – und damit um den unbedingten »Willen« des Organismus zu überleben. Ein gesunder Organismus, der perfekt reguliert, stellt dem System Mensch in jeder Millisekunde genau die Energie und die Ressourcen bereit, die es exakt in dem Moment benötigt. Die Bereitstellung von Energie und Ressourcen, die tatsächlich benötigt werden, sichert perfekt das Überleben des Organismus in jeder Situation. Würde dagegen dem Organismus in jeder Situation immer die gleiche definierte Menge an Energie und Ressourcen zur Verfügung gestellt, wäre in Ruhephasen viel zu viel davon da und in den Phasen der »Säbelzahntiger« viel zu wenig. Auf lange Sicht wäre das alles andere als ideal zum Überleben.
Für das vegetative Nervensystem mit Sympathikus und Parasympathikus bedeutet das, dass das Gaspedal (Sympathikus) immerzu damit beschäftigt ist, dem Körper für seinen Stoffwechsel und alle anderen Vorgänge Energie zur Verfügung zu stellen, während das Bremspedal (Parasympathikus) ständig das Signal gibt: »Nicht so schnell – bitte erst mal Erholung, sonst gehen uns die Ressourcen aus.« Diese beiden regulativen Vorgänge laufen tatsächlich gleichzeitig ab. Parasympathikus und Sympathikus sind also im besten Fall ein Team, das Hand in Hand arbeitet und die Tätigkeit des jeweils anderen unterstützt. Doch warum reguliert der Parasympathikus alles mit der Bremse

INFO

WIE WICHTIG IST GUTER SCHLAF?

Der Schlaf ist das anschaulichste Beispiel für eine Situation des Ressourcenaufbaus. Im gesunden Schlaf überwiegt die parasympathische Regulation. Alle Systeme werden beim Schlafen sozusagen an die Quelle des Ressourcenaufbaus, an den Parasympathikus, angedockt – man kann fast sagen: an die Steckdose. Ein erholsamer Schlaf ist eine der wichtigsten Voraussetzungen für eine gesunde vegetative Situation. Umgekehrt ist aber leider ein gestörter Schlaf auf Dauer sehr ungünstig für unsere Gesundheit.

herunter, wenn der Sympathikus zeitgleich gerade dem System Power zur Verfügung stellt, was er ja muss, um alle Funktionen aufrechtzuerhalten? Das tut er, damit die Energie-Versorgung aller Vorgänge durch den Sympathikus nicht zur Energie-Verschwendung wird und damit genügend Ressourcen für die Zellerneuerung zur Verfügung stehen.

Was am Herz passiert

Das vegetative System ist natürlich auch für die Arbeit unseres Herzens außerordentlich wichtig. Dabei arbeitet es wie mit einem Gummiband, das elastisch zwischen Sympathikus und Parasympathikus gespannt ist: Beide sind im besten Fall zur selben Zeit aktiv und sie sind extrem flexibel. Das Gummiband darf nicht reißen und es soll auch nicht schlaff herunterhängen. Der eine Akteur soll den anderen nicht ausschalten, sondern in seiner Tätigkeit unterstützen.
Am Herz gibt es verschiedene Arten von Gewebe, vor allem Muskel- und Nervengewebe. Der Herzmuskel zieht sich auf einen elektrischen Befehl hin zusammen, das Herz schlägt also einmal. Dabei pumpt es aufgrund seiner Konstruktion aus Kammern und »Ventilen«, den Herzklappen, das Blut durch das arterielle Blutgefäßsystem und damit durch die Lunge und durch den gesamten Körper. Der Befehl für das Zusammenziehen des Herzmuskels und damit für die Pumpfunktion nimmt seinen Ausgang in einem speziellen Gewebe, dem sogenannten Sinusknoten. Von dort wird der Befehl elektrisch über bestimmte Schenkel weitergeleitet. Dieser elektrische Impuls wird mal früher und mal später ausgelöst, dadurch kommen die unterschiedlichen Abstände zwischen den Herzschlägen zustande.
Wer aber sagt dem Sinusknoten, in welchen Abständen er diesen Befehl geben soll? Hier kommt das vegetative Nervensystem mit Sympathikus und Parasympathikus ins Spiel. Der Sympathikus sagt dem Sinusknoten »schneller, schneller«, während der Parasympathikus »laaangsaaaamer« sagt. Da beide im Idealfall ein gut eingespieltes Team sind, geben beide genau das Signal an das Herz, das dann exakt die Energie bereitstellt, die den Bedürfnissen des Systems Mensch in diesem Moment regulativ entspricht. Dabei ist der Bedarf natürlich einerseits vom aktuellen Geschehen im Außen zu sehen, also ob wir gerade in einer Notsituation sind – der schnelle Herzschlag stellt uns hierfür die Leistungsfähigkeit zur Verfügung – oder ob wir satt und zufrieden am Lagerfeuer oder eben auf der Couch sitzen und unser

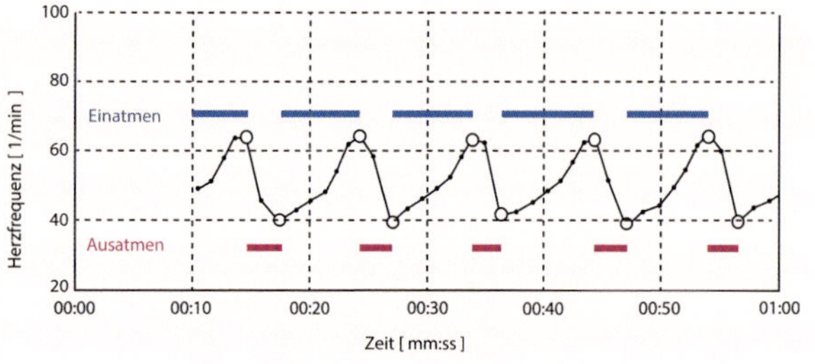

Herzrate eines Gesunden: Beim Einatmen steigt sie an, beim Ausatmen fällt sie ab.

Herz langsam pumpt. Andererseits spielt auch das Geschehen innerhalb unseres Körpers eine Rolle, denn die Atemabhängigkeit des Herzschlags hat auch hier eine Funktion. Sie sorgt dafür, dass die Druckverhältnisse im Brustkorb, die beim Ein- und Ausatmen unterschiedlich sind, mit den Herzschlägen optimal in Einklang kommen. Atmung und Herzschlag sind im Idealfall kohärent (siehe Seite 71). Über die Abstände der einzelnen Herzschläge kann man also indirekt auf die Qualität der Regulationsfähigkeit des Organismus schließen und damit auf die Teamfähigkeit von Sympathikus und Parasympathikus.

- Gibt es sehr unterschiedliche Abstände zwischen den Herzschlägen war überwiegend die sympathische (antreibende) Regulation am Werk, bei einer Vergrößerung der Abstände zwischen zwei Schlägen war überwiegend die parasympathische (bremsende) Regulation am Werk. Gibt es diese mal kleineren und mal größeren Abstände, arbeiten beide Regulatoren hervorragend zusammen – sie regulieren von Herzschlag zu Herzschlag nach den jeweiligen Bedürfnissen.
- Sind die Abstände der einzelnen Herzaktionen jedoch nahezu gleich, dann läuft die vegetative Regulation im Notprogramm – der Herzschlag kommt wie aus einer »Maschine«. Damit kann sich das System Mensch nicht mehr optimal an die aktuellen Erfordernisse anpassen – in diesem Fall spricht man von einer **Regulationsstarre**.

Fazit: Eine beginnende Regulationsstarre zeigt an, dass die Anpassungsfähigkeit gestört ist. Im ungünstigsten Fall liegt bereits eine Krankheit im Anfangsstadium oder sogar schon eine fortgeschrittene Erkrankung vor, auf jeden Fall aber ist das Risiko für weitere ungünstige Entwicklungen erhöht. Eine große Variabilität in den Abständen attestiert dagegen eine hervorragende Gesundheitsregulation (optimale Voraussetzungen fürs Überleben). Die Herzrate ist also eine wertvolle Untersuchung, die uns hilft, die Regulationsfähigkeit abzuschätzen. Doch wir können sie, wie wir gesehen haben, auch dazu einsetzen, die Regulationsfähigkeit aktiv zu trainieren und damit unsere Gesundheit zu stärken und so auch Krankheiten positiv zu beeinflussen. Es läuft immer wieder auf die gleiche Erkenntnis hinaus, die Dr. med. Parasympathikus bereits auf Seite 36 genannt hat: Gesundheit ist kein starrer Zustand. Krankheit ist kein Zufall und genau wie Gesundheit kein starrer Zustand. Ein immens wichtiger Aspekt für Ihre Gesundheit ist Ihre vegetative REGULATION – und in diesem Buch lernen Sie, diese gezielt zu beeinflussen

Einfluss der Atmung auf die Herzraten-Variabilität

Ein wichtiger Reiz für den Sinusknoten, also für das Herz, schneller oder langsamer zu schlagen, ist unsere Atmung. Wie schon auf Seite 61 erklärt, verhält es sich so: Atmen wir kräftig ein, dann schlägt unser Herz schneller. Atmen wir kräftig aus, dann wird der

Herzschlag langsamer. Auf der Abbildung Seite 66 erkennen Sie, was eine Herzrate im Idealfall bei der Ein- und Ausatmung macht und zwar bei einem gesunden, sportlichen, nicht gestressten Patienten. Dazu wird der Patient aufgefordert, in einem vorgegebenen Rhythmus tief ein- und wieder auszuatmen. Man kann erkennen, dass die Herzrate beim Einatmen (blaue Balken) ansteigt auf etwa 65 Schläge pro Minute. Beim Ausatmen (rote Balken) fällt sie wieder ab auf ca. 40 Schläge pro Minute.

Beispiele aus der Praxis

Wollen wir in der Praxis mittels der HRV-Messung wissen, wie gut sich der Parasympathikus durch eine bewusste Atmung aktivieren lässt, also ob das wenig oder womöglich gar nicht mehr der Fall ist, machen wir folgenden Test: Nach einer ersten HRV-Kurzzeit-Messung in der »Normalsituation« erfolgt eine zweite HRV-Messung mit intensiver (Aus-)Atmung über die gesamte Messzeit. Mittels einer solchen Messung kann man sehr gut beurteilen, ob eine Stresserkrankung, also eine Sympathikus-Überregulation, oder sogar eine Regulationsstarre vorliegt, oder andersherum ausgedrückt: ob eine Parasympathikus-Schwäche vorliegt. Bei einem solchen Versuchsaufbau können wir also erkennen, inwieweit Sympathikus und Parasympathikus miteinander arbeiten und auch, wie gut sich unser Dr. med. Parasympathikus durch das forcierte Ausatmen aktivieren lässt.

Wir wollen das an zwei Beispielen aus unserer Praxis verdeutlichen. Bei den Abbildungen handelt es sich um Original-HRV-Messungen, sogenannte Rhythmogramme, aus denen die jeweilige Herzrate und deren Variabilität hervorgeht.

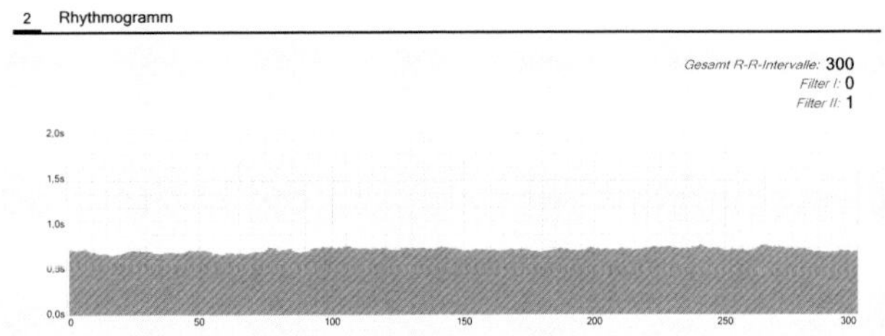

HRV-Kurzzeit-Messung ohne Atemanweisung: flache Wellen – verminderte Regulation.

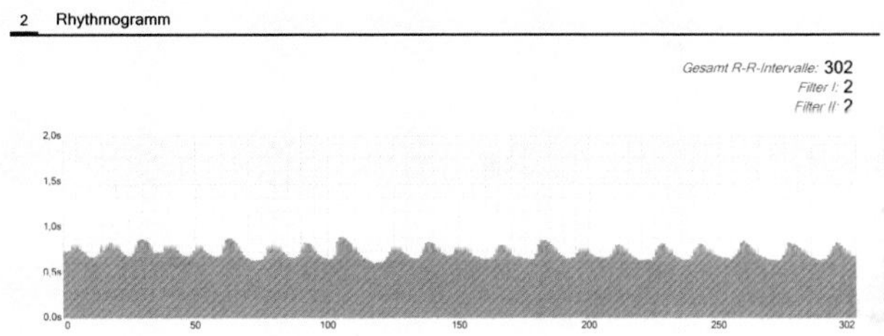

HRV-Kurzzeit-Messung mit Atemanweisung: ausgeprägtere Wellen – bessere Regulation.

Patient 1

Auf den beiden Abbildungen oben sehen Sie die Ergebnisse von zwei HRV-Kurzzeit-Messungen. Die erste Messung (obere Abbildung) wurde gemacht, nachdem sich der Patient zunächst ein paar Minuten an den Messplatz, also an das Zimmer, und an die Messsituation gewöhnt hatte. Die zeitliche Messdauer einer solchen Kurzzeitmessung kann je nach System und von Person zu Person unterschiedlich sein, da manche HRV-Geräte die Messdauer abhängig von der aktuellen Herzfrequenz errechnen. Hat der Patient einen schnellen Puls, ist die Zeitspanne kürzer als bei einem langsamen Puls. Aufgezeichnet wurden bei dem dargestellten HRV-System in der Kurzzeit-Messung 300 Herzschläge.

Man erkennt beim oberen der beiden Bilder auf Seite 67 eine Kurve mit ganz geringen Bewegungen der Messkurve nach oben und unten, also eine Herzrate, die sich wenig verändert innerhalb des gemessenen Zeitraums (oberer Rand des grauen Bereichs) und die nur wenig bis keine Regelmäßigkeit (Ordnung) im Auf und Ab aufweist. Auch die Wellenberge sind nicht ausgeprägt, die Kurve ist eher flach. Vermutlich hat dieser Patient zum Zeitpunkt der Messung eine sehr oberflächliche Atmung und hält vielleicht sogar zwischendrin auch gelegentlich die Luft an. Diese Effekte deuten auf eine verminderte Regulation hin, bedingt durch einen überstark wirkenden Sympathikus. Die zweite Messung (untere Abbildung auf Seite 67) wurde direkt im Anschluss an die erste Messung gemacht. Nun soll der Patient verstärkt aus- und einatmen. Dieses Bild zeigt deutlich, wie sich bei demselben Patienten eine bewusste Atmung auf seine Herzratenmessung auswirkt. Eine sichtbare Regelmäßigkeit im Auf und Ab des oberen Kurvenbereichs zeigt an, dass die Herzraten-Variabilität deutlich zugenommen hat. Die Einatmung drückt auf das Gaspedal (Aufwärtsbewegung der Kurve), die Ausatmung betätigt das Bremspedal (Abwärtsbewegung der Kurve).

Beurteilung: Der Patient hat aktuell eine eingeschränkte vegetative Regulation, denn die erste Messung zeigt wenig Herzraten-Variabilität. Tatsächlich gibt der Patient an, zur Zeit beruflich gestresst zu sein. Offensichtlich hat dies zu dem sympathikotonen Zustand geführt, den wir in der ersten Messung sehen können. Etwas anders ist es bei der zweiten Messung. Unter der forcierten Atmung zeigt sich jetzt durch das Auf und Ab der Herzratenwelle eine deutlich größere Herzraten-Variabilität – Sympathikus und Parasympathikus regulieren also stärker. Mithilfe der tieferen Atmung konnte die Aktivität des Parasympathikus verbessert werden. Dennoch liegt aufgrund der verhältnismäßig kleinen Auf- und Abbewegungen der Herzrate eine gewisse Einschränkung der vegetativen Regulation vor.

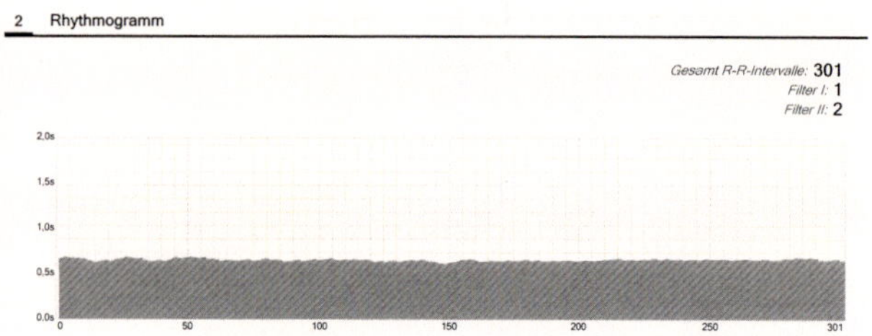

HRV-Kurzzeit-Messung ohne Atemanweisung: flache Wellen – verminderte Regulation.

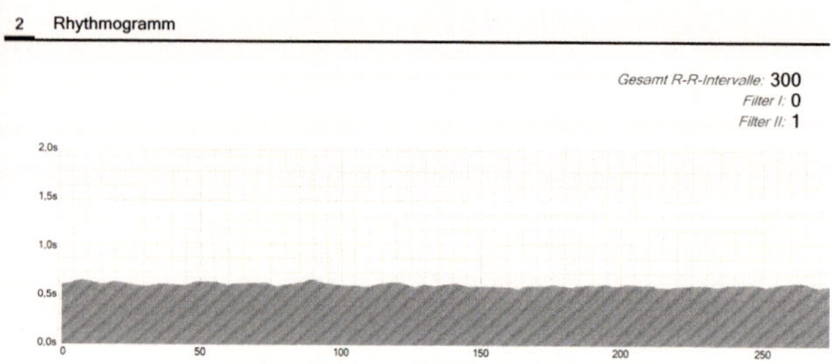

Trotz Atemanweisung bleiben die Wellen flach – schwacher Parasympathikus.

Patientin 2

Deutlich stärker eingeschränkt ist die Regulation bei einer 42-jährigen Patientin, die über einen längeren Zeitraum eine starke Stressbelastung hatte und auch zum Zeitpunkt der Messung noch hat. Hier ist sowohl bei der ersten Messung ohne (siehe obere Abbildung links) als auch bei der zweiten Messung mit forcierter Atmung (siehe untere Abbildung links) wenig bis keine Antwort aus dem vegetativen Nervensystem zu erkennen. Dies weist auf eine starke Einschränkung der Regulation hin, eventuell liegt auch schon eine Regulationsstarre vor. Diese Situation zeigt eine ausgeprägte Schwäche des Parasympathikus und dieser Zustand ist sehr ungünstig für die Gesundheit dieser Patientin.

Der standardisierte RSA-Test (respiratorische Arrhythmie)

In der medizinischen Welt gibt es selbstverständlich standardisierte Verfahren für die Durchführung und die Beurteilung einer HRV-Messung. Um den Einfluss der Atmung auf das vegetative Nervensystem beurteilen zu können, gibt es beispielsweise einen sehr einfachen Test, den RSA-Test. Dieser wird zu den immer gleichen Bedingungen durchgeführt:

- Der Patient sitzt.
- Dauer ist eine Minute.
- Maximale Anzahl sind sechs forcierte Atemzüge pro Minute.

Dabei entstehen Bilder (siehe oben), die aufgrund ihrer Standardisierung dann auch gut vergleichbar sind. Jeder der aufgetragenen Punkte ist ein gemessener R-R-Abstand (siehe Seite 63) – dargestellt ist also die Kurve der Herzrate.

Die Herzfrequenz des Patienten in der oberen Abbildung oben liegt während der ganzen Messung zwischen 60 und 70 Schlägen pro Minute, ändert sich wenig atemsynchron – zeigt also wenig respiratorische Arrhythmie (RSA) und damit wenig Variabilität trotz forcierter Atmung. Im Sinn der Regulation ist das eher ein ungünstiges Ergebnis und weist auf eine Schwäche des Parasympathikus hin. Die Herzfrequenz des Patienten in der unteren Abbildung oben liegt während der Messung zwischen 45 und

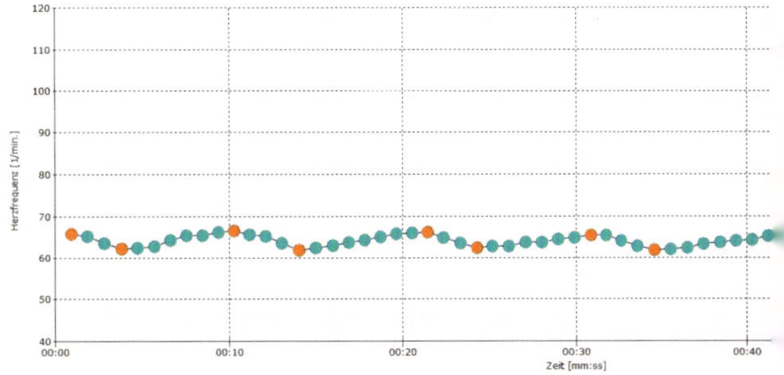

Geringe Variation der Herzfrequenz bei forcierter Atmung: schwacher Parasympathikus.

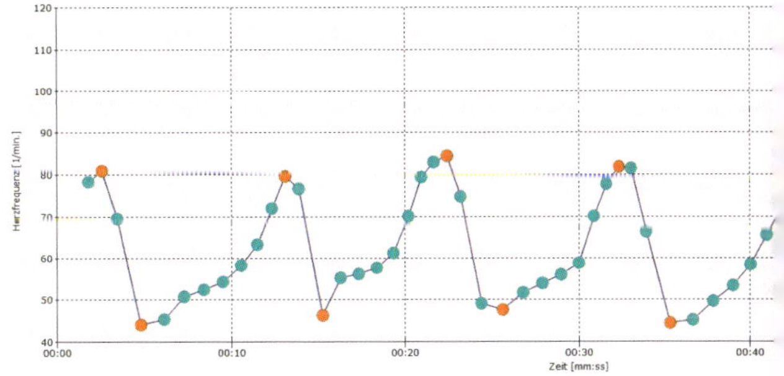

Deutliche Variation der Herzfrequenz bei forcierter Atmung: starker Parasympathikus.

85 Schlägen pro Minute, ändert sich damit deutlich atemsynchron und zeigt so eine sehr aktive respiratorische Arrhythmie (RSA) und entsprechend auch eine hohe Variabilität der Herzrate bei forcierter Atmung.

WAS DIE HERZRATEN-VARIABILITÄT NOCH ALLES KANN

Neben einer Kurzzeitmessung, die zwischen 60 bis 1000 Herzschlägen erfasst, kann die HRV-Messung natürlich auch über längere Zeit ausgeführt werden, in der Regel über 24 Stunden. Mit einer Langzeitmessung ist man also in der Lage, die zeitliche und

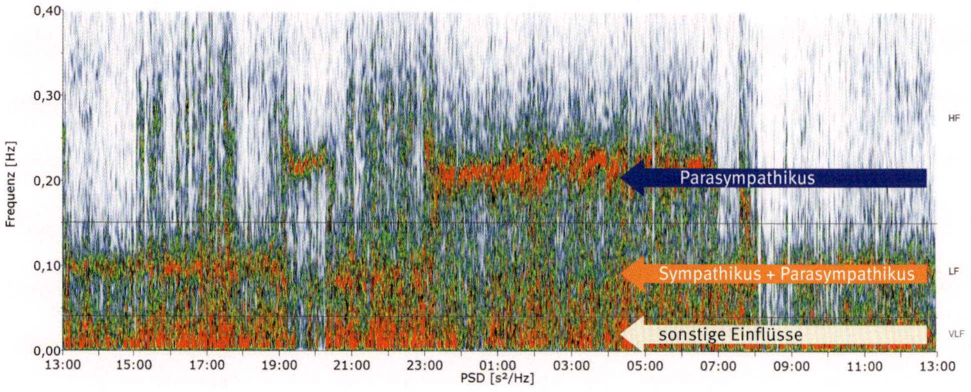

24-Stunden-Frequenzanalyse einer gesunden Person mit hoher regulativer Aktivität.

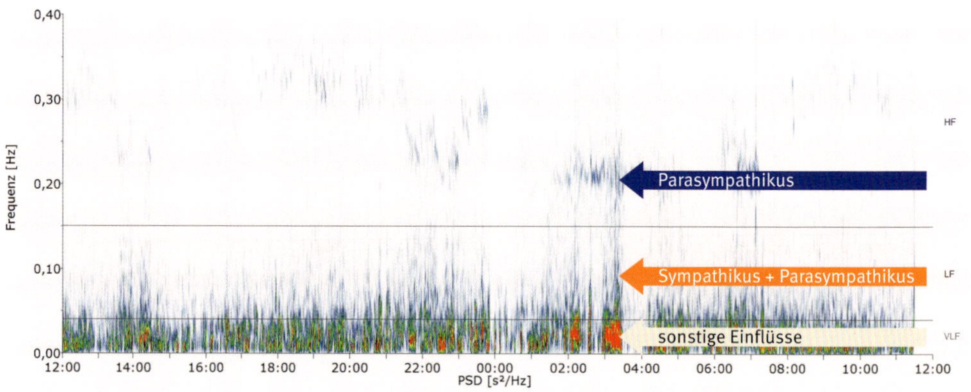

24-Stunden-Analyse bei einem chronisch Kranken mit eingeschränkter regulativer Aktivität.

qualitative Entwicklung der Herzfrequenz-Variabilität über einen kompletten Tag zu beurteilen. So können zum Beispiel die Auswirkungen eines Arbeitstags mit allen Stresskomponenten auf die Herzraten-Variabilität und entsprechend auch auf den Dr. med. Parasympathikus beurteilt werden. Genauso ist es aber auch möglich, einen Sportler während einer Trainingseinheit zu messen, um zu sehen, wie erfolgreich sein Training für sein vegetatives Nervensystem ist. So kann beurteilt werden, ob er im optimalen Trainingsbereich liegt.

Die großen Hersteller von sogenannten Fitnessuhren sind aktuell dabei, HRV-Messtechnik in die neueste Generation dieser Uhren einzubauen, was die Verfügbarkeit der HRV-Messung für jeden Interessierten deutlich erleichtern wird.

Frequenzanalyse am Sinusknoten

Professionelle HRV-Systeme, die zum Beispiel in der Medizin eingesetzt werden, errechnen nicht nur die Veränderung der Abstände zwischen den Herzschlägen, sondern beispielsweise auch das Frequenzspektrum der Reize am Sinusknoten (hauptsächlicher Taktgeber der Herzaktion und an der Regulation der Herzfrequenz beteiligt). Das heißt, dass moderne und ausgeklügelte HRV-Messsysteme darstellen können, mit welchen Frequenzen der Sinusknoten erregt wird. Über diese Frequenzanalyse können sie ganz genaue Aussagen treffen, ob vornehmlich sympathische oder parasympathische Reize den Sinusknoten erreichen. Die unterschiedlichen Transmitterstoffe (siehe Seite 21) von Sympathikus und Parasympathikus, nämlich im ersten Fall vor allem das Noradrenalin und im zweiten Fall vor allem das Acetylcholin, sind unterschiedlich schnell und unterschiedlich lang am Werk. Entsprechend liegt die Antwort vom Sinusknoten und damit von der Herztätigkeit in einem jeweils anderen Frequenzspektrum. Diese Frequenzspektren, die jeweils über 24 Stunden gemessen werden, können über die moderne HRV-Messtechnik ausgewertet und optisch dargestellt werden (siehe Abbildungen Seite 70).

Die Pfeile auf den Frequenzspektren zeigen die Ebenen, in denen man die sympathische oder parasympathische Aktivität erkennen kann. Je intensiver die Farben Rot beziehungsweise Grün auf der Abbildung vertreten sind, desto stärker ist die regulative Aktivität. Je mehr Blau und Weiß zu sehen ist, desto geringer ausgeprägt ist die regulative Aktivität.

Im Beispiel auf Seite 70 oben ist zwischen 23.30 Uhr und 6.30 Uhr, während der Patient schlief, zu erkennen, dass die Regulation im oberen Bereich des Bildes zunimmt, der Parasympathikus also deutlich aktiver ist. Dies ist das Messergebnis eines Gesunden, der in den Abendstunden Sport gemacht und damit seinen Parasympathikus aktiviert hat. Dies erkennt man an den intensiven Grün- und Rottönen in der obersten regulativen Ebene zwischen 0,2 und 0,3 Hertz (oberer Pfeil in der Abbildung auf Seite 70 oben).

Im Gegensatz dazu ist auf der unteren Abbildung auf Seite 70 eine Frequenzanalyse dargestellt, die von einem chronisch kranken Menschen stammt. Alle Ebenen, aber vor allem auch die obere Ebene der parasympathischen Regulation, sind viel weniger aktiv. Dies ist der Fall bei einer deutlich eingeschränkten Herzvariabilität und damit nahe dem Zustand einer Regulationsstarre (siehe Seite 66).

Sehr hilfreich können Verlaufsbeobachtungen sein. Durch wiederholte Messungen innerhalb eines längeren Behandlungszeitraums lässt sich dann beurteilen, wie erfolgreich eine im zeitlichen Verlauf gewählte Behandlungsmethode oder ein Training für die vegetative Situation ist.

In der Praxis haben wir die Erfahrung gemacht, dass sich die vegetative Steuerung umso effektiver verbessert, je mehr die Person selbst für ihre Regulationsverbesserung tut. Was dazu genau gehört, lesen Sie in den folgenden Kapiteln.

KOHÄRENZ – GESUNDE RHYTHMISCHE VORGÄNGE IM SYSTEM

Eine moderne HRV-Messung beurteilt noch einen weiteren wichtigen Aspekt in der Gesundheitsregulation: die Kohärenz im System. Was ist das?

Kohärenz ist ein Begriff, der in vielen unterschiedlichen Zusammenhängen benutzt wird. Der Begriff leitet sich von dem lateinischen Wort »cohaerere« (= zusammenhängen) ab. Im Sinn der Gesundheitsregulation bedeutet dieser Begriff so etwas wie »übergeordnete Ordnung« oder im biologischen Zusammenhang ausgedrückt so etwas wie »Rhythmik in den Vorgängen eines Systems«. Das Gegenteil einer Kohärenz ist die Entropie – die Unordnung, das Chaos –, im biologischen Zusammenhang der Verlust einer Rhythmik und damit einer Ordnung in den Regulationsvorgängen. Hintergrund ist, dass jedes biologische Wesen, so auch der Mensch, von zahlreichen rhythmischen Vorgängen beeinflusst wird, die zum Beispiel durch die Natur vorgegeben sind. Ein großer Rhythmus ist das kalendarische Jahr mit seinen Jahreszeiten. Ein kleinerer ist der Tag-Nacht-Rhythmus, der grundsätzlich den Energieverbrauch und die Regenerationsphasen regelt.

Der zunehmende Verkehr auf den Straßen kann ein erheblicher Stressor sein.

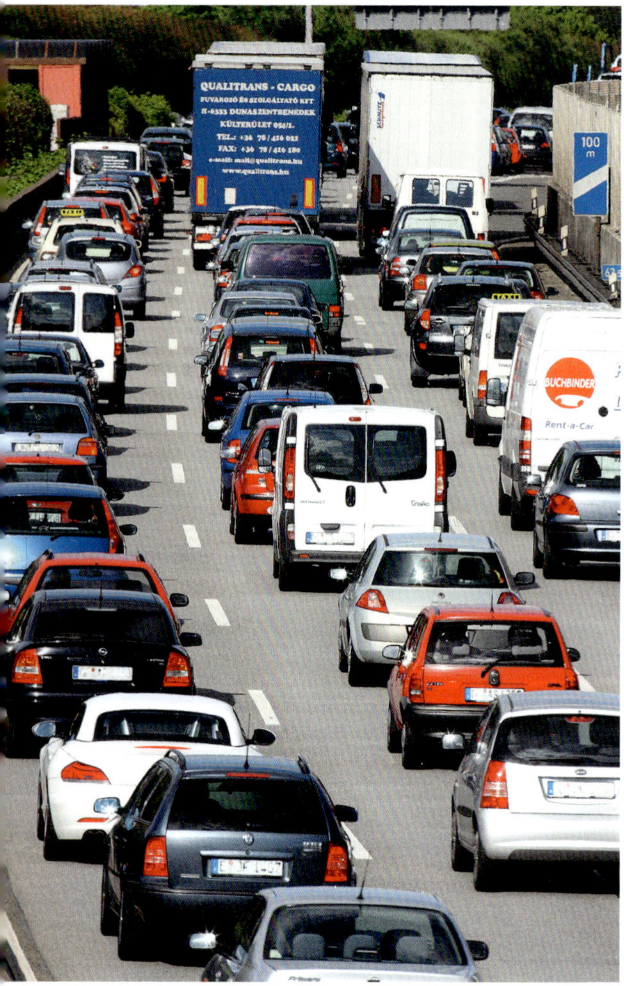

Viele dieser äußeren Rhythmen zeigen sich in biologischen Vorgängen, etwa bei der Hormonausschüttung. Diese ist morgens ganz anders als im Tagesverlauf. Auch die hormonelle Regulation der Frau, die sich innerhalb des Monatsverlaufs von Woche zu Woche stark unterscheidet, gehört dazu. Weitere Beispiele rhythmischer Vorgänge innerhalb unseres Körpers sind natürlich der Herzschlag und die Atmung, die durch ihre ständige und lebenslange Aktivität unser Leben ermöglichen. In der chinesischen Medizin spielen rhythmische Vorgänge eine extrem wichtige Rolle: Hier geht man davon aus, dass der Energiefluss zwischen den Organen in ganz bestimmten tageszeitlichen Abfolgen rhythmisch stattfindet und so Gesundheit ermöglicht. Dargestellt wird dies als Organuhr.

Wenn der Rhythmus entgleist

Diese Rhythmen bilden die Grundlage unserer Gesundheit, doch unser modernes Leben nimmt darauf kaum Rücksicht. So ist allein schon die Verfügbarkeit von elektrischem Licht ein großer Eingriff in die Rhythmen unseres Alltags.

Kommen wir zu stark aus dem Takt, entsteht Chaos im System (Entropie) und daraus können viel eher Krankheiten entstehen, als wenn unsere Regulation in einer Ordnung ablaufen kann (Kohärenz). Jede Zellregeneration funktioniert viel besser, wenn sie nicht durch Chaos, sondern durch Kohärenz gesteuert wird.

Was verursacht Chaos in einem biologischen System wie dem Menschen? Aus Sicht der vegetativen Regulation sind die größten Verursacher von Chaos die allseits bekannten Stressoren unseres modernen Alltagslebens. Dazu gehören unser Selbstanspruch, der Anspruch unserer Partner, unserer Kinder und unserer Arbeitgeber, zudem der Straßenverkehr, der Lärm und andere Umwelteinflüsse und natürlich noch vieles mehr – Sie kennen das alles!

Körperlicher Stress, wie fehlender Tag-Nacht-Rhythmus und auch in ganz besonderem Maß die oft fehlenden Erholungsphasen in unserem modernen Arbeitsleben, sorgen dafür, dass sich Chaos ausbreitet. Damit wird wieder die gute und gesund erhaltende Regulation beeinträchtigt. Ein solches Chaos bestimmt heute leider in vielen Fällen das Bild anstelle von Rhythmik und Kohärenz. Aus unserer Sicht ist dies eine der wichtigsten Ursachen für die explosionsartige Zunahme von psychischen Beschwerden inklusive dem oft zitierten Burnout.

Wie auf Seite 58 schon beschrieben, verändert jeglicher Stress automatisch unsere Atmung – zumindest so lange, wie wir uns dessen nicht bewusst sind und das aktiv abstellen. Der Sympathikus sorgt dafür, dass wir automatisch oberflächlich und schnell atmen und manchmal sogar im eingeatmeten Zustand die Luft anhalten. Das kommt im Lauf eines normalen Alltags leider immer öfter vor, und es verhindert die ausgleichende Wirkung unseres Parasympathikus. Beobachten Sie sich doch einfach in der nächsten Zeit verstärkt selbst: Welche Situationen in Ihrem Alltag veranlassen Sie dazu, die Luft anzuhalten? Meist sind es Situationen, in denen es »eng« wird, zum Beispiel

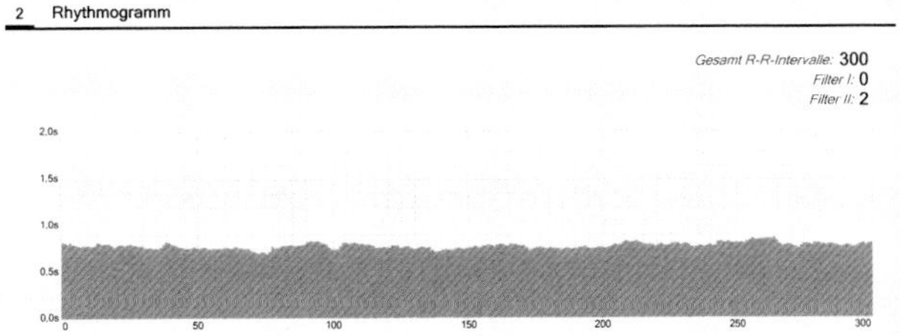

HRV-Messung ohne Atemanweisung: Regulation findet statt, ist aber nicht regelmäßig.

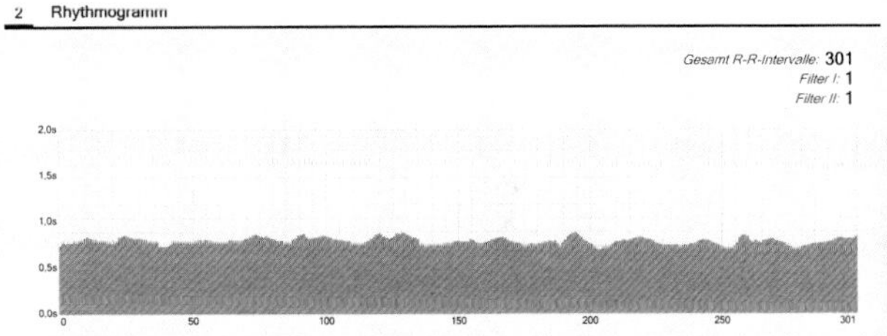

HRV-Messung mit Atemanweisung: erkennbare Änderung, aber weiter fehlende Ordnung.

wenn der schlecht gelaunte Chef das Zimmer betritt. Oder wenn Sie genau wissen, dass irgendetwas jetzt gleich Ihren dreijährigen Sohn wieder dazu veranlasst, einen seiner Zornanfälle hinzulegen. Oder auch, wenn es im Sonntagabend-Krimi extrem spannend wird. Dann halten wir vor Spannung die Luft an. Der Sympathikus bereitet uns durch diese Anspannung auf einen »Schlag« vor. Dazu lesen Sie in den Kapiteln 4 und 5 noch mehr!

Darstellung der Kohärenz

Der Unterschied zwischen einem Zustand in Kohärenz und einem Zustand in Entropie ist ebenfalls in einer Messung der Herzraten-Variabilität darstellbar. Mit den Bildern oben und auf Seite 74 möchten wir verdeutlichen, was mit Entropie (Chaos) und Kohärenz (Ordnung) gemeint ist.

Patient 1

Auf der oberen Abbildung auf Seite 73 – ohne besondere Atmung – sehen Sie eine Herzrate, die sich während der aufgezeichneten 300 Herzschläge auf- und abbewegt. Es findet also im ruhigen Ausgangszustand Regulation statt, was schon mal sehr gut ist. Eine Regelmäßigkeit, also eine Kohärenz in dieser Kurve der Herzrate, ist jedoch nicht zu erkennen. Die Herzrate sieht eher unregelmäßig aus.

Die untere Abbildung auf Seite 73 zeigt die Herzrate derselben Patientin. Sie hat nun die Anweisung bekommen, regelmäßig ein- und vor allem auch nachhaltig auszuatmen. Die Vorgabe war, ca. sechsmal pro Minute einen Atemzug zu machen. Bei einem gut funktionierenden vegetativen Nervensystem würden wir erwarten, dass durch eine gelingende Atmungs-Steuerung eine schöne, gleichmäßige HRV-Kurve entsteht mit einem gleichmäßigen und deutlichen Auf und Ab der Herzrate. Tatsächlich bewegt sich die Herzrate jetzt auch weiter nach oben und nach unten als bei der ersten Messung – das bewirkt die Atmung und zeigt die RSA, die respiratorische Arrhythmie (siehe Seite 52). Von einem gleichmäßigen und aktiven Auf und Ab der Herzrate – was Kohärenz bedeuten würde – ist diese Kurve aber noch weit entfernt.

HRV-Messung ohne Atemanweisung: regelmäßige Wellenberge, gute Kohärenz.

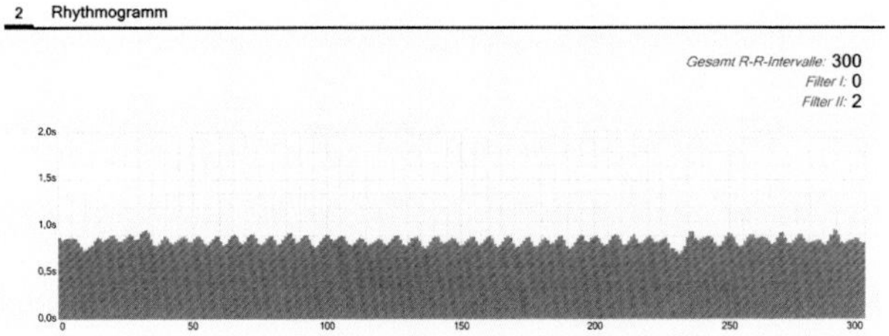

HRV-Messung mit Atemanweisung: noch höhere Wellenberge, noch bessere Kohärenz.

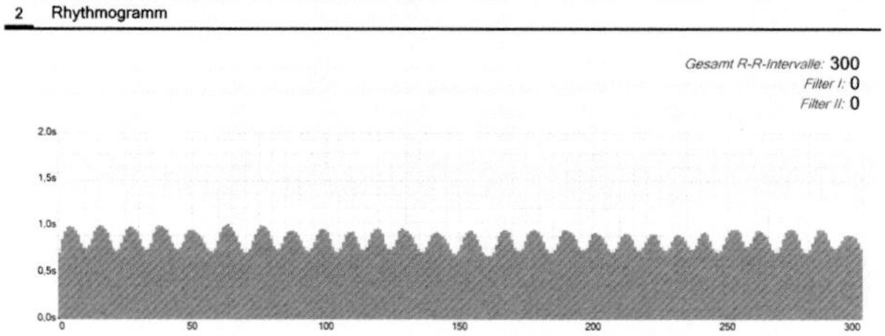

Patient 2

Sehen wir uns zur Verdeutlichung noch zwei weitere HRV-Aufzeichnungen an:

Die obere Abbildung links ist eine erste Messung einer Patientin, ohne dass sie besonders geatmet hatte. Man erkennt eine gut ausgeprägte respiratorische Arrhythmie sowie eine nahezu optimale kohärente Atmung mit hervorragender Herzrate. Das regelmäßige Auf und Ab der Herzfrequenz, synchron zur Atmung, attestiert beste Regulation zwischen Sympathikus und Parasympathikus.

Die Messkurve auf der unteren Abbildung links stammt von derselben Patientin, die diesmal den Atmungs-Auftrag hatte. Wir sehen nun ein noch besseres Messergebnis mit noch regelmäßigerer Atmung und hervorragender Kohärenz. Die Atemzüge waren nun deutlich tiefer und länger. Man erkennt das an den höheren Wellenbergen, die ja die ansteigende Herzfrequenz bei der Einatmung darstellen. Dadurch, dass bei diesem Versuch nun tiefer und länger geatmet wurde, haben während der aufgezeichneten 300 Herzschläge auch weniger Atemzüge stattgefunden – es sind also weniger Wellen-

berge da. Die Messdauer beider Messungen erstreckte sich über 300 Herzschläge. Bei beiden Messungen herrschen Regelmäßigkeit und Rhythmik im System – das ist die Kohärenz, also die Ordnung.
Diesen Zustand im vegetativen Nervensystem, der perfekt für all unsere regulativen Vorgänge im Körper ist, kann man trainieren – besonders gut gelingt das über die richtige (die kohärente) Atmung.
Je öfter und intensiver wir das Atmen üben, desto schneller wird das »gute Atmen« wieder zur Selbstverständlichkeit – desto öfter herrscht Kohärenz statt Entropie – Ordnung statt Chaos. Im Bild des kleinen, schlauen Autos wäre das ein Bremspedal, das im Verhältnis zum Gaspedal wieder an Größe zunimmt, nachdem es lange vernachlässigt worden und dadurch geschrumpft war.

Dr. med. Parasympathikus kommt zu Wort

Liebe Leserin, lieber Leser dieses schönen Buches,
ich bin so glücklich, dass diese Zusammenhänge hier endlich einmal beschrieben sind. Und ich bin total begeistert, dass es tatsächlich eine Messtechnik gibt für mich und für das, was ich mit meinem geschätzten Kollegen in Ihnen drin tue.
Dabei ist die Messung der Herzraten-Variabilität überhaupt nicht neu und schon in sehr vielen, zum Teil völlig unterschiedlichen Gebieten im Einsatz. Nicht nur in der Komplementärmedizin wird diese Methode verwendet, sondern zum Beispiel auch im Coaching und im Spitzensport.
Auch in der »normalen« Medizin gewinnt die HRV-Messung immer mehr an Bedeutung und erobert sich mehr und mehr Einsatzgebiete. Anerkannt ist sie zum Beispiel schon bei vielen Diabetologen (Spezialisten für die Blutzucker-Erkrankung), bei Orthopäden, Sportmedizinern und Internisten.
Die Beurteilung der Qualität der Regulation über Herzfrequenz-Variabilität hat allerdings auch ihre Grenzen. Sinnvoll ist das nur bei Menschen, die weitgehend herzgesund sind, vor allem keine erheblichen Rhythmusstörungen aufweisen. Herzrhythmusstörungen können viele Ursachen haben, beispielsweise können sie angeboren oder erworben sein. Behandelt werden erhebliche Herzrhythmusstörungen entweder mit Medikamenten oder durch spezielle Eingriffe. Alle diese Herzrhythmusstörungen haben aber denselben Einfluss auf die HRV-Messung: Sie machen sie unbrauchbar für die Beurteilung einer vegetativen Regulation. Die HRV-Messung betrachtet die Abstände zwischen den Herzschlägen – das ist nicht mehr möglich, wenn ein Herz ohne erkennbare Rhythmik schlägt, also arrhythmisch ist. Einzelne »Extrasystolen«, also extra Herzschläge, die wir alle haben, rechnet ein gutes HRV-Gerät allerdings aus jeder Beurteilung heraus.
Meine Autoren haben sich mit drei Personen unterhalten, die sich in ihrer jeweiligen Profession schon seit vielen Jahren mit der Herzraten-Variabilität und damit natürlich mit mir, dem Parasympathikus, beschäftigen. Diese Interviews sind wirklich sehr interessant und fühlen mir, Ihrem Dr. med. Parasympathikus, ganz schön auf den Zahn.
Auf der nächsten Seite lesen Sie das Interview mit einer Betriebsmedizinerin von Audi, auf Seite 100 das mit einem erfahrenen Stressreduktions-Coach und auf Seite 114 das Interview mit einem Betreuer von Leistungssportlern der österreichischen Nationalmannschaft im Ski-Langlauf.

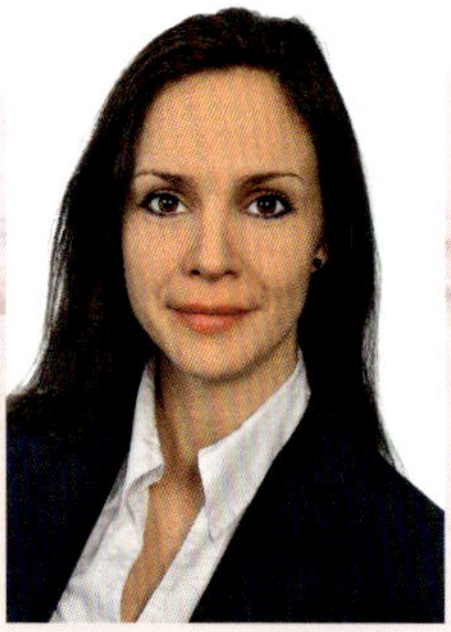

Interview

ULRIKE ELISABETH ELSLER

Fachärztin für Arbeitsmedizin

Frau Dr. med. Elsler ist seit 2010 Betriebsmedizinerin bei Audi in Ingolstadt und Leiterin der »Arbeitsgruppe Gesundheitsaktionen« im Unternehmen. Nach ihrer klinischen Ausbildung in der Inneren Medizin und zur Fachärztin für Arbeitsmedizin suchte sie nach beruflichen Perspektiven für ärztliche Präventionsmedizin. In der Betriebsmedizin bei Audi fühlt sie sich seit Jahren genau am richtigen Platz.

Frau Dr. Elsler, wie und wann haben Sie die Technik der Herzraten-Variabilitäts-Messung kennengelernt?
Die »Arbeitsgruppe Gesundheitsaktionen« erarbeitet bei Audi verschiedene Angebote zur betrieblichen Gesundheitsförderung. In dieser AG haben wir 2010 die Aktion »Audi in Balance« gestartet. Unsere Herausforderung damals war, eine große Gesundheitsaktion zu etablieren, die für alle Mitarbeiter aller Abteilungen interessant ist.

Um welche Themen geht es denn bei diesen Präventivmaßnahmen vor allem?
Im Fokus stehen bei den Gesundheitsaktionen die physische und natürlich auch die psychische Gesundheit der Mitarbeiter und damit vor allem das selbstwirksame Stress- und Ressourcenmanagement. Die Wirkung der Aktion soll dort, wo es nötig ist, eine Änderung des eigenen Verhaltens in Bezug auf das persönliche Stressmanagement sein. Zu einer präventiven Verhaltensänderung kommt es erfahrungsgemäß nur dann, wenn man etwas selbst und am besten positiv erlebt hat. Und ändern wird sich nur dann etwas, wenn man es selbst für sich ändert. Das sollen die Teilnehmer bei unseren Aktionen hautnah erfahren und dann am besten sofort in ihrem Alltag umsetzen können.

Wie ist das Setting dieser präventiven Gesundheitsaktionen im Unternehmen?
Die Aktionen laufen seit über sechs Jahren und werden tageweise pro Jahr für je zwei Unternehmensbereiche angeboten. Wir wollen möglichst vielen Bereichen einmal die Gelegenheit geben, daran teilzunehmen. Diese Aktionstage werden immer gut angenommen. Wir hatten das Glück, auf ein damals recht neues System für die Messung der Herzraten-Variabilität zu stoßen. Mit der Minivariante dieses HRV-Messgeräts, ein HRV-Biofeedback-Gerät, das die Pulswellenvariabilität misst, können bei unserer Aktion die interessierten Mitarbeiter allein durch Atem- und Entspannungstechniken eine »Visualisierungshilfe« in Form eines Schmetterlings auf einer Leinwand hochfliegen lassen. Das zeigt eindrucksvoll den sinkenden Anspannungsgrad des jeweiligen Mitarbeiters.

Je nach Stresslevel gelingt das dann den jeweiligen Testpersonen entsprechend gut oder auch weniger gut, was für alle sehr beeindruckend ist. Nach diesen Aktionstagen bilden sich oft Coaching-Gruppen, die mehr darüber wissen wollen und die dann von uns auch zum Teil über einen Zeitraum von mehreren Monaten bei ihrem selbstwirksamen Entspannungs- und Atemtraining begleitet werden.

Wie können Sie die Ergebnisse zusammenfassen, die sich bisher bei diesen Aktionen und Coaching-Gruppen ergeben haben?
Die Ergebnisse sind natürlich von Mensch zu Mensch unterschiedlich. Jeder hat eine andere Körperwahrnehmung, und Atem- und Entspannungsübungen gelingen dem einen besser als dem anderen. Auch gibt es Teilnehmer, die sich subjektiv zwar gut fühlen in der Messung, aber das Warnsignal einer deutlich eingeschränkten HRV-Messung haben. Die sind meist sehr motiviert und engagiert. Für diese Menschen eignen sich präventive Maßnahmen oft besonders gut, nicht zuletzt deswegen, weil mit dieser Methode schon frühzeitig gegengesteuert werden kann.

Und wie sind aus Ihrer Sicht die Langzeitergebnisse zu bewerten?
Das ist nicht ganz einfach. Jeder hat seine Aufs und Abs im Leben und auch seine persönlichen Krisen, durch die man durch muss. Diese natürlichen Lebensschwankungen kann man nicht standardisieren. Einige Teilnehmer haben allerdings ihr vegetatives Nervensystem über einen langen Zeitraum durch regelmäßige Atemübungen mehrmals am Tag und mithilfe eines Biofeedback-Geräts trainiert, alles unter Beachtung der entsprechenden Leitlinien für Biofeedback (das Verfahren wurde nach seiner Beweisbarkeit beurteilt und für gut befunden, siehe Seite 171). Bei diesen Personen konnten wir feststellen, dass sich durch das regelmäßige Üben das Ergebnis der HRV-Messung über den monatelangen – teilweise sogar jahrelangen – Zeitraum zunehmend verbessert hat. Man kann auch sagen: Krisensituationen wurden besser und frühzeitiger erkannt und konnten dadurch auch besser gehandelt werden.

Was begeistert Sie an der Herzraten-Variabilitäts-Messung?
Psychosomatische Beschwerden lassen sich schnell und vor allem frühzeitig mit einer HRV-Messung sichtbar machen. Eine sympathische Überlagerung vegetativer Funktionen ist mit diesem Messsystem sehr gut aufzuzeigen und man kann entsprechend zügig mit der Stärkung des Parasympathikus gegensteuern. Das ist ein unschätzbar wichtiger Teil einer funktionierenden Präventions-Medizin.

Ergänzung durch die Autoren

Ein HRV-Biofeedbackgerät, wie es die Betriebsmedizin bei Audi zum Atem- und Entspannungstraining für die Mitarbeiter verwendet hat, kann nicht nur die vegetative Situation im Moment der Messung beurteilen, sondern ist über dazugehörige Software-Lösungen ebenso in der Lage, die Werte aus den täglich zu Hause durchgeführten Kurzzeit-Messungen genau zu dokumentieren. So ist es möglich, einen Fortschritt des Trainings über selbst gewählte Zeiträume ständig zu beobachten und auszuwerten. Man kann also frühzeitig für die Gesundheit ungünstige Entwicklungen aufzeigen und entsprechend gegensteuern.

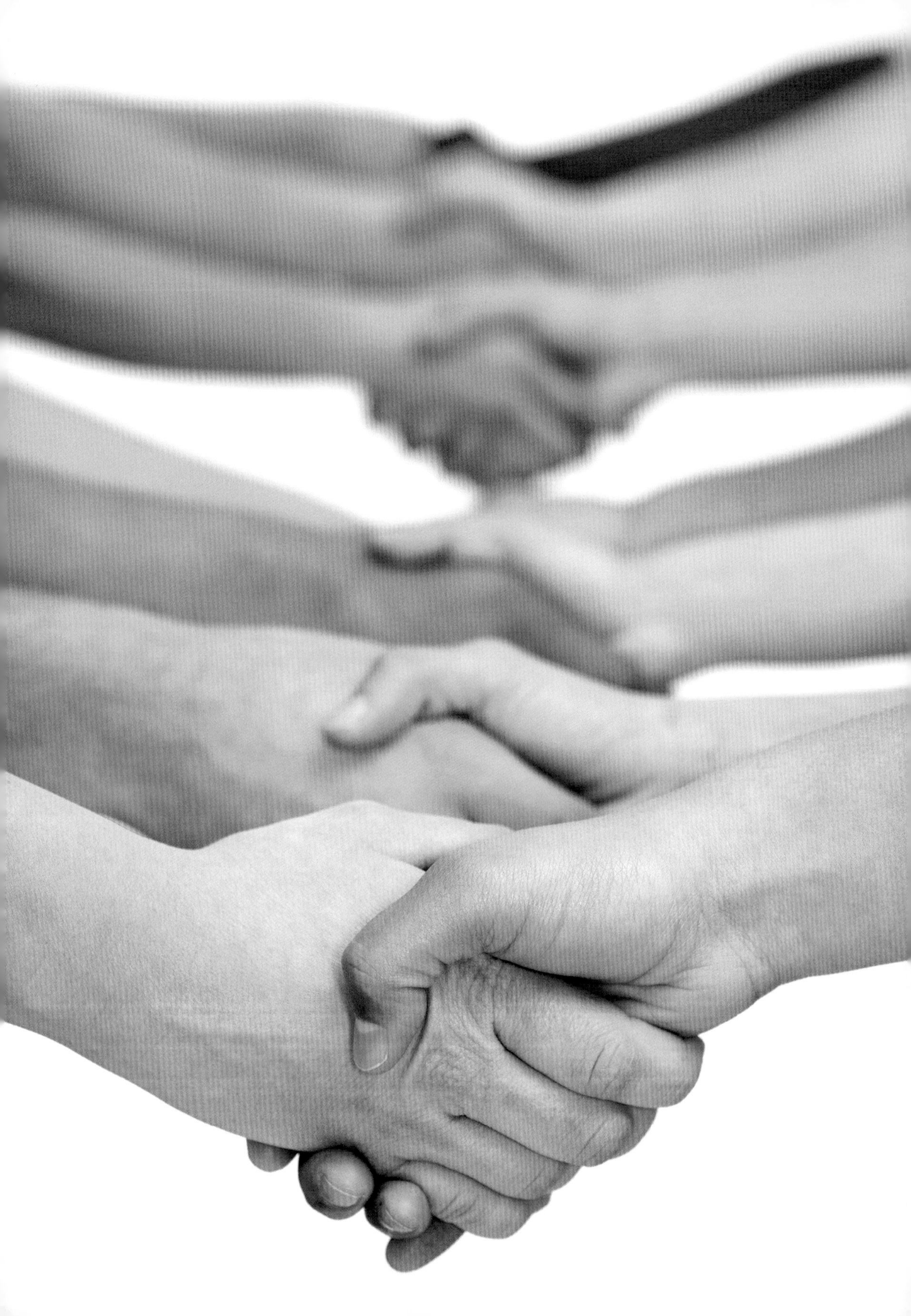

MENTALES ZWISCHEN HERZ UND HIRN

Unser innerer Arzt hat einen »Vorgesetzten« – das Gehirn. Dort wird entschieden, was Sympathikus und Parasympathikus im Team für unsere Gesundheit tun sollen. Die Anforderungen des modernen Lebens sind dabei eine große Herausforderung für dieses Zusammenspiel.

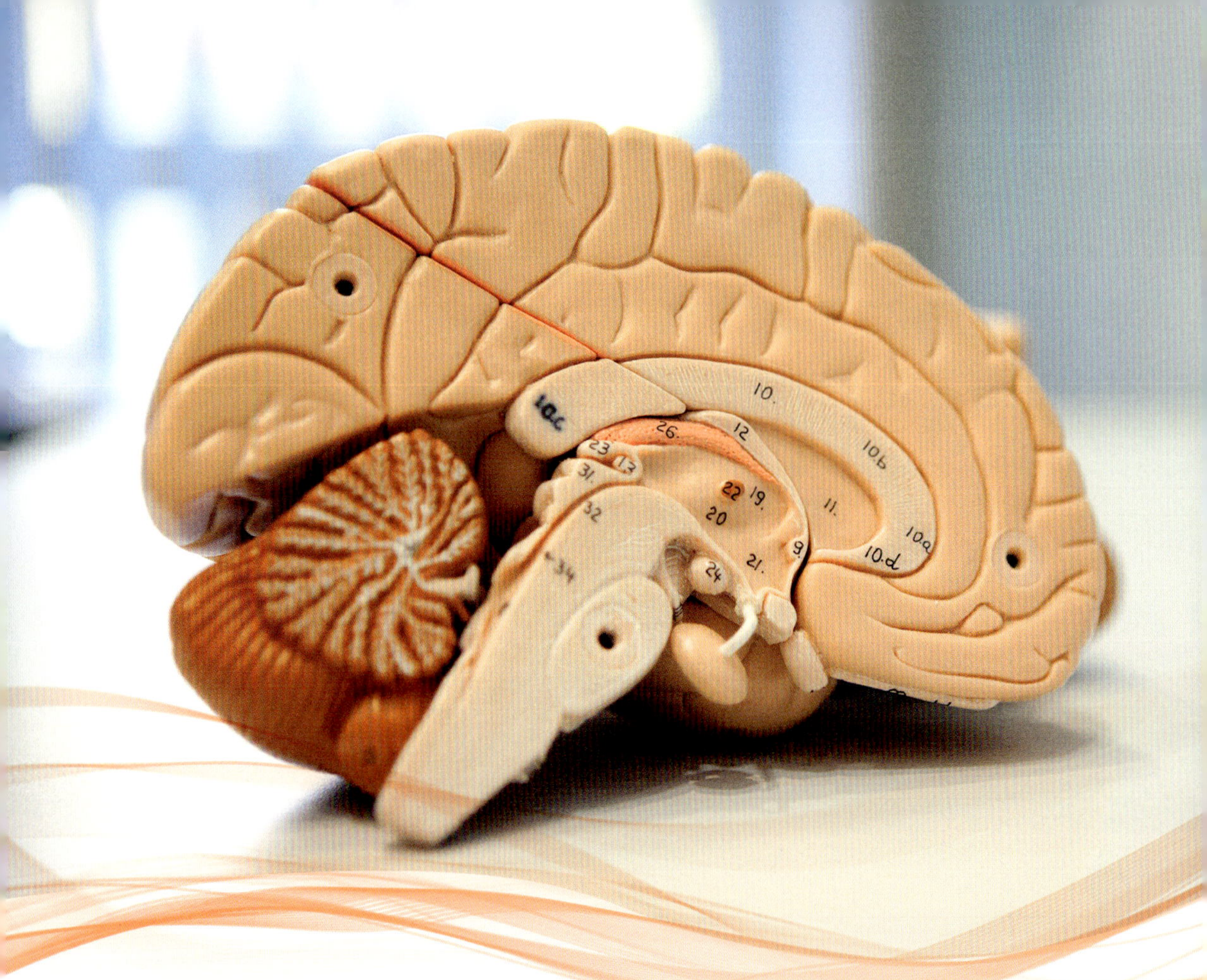

ÜBERLEBEN UND DER NATÜRLICHE RHYTHMUS

Sie haben in diesem Buch schon sehr viel über Ihr vegetatives Nervensystem erfahren. An der einen oder anderen Stelle haben wir auch die Zusammenhänge seiner Entwicklungsgeschichte und seine Wichtigkeit für unser Überleben erwähnt.
Dieses Kapitel geht noch ein wenig tiefer in Sachen Ursprung, Aufgabe und Verständnis für diese Mechanismen. Das Wesentliche in diesem Kapitel ist aber: Es bringt das vegetative Nervensystem (VNS) und das zentrale Nervensystem (ZNS / Gehirn) zusammen. Denn ein wichtiger Grund, warum wir uns als Menschen fühlen, ist die Beschaffenheit unseres Gehirns und damit letztlich unser Bewusstsein.
Wir Menschen sind aus Sicht der Evolution eine überaus erfolgreiche Spezies. Kein anderes Großlebewesen auf diesem Planeten kommt zahlen- und ausbreitungsmäßig an

den Menschen heran. Viele Gehirnforscher sind sich einig, dass dafür vor allem die Funktionsweise des menschlichen Gehirns richtungsweisend war.

DER PREIS FÜR UNSERE INNERE HALTUNG

Natürlich sind wir Menschen stolz auf unseren Denkapparat und seine Funktionen. Im 16. Jahrhundert brachte es der französische Philosoph Descartes mit seiner Aussage »Ich denke, also bin ich!« auf den Punkt. Damit war auch seine Idee geboren, dass es einen Unterschied zwischen Materie und Geist gibt. Diese willkürliche Trennung ist die Grundlage für unsere moderne »verkopfte« Einstellung.

Viele Menschen glauben, dass ein »eiserner Wille« der Schlüssel zum Erfolg im Leben ist. Bei genauerem Hinsehen ist eine solche Sichtweise oftmals keine eigene Erkenntnis, sondern wir haben sie von einem Vorbild übernommen. Einmal etabliert, beeinflusst diese innere Haltung unser Denken und Tun 24 Stunden am Tag. Dazu erzählen wir Ihnen ganz viel in diesem Kapitel.

Gleichzeitig ist unsere Willensstärke, das heißt unsere Fähigkeit, Impulse zu kontrollieren, ein entscheidender Aspekt unseres menschlichen Seins. Denn nur so gelingt es dem Menschen, langfristige Projekte zu verwirklichen. Ohne diese Fähigkeit hätte sich die Menschheit wohl nicht auf diesem Planeten bis in unwirtliche Regionen ausgebreitet und ohne sie wären wir auch nicht zum Mond geflogen. Genauso wären entbehrungsreiche Leistungen wie im Spitzensport unmöglich. Tatsächlich erlaubt uns unsere Willensstärke sogar die Kontrolle von Schmerzen.

Dieser Mechanismus hat seinen Preis, denn diese Impulskontrolle kann unseren natürlichen Regelmechanismus stören und unseren »inneren Arzt«, also den Dr. med. Parasympathikus, kaltstellen. Wenn ich meine Willensstärke nämlich zu oft dafür einsetze, mich entgegen meiner Müdigkeit abends noch an den Schreibtisch zu zwingen oder trotz meiner Kopfschmerzen zur Arbeit zu gehen, dann sperre ich mich dagegen, dass mein Dr. med. Parasympathikus seine Funktion erfüllt und sich um meinen Ressourcenaufbau bemüht. Dieses Verhalten erscheint uns leider oft als vernünftiger, weil unsere innere Haltung dafür sorgt, dass wir zum Beispiel glauben, eine Pflicht um jeden Preis erfüllen zu müssen. Die Folge davon ist, dass wir bewusst die Versuche des Dr. med. Parasympathikus ignorieren, unser inneres Gleichgewicht und damit unsere Gesundheit wiederherzustellen.

Der bequeme Mensch greift dann schnell zu kurzfristigen Lösungen: Eine Kopfschmerztablette hier, die vierte Tasse Kaffee da nutzen wir gern, wenn wir drohen schlapp zu machen. Und abends dann ein Schlafmittel, um wieder »herunterzukommen«. Unsere Gesundheit wird davon aber auf Dauer nicht besser. Denn wir greifen damit in die schlaue natürliche Regulation ein. Mit der Zeit brauchen wir dann immer stärkere Aufputschmittel und zum Ausgleich dafür wieder starke Beruhigungsmittel. Dieses Verhalten macht krank.

Aus unserer Sicht sind es Mechanismen wie dieser, die unsere Gesundheit in der modernen Zeit am stärksten gefährden. Verstehen wir jedoch diese Zusammenhänge, können wir sie bewusst für eine gelingende Regulation und damit für unsere Gesundheit einsetzen. Und dafür nehmen wir Sie jetzt mit zu den Ursprüngen unseres Oberstübchens.

WIE DAS MENSCHLICHE GEHIRN »TICKT«

Zu den Funktionen unseres Gehirns ist in den letzten Jahrzehnten extrem viel geforscht und entdeckt worden. Derzeit arbeiten über 30 000 Forscher weltweit in dem weiten Feld der sogenannten Neurowissenschaften. Besonders zwei aktuelle Großprojekte sollen uns weitere Ergebnisse bringen. Im Vordergrund steht dabei eine neue Kartografierung unseres Gehirns – das sogenannte Konnektom (englisch connectome) –, also die Gesamtheit aller Verbindungen im Nervensystem eines Lebewesens. Das ist eine unvorstellbar riesige Aufgabe! Unser Gehirn ist vermutlich das komplexeste Gebilde im uns bekannten Universum.

INFO

EIN PAAR ZAHLEN ZU UNSEREM GEHIRN ZUM STAUNEN

In unserem Gehirn sind etwa 80 000 000 000 (80 Milliarden) Nervenzellen jeweils durch bis zu 10 000 (zehntausend) Verbindungen (= Synapsen) miteinander verbunden. Das sind insgesamt 800 000 000 000 000 (800 Billionen) tatsächliche Verbindungen. Die Zahl, wie viele verschiedene Kombinationen möglich wären, ist noch viel beeindruckender:
800 Billionen hoch 10 Tausend oder $800\,000\,000\,000\,000^{10\,000}$.
Dies ergibt eine Zahl mit über 10 000 Nullen, die allein etwa fünf Seiten dieses Buches füllen würde …
Eine Zahl, die größer als die geschätzte Anzahl von Atomen im Universum ist!
In anderen Worten: Unser Nervensystem ist das komplexeste Gebilde, das wir kennen.

Wille zum Überleben als Erfolgsprinzip

Doch warum hat sich das Gehirn entwickelt? Aus Sicht der Evolution sind es nicht spezielle geistige Fähigkeiten wie Rechnen oder Lesen, die den langfristigen Erfolg einer Gattung bestimmen, sondern einzig und allein das »Überleben« selbst.
Dabei geht es nicht nur um das eigene Überleben. Natürlich war es für unsere Urahnen wichtig, ihren Fressfeinden, zum Beispiel dem sprichwörtlichen Säbelzahntiger, zu entkommen. Aber es ging darüber hinaus um viel mehr: nämlich um den Erfolg der ganzen Gruppe.
Als sich unser Gehirn zu dem entwickelte, was wir heute in unserem Kopf haben, war die Menschheit eine eher unbedeutende Anzahl von in Horden organisierten Urmenschen, die durch die afrikanische Steppe zogen. Wenn man sich bewusst macht, dass wir Menschen mittlerweile Megastädte erschaffen haben und auch nach den Sternen greifen, ist unsere »Karriere« tatsächlich erstaunlich.

Unser Gehirn – ein Kooperationsorgan

Diese gesamte technische und kulturelle Entwicklung des Menschen wäre ohne die Flexibilität und Leistungsfähigkeit unseres Gehirns nicht möglich gewesen. Mit dieser Entwicklung, die unsere Vernetzung mittels

Telekommunikation und vor allem mittels Internet auf ungeahnte Weise verdichtet hat und damit eine nie dagewesene Zahl von Menschen miteinander verbindet, haben wir uns quasi selbst überholt.

Unser zentrales Nervensystem ist biologisch in den letzten Zehntausenden Jahren nahezu unverändert geblieben. Unsere kulturelle Entwicklung ist viel zu schnell gegangen und hat für eine entsprechende biologische Evolution keine Zeit gelassen. Dabei beeinflusst die neue, von uns geschaffene Umwelt unser »altes« Nervensystem massiv.

Wie kam es zu dieser Entwicklung? Kurz zusammengefasst soll sich ungefähr Folgendes in unserer Entwicklung abgespielt haben: Die biologische Evolution wird seit Charles Darwin (1809–1882) mit »Survival of the fittest« gleichgesetzt. Im Deutschen wird das nicht ganz richtig mit »Überleben des Stärkeren« übersetzt. Besser müsste es heißen: »Überleben des am besten an die Gegebenheiten Angepassten«.

Für die Erfolgsgeschichte des Menschen ist die körperliche Stärke des Einzelnen nicht maßgeblich, sondern etwas, das eben keine Einzelleistung ist: unsere Fähigkeit zu nachhaltiger Kooperation. Auch wenn wir es uns selten klar machen, so fußt die moderne Gesellschaft hauptsächlich auf unserer außergewöhnlich gut funktionierenden Zusammenarbeit miteinander.

Kein Mensch allein würde einen so alltäglich gewordenen Gegenstand wie ein Mobiltelefon herstellen und die dafür notwendige Technik wie z. B. Sendemasten entwickeln können. Gleiches gilt für Autos, Flugzeuge, Krankenhäuser und Städte. Die Produkte unserer Kooperation durchdringen unseren Alltag. Wenn Sie im Supermarkt einen Liter Milch kaufen, dann haben Hunderte von Menschen dafür gesorgt, dass die Voraussetzungen dafür erfüllt wurden. Dazu gehören die Aufzucht und die Haltung der Kühe, der Futteranbau und die Aufbereitung, die Hygiene und die Gesundheitsmaßnahmen, die Herstellung und Wartung der Melkmaschinen, die Aufbereitung der Milch inkl. der benötigten Maschinen, die Entwicklung und Herstellung der Verpackungen, sämtliche Transportleistungen bis hin zu dem Menschen, der die Milchkartons in das Kühlregal räumt, und demjenigen, der Ihnen und uns an der Kasse das Produkt verkauft.

Wir sind also eine durch und durch kooperative Spezies. Durch die Ausprägung dieser Fähigkeit unterscheiden wir uns deutlich von unseren tierischen Verwandten, denn dies bedarf sehr viel abstrakter Leistungsfähigkeit des Gehirns. Dies zeigt sich auch im außergewöhnlichen Energiehunger unseres Gehirns. Selbst in Ruhe genehmigt es sich mehr als doppelt so viele Kalorien wie die Gehirne unserer nächsten Verwandten, der Menschenaffen. Mindestens 20 Prozent des Grundumsatzes, also der Menge an Energie, die wir zur Lebenserhaltung in Ruhe benötigen, verbraucht unser Gehirn, selbst wenn wir vermeintlich »nichts denken«.

Auf Basis eines derart leistungsfähigen Gehirns entwickelte die Menschheit eine zunehmend abstrakte Kommunikation: die Sprache. Diese diente zunächst vorrangig der Abstimmung von Jagd und Brutpflege. Dazu erlaubte sie uns aber auch, in Form von Erzählungen und später schriftlichen Aufzeichnungen kulturelle Errungenschaften von Generation zu Generation weiterzugeben. Der Mensch wurde sich dadurch seiner »Geschichte« bewusst und begann diese mehr und mehr direkt zu beeinflussen.

Stellen Sie sich eine menschliche Horde in der Steppe Afrikas vor etlichen 10 000 Jahren vor. Ein Horden-Mitglied hat sich weit vorgewagt und ein paar Tagesmärsche entfernt eine gute neue Wasserstelle gefunden. Wie kann er seinen Stamm davon überzeugen, das Wagnis aufzunehmen und die bekannte Umgebung zu verlassen? Richtig, er erzählt gestenreich von den Vorteilen des neuen Lebensraums, vom sicheren Wasser, von den Bäumen mit süßen Früchten und dass er nicht eine einzige Raubkatze gesichtet hat. Modern würden wir sagen: Er entwickelte eine Vision.

Genau genommen ist alles, was der Mensch jemals entwickelt hat, zunächst eine abstrakte Vision gewesen – und ist es auch heute noch. Von diesen abstrakten Visionen gab es im Lauf der Evolution unserer Spezies natürlich unzählige. Als kulturelle Errungenschaft wurden diese durch das Erzählen »einer Geschichte« in die nächste Generation weitergegeben. Dabei ist es nützlich, sich

Die Linien auf dem Papier helfen uns, Ordnung ins Geschriebene zu bringen.

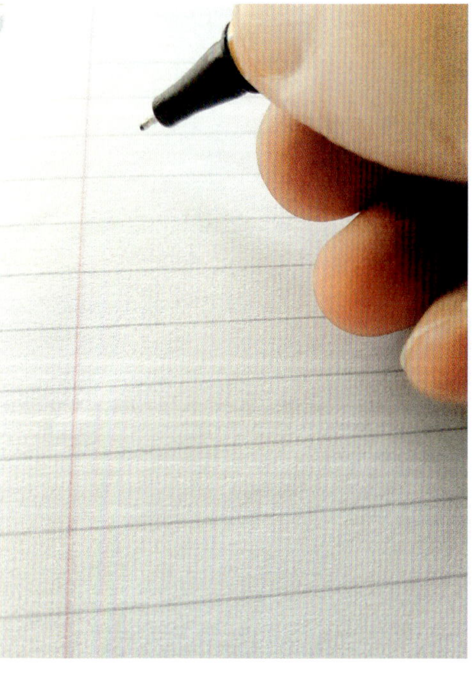

klar zu machen, dass auch heute ein Großteil unserer Lebenswirklichkeit auf »Geschichten« in diesem Sinn basiert: Egal, ob es sich beispielsweise um die Definition einer Nation, um Gesetze oder um Geld handelt – all dies sind lediglich abstrakte Konzepte oder anders ausgedrückt: Geschichten, die wir gemeinsam nutzen, um Ergebnisse zu erzielen, die wir kollektiv für nützlich und gut halten.

Zum Verständnis, was mit »Geschichten« gemeint ist, helfen folgende Gedanken.

- Ohne die erklärende und passende »Geschichte« drumherum, an die wir alle glauben und die so etwas wie eine weltweite menschliche »Übereinkunft« ist, könnte unser Geburtsort oder ein Pass eines bestimmten Landes uns nicht tatsächlich zu einem anderen Menschen machen als dem, der wir einfach körperlich nur sind – wir alle wären Erden-Bürger.
- Ohne die dazu passende weltweit erzählte »Geschichte« zum Thema »Geld und Wert« hätten Papierstücke, auf denen »10 Euro« steht, keinen anderen Wert als das Papier, auf dem die Worte »10 Euro« gedruckt sind.

Eine »Geschichte« ist eigentlich nur einer von vielen Tricks unseres Gehirns, Sachverhalte zu sortieren und abzuspeichern.

Ordnungsmuster als Basis der Kooperation

Im Lauf unserer Evolution machten wir die Erfahrung, dass Menschen nur zusammen funktionieren. Die enge Bindung eines Säuglings an die Mutter ist ein permanenter Dialog aus Blickkontakten, Berührungen und Lauten. Diese Bindung und dieses Verhalten legen den Grundstein für unser Gehirn-Verschaltungs-Netzwerk (Konnektom) und dieses wiederum beeinflusst alle darauf-

folgenden Lernerfahrungen. Diese soziale Kompetenz erlaubt unserem Gehirn also eine für die weitere Entwicklung enorm wichtige erste Ordnung.
Stellen Sie sich Linien auf sonst blankem Papier vor. Diese Linien erlauben uns, alles, was wir notieren, in eine Ordnung zu bringen. Oder stellen Sie sich ein in einem leeren Raum aufgestelltes Regal vor. Dieses Regal erlaubt uns, alles, was neu in den Raum kommt, zu ordnen und in die passenden Regaletagen zu sortieren. Ähnlich ist der Lernvorgang unseres Gehirns – es ordnet Neues dem Bekannten zu. Weil dieses grundlegende Sortierungsprinzip maßgeblich von den frühkindlichen sozialen Erfahrungen geprägt wird, ist unsere Fähigkeit der Kooperation so tief in uns verankert.

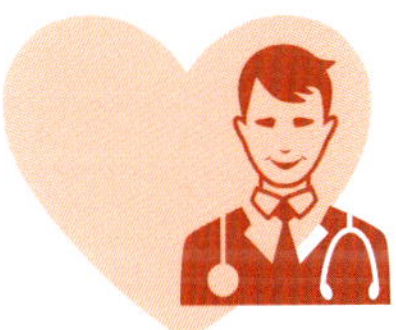

Dr. med. Parasympathikus kommt zu Wort

Liebe Leserin, lieber Leser dieses schönen Buches,
an dieser Stelle möchte ich Ihnen kurz erzählen, wie ich die Welt wahrnehme.
Einige meiner Verwandten im Nervensystem, die an den schnellen Antworten, den Reflexen, beteiligt sind, bekommen ihre Informationen aus erster Hand. Sie können also, ohne dass diese Informationen lange im Gehirn verarbeitet werden, ganz schnell eine passende Antwort liefern. Wenn Ihnen beispielsweise ein Arzt mit einem Gummihammer unter Ihre Kniescheibe klopft, um Ihre Reflexe zu prüfen, dann schnellt der Unterschenkel fast direkt auf diesen Klopfreiz hin nach oben.
In meinem Zuständigkeitsbereich ist das anders: Zwischen den Sinnesorganen und mir – dem Verantwortlichen für Verarbeitung und für die passende Antwort – ist im Lauf der Menschheitsgeschichte immer mehr Gehirn getreten. Sie müssen sich vorstellen, dass ich ganz tief im menschlichen Körper sitze und mir deshalb kein eigenes Bild über eine komplexe äußere Situation machen kann.
Trotzdem soll ich eine passende Antwort haben, die gut für Ihr Überleben und Ihre Gesundheit ist. Ich bin also darauf angewiesen, dass ich diese Information von meinen Partnern bekomme.
Im Alltag wirken die bewussten Hirnanteile kräftig an den Informationen mit, die ich bekomme. Für mich ist das in etwa so wie in einem spannenden Kinofilm: Die aufbereiteten Informationen wirken absolut echt und entsprechend antworte ich dann natürlich auch. Meine Tätigkeit wird also nicht nur von tatsächlichen äußeren Fakten, sondern auch von den dazugehörigen Geschichten, die die erwähnten Gehirnanteile aus den Fakten machen, bestimmt. Stellen Sie sich einen Drehbuchautor vor, der zusammen mit dem Regisseur einen Film umsetzen will. Wenn diese beiden gut zusammenarbeiten, entsteht ein toller Film. Aber glauben Sie mir, meine Besitzer machen aus allem und jedem ihren eigenen Film, und einige greifen dabei immer zur selben Geschichte, die zu den eigenen aufgestellten Regalbrettern passt: Action-, Drama- oder sogar Kriegsfilme kommen auf die Leinwand, während ich eigentlich nur mit meinem Besitzer im Auto oder im Büro oder sogar nur auf dem Sofa zu Hause sitze!
Da kann es dann vorkommen, dass mein Besitzer vor Schreck fast vom Stuhl fällt, nur wenn ein Kollege ins Büro kommt, weil seine im Moment im Kopf ablaufende Filmgeschichte ein Thriller ist. Oder ein anderer meiner Besitzer schaut stundenlang immer wieder angstvoll zur Uhr, wenn eine Präsentation vor den Kollegen und dem Chef zu hal-

ten ist, weil seine gerade ablaufende Filmgeschichte ein Drama ist.
In solchen Situationen hilft es schon mal wirklich gut, meinen Kollegen, den werten Sympathikus, mit einem kleinen Atemtraining zu entspannen und mich dadurch wieder nach vorn zu bringen. So bekomme ich besser mit, wenn Film und Realität nicht zusammenpassen. Auf lange Sicht noch besser ist es natürlich, die Filmrolle zu wechseln und einen passenderen Streifen einzulegen. Damit kann mir mein Besitzer enorm helfen, einen guten Job zu machen.
Es ist also schlau, sich die Zeit zu nehmen, einmal wirklich zu überlegen, welche Geschichte Sie sich im Kopfkino ständig selbst zeigen. Als ersten Schritt können Sie sich fragen, ob diese Geschichte Ihnen dabei hilft, die gewünschten Ergebnisse zu erzielen. In sehr vielen Fällen sind diese Geschichten nämlich gerade nicht dafür geeignet, um dort anzukommen, wo Sie hinwollen. Hier hilft oft, einfach zu Ende zu denken: Was würde denn wahrscheinlich wirklich passieren, wenn … Meist kommt man auf diese Weise zu wesentlich weniger »Drama«. In einem zweiten Schritt können Sie dann überlegen, welche Geschichte günstiger für Sie sein könnte, frei nach William James, der schrieb: »Das beste Mittel gegen Stress ist unsere Fähigkeit, einen Gedanken einem anderen vorzuziehen.«
Und tatsächlich können Sie so Ihre Geschichte ändern!

WIE UNS DIE **STRUKTUR** UNSERES GEHIRNS **BEEINFLUSST**

Das Gehirn des Menschen hat sich über Hunderttausende von Jahren entwickelt und hat deswegen einen besonderen Aufbau, den man mit einem Baum vergleichen kann. Die neuesten Anteile, die Hirnrinde oder der sogenannte Neokortex, liegen ganz außen, so wie auch bei einem Baum die jüngsten Zweige ganz außen zu finden sind. Sowohl Blutbahnen als auch Nerven laufen ganz zentral in den alten Anteilen im sogenannten Hirnstamm zusammen. Aus diesem Grund haben die neuen Hirnregionen als Letzte Zugriff auf Energie und Information. Entsprechend hat dieser Hirnanteil im Alltag eben nicht unbedingt die Rolle eines Chefs, der von oben alles befehligt, sondern eher die eines Kommentators, der alles beobachtet und dann seinen Senf dazugibt. Dies bedeutet nichts anderes, als dass unser Gefühl, wir würden alles und jedes bewusst entscheiden, falsch ist. Vielmehr entscheiden in den meisten Fällen die älteren, automatischen Anteile darüber, was wir tun oder lassen. Dieser Aufbau erklärt auch unsere Erfahrung, wie schwer es ist, eine Gewohnheit, also einen Automatismus, der sich tief in unserem Gehirn etabliert hat, einfach durch Nachdenken zu verändern. Dazu hat unser moderner Bereich des Gehirns im wahrsten Sinn des Wortes einfach nicht die richtige Position.
Die Wirksamkeit der neuen Hirnanteile entfaltet sich anders. Zwar treffen wir viele Entscheidungen automatisch und wir können viele Funktionen unseres Körpers tatsächlich nur zu einem geringen Teil willentlich beeinflussen, wie zum Beispiel unseren Herzschlag. Was die modernen und jüngsten Gehirnareale allerdings hervorragend können, ist Einfluss auf unsere Interpretation einer Situation und damit auf unsere Grundstimmung zu nehmen. Die Ursache dafür liegt darin, dass unser Gehirn vornehmlich eine Bewertungsmaschine ist, die aus den unendlich vielen Signalen unserer

Umwelt ein Szenario entwirft, auf das wir reagieren können. Sie ahnen es schon – dies dient dem Überleben.
Wenn wir beispielsweise irgendwann einmal von einem Hund erschreckt oder gar gebissen worden sind, so fällt es uns mit unserem Neokortex nicht schwer, uns in einer späteren, aber vielleicht ähnlichen Situation sofort auch ein ganz ähnliches Szenario auszumalen – auch wenn der Hund viel kleiner und auf der anderen Straßenseite ist. Egal, sicherheitshalber nimmt hier die Prognosemaschine Einfluss und setzt wirksam unseren Sympathikus in Gang. Oftmals braucht es noch nicht einmal einen echten Hund, es reicht schon die Vorstellung von einem Hund. Wenn das Ganze bei einem Hund, der ja potenziell gefährlich ist, noch einen gewissen Sinn hat, so führt derselbe Mechanismus selbst bei der Vorstellung von abstrakten Gefahren wie Zahnarzt, Steuererklärung oder Chef zu einer deutlichen Stressreaktion. Auch wenn man in Wirklichkeit gerade gemütlich auf der Couch sitzt und zufällig im Kalender den Zahnarztbesuch in drei Wochen entdeckt hat …
Wir Menschen sind geradezu meisterhaft darin, uns entsprechende Dinge vorzustellen und diese in vorhandene Regalbretter einzusortieren. Zwar findet diese Vorstellung nur in den äußersten und neuesten Bereichen unseres Gehirns statt, sie hat aber über die Wege Hirnstamm und vegetatives Nervensystem nachhaltige Auswirkungen auf unseren gesamten Körper.

»Unser Schädel ist rund, …

… damit wir die Richtung unserer Gedanken ändern können« (Francis Picabia). Tatsächlich hatte die Entwicklung dieser Fähigkeit sichtbaren Einfluss auf unser Gehirn: Es wurde durch die Größenzunahme der Scheitellappen des Großhirns und des Kleinhirns runder, unsere Schädelform wurde damit für den modernen Menschen typischer. Diese beiden Hirnbereiche beeinflussen unter anderem die Orientierung und Aufmerksamkeit, die Wahrnehmung von Reizen, die Selbstwahrnehmung, das Arbeits- und Langzeitgedächtnis, die Sprache sowie die Verarbeitung von Emotionen.
Wissenschaftler um Simon Neubauer vom Max-Planck-Institut für evolutionäre Anthropologie in Leipzig verglichen die innere Schädelhöhle von 300 000 bis 10 000 Jahre alten menschlichen Fossilien mit den Schädeln heutiger Menschen. Dabei entdeckten sie, dass sich die runde Schädelform erst vor ungefähr 35 000 Jahren entwickelte, also relativ spät im Lauf der menschlichen Evolution.

Stress macht krank – den, der es glaubt

Unsere Fähigkeit, komplexe Zusammenhänge in Form von Geschichten zu erfinden, zu erzählen, sie kollektiv zu verbreiten und zu glauben, besitzt eine enorme Kraft, die sich für jeden persönlich auswirken kann. So konnte eine 2012 in »Health Psychology« veröffentlichte amerikanische Untersuchung über den Zusammenhang zwischen (empfundener) Stressbelastung und Lebensdauer zeigen, dass Menschen, die die verbreitete Meinung hatten, Stress sei für ihre Gesundheit schlecht, tatsächlich früher verstarben als Menschen, die ein Gesundheitsrisiko durch Stress weniger problematisch beurteilten. Die Stanford-Psychologin Kelly McGonigal zieht daraus sogar den Schluss, dass die Geschichte »Stress macht krank« gefährlicher sei als der Stress selbst.

Doch warum ist das so? Wie bereits auf Seite 83 beschrieben, ist unser fantasievoller Geist in der Lage, unsere eigene Realität zu erschaffen, und er kann mit dieser dann auch unser vegetatives Nervensystem beeinflussen. In der Hirnforschung geht man sogar davon aus, dass unser Gehirn zwischen der tatsächlichen »Wirklichkeit« und dem, was es sich vorstellt, nicht unterscheiden kann. Etliche Science-Fiction-Filme wie »Total Recall« oder »Matrix« haben mit einem solchen Szenario auf der Kinoleinwand gespielt.

Diese zunächst irritierende Funktionsweise unseres Gehirns kann aber auch genutzt werden, um unsere Gesundheit positiv zu beeinflussen. Einer der Autoren dieses Buches hat sich genau mit diesem Thema wissenschaftlich auseinandergesetzt und daraus die S. M. i.Le! Methode entwickelt. Diese steht für »Sei Mentor im Leben« und nutzt den Umstand, dass wir unsere eigenen Geschichten und damit unsere eigene Realität überdenken und selbst aktiv beeinflussen können. Dieser Ansatz ist sehr wirksam für die eigene Gesundheit.

INFO

MÜSSEN ODER WOLLEN

Für unser persönliches Stresserleben macht es einen großen Unterschied, ob Sie für Ihre Vorhaben in der MÜSSEN-Form oder in der WOLLEN-Form denken. Wenn Sie zum Beispiel überlegen: »Ich muss heute noch einkaufen gehen«, dann erzeugt dies in der Regel mehr Stress, als wenn Sie denken: »Ich will heute noch einkaufen gehen.«
»Müssen« empfinden wir eher als von außen aufgedrückt. »Wollen« kommt gefühlt von innen und ist damit Ihre eigene Entscheidung.
Um den für Ihren Dr. med. Parasympathikus positiven Effekt des deutlich schlaueren »ich will« zu nutzen, könnten Sie in einem ersten Schritt den eigenen Muss-Gedanken hinterfragen. Meist gibt es niemanden aus Ihrem Umfeld, der Sie tatsächlich zu dem zwingen würde, was Sie vorhaben. Eher sind Sie es selbst, der sich mental die Pistole auf die Brust setzt, doch unbedingt einkaufen zu gehen.
Zu Ende gedacht, haben die meisten »Ich muss noch …«-Sätze keine wirklich dramatischen Konsequenzen, wenn man das »muss« einfach nicht tut. So haben Sie, um bei unserem Beispiel zu bleiben, zwar keine Milch oder Butter im Haus, wenn Sie noch einkaufen »mussten«, dies aber letztlich doch nicht gemacht haben. Für das Überleben an sich ist das nicht wirklich von Belang, denn Sie werden deshalb nicht verhungern.
Wenn Sie öfter mal »Müssen« durch »Wollen« ersetzen, freut sich Ihr Dr. med. Parasympathikus – probieren Sie es aus.

WARUM UNSER GEHIRN STRESS LIEBT, IHN ABER NICHT VERTRÄGT

Haben Sie schon einmal einen Krimi verschlungen oder gebannt den Tatort verfolgt? Selbst wenn das nicht auf Sie zutrifft, dann kennen Sie sicherlich ein paar Menschen, die dies sehr gern tun.
Aber kennen Sie auch Menschen, die freiwillig stundenlang in dunklen Labyrinthen durch die Gegend hetzen würden, um sich schlussendlich von Monstern erledigen zu lassen? Wenn Sie jetzt sagen, das würde doch niemand tun, dann fragen Sie mal bei der Computerspielbranche nach. Spiele solchen oder ähnlichen Inhalts haben einen Absatz in schwindelerregender Höhe und werden bei Preisen für einige Hundert bis Tausend Euro für die notwendige Hardware und nochmal um die 80 Euro pro Spiel wohl nicht nur erworben, um sie ins Regal zu stellen. Mit einem Gesamtumsatz der Computerspielbranche von 3,3 Milliarden Euro nur in Deutschland (2017) wird in diesem Sektor mittlerweile der dreifache Umsatz erzielt wie an der Kinokasse.
Warum fasziniert es Menschen offensichtlich, sich freiwillig so etwas auszusetzen? Sicherlich ist es zu einem erheblichen Anteil die Interpretation dessen, was geschieht. Kaum jemand, der gern Krimis liest oder in virtuelle Kämpfe mit Dämonen eintaucht, würde diese Beschäftigung als Stress bezeichnen – eher schon als Nervenkitzel und manche(r) sogar als Entspannung.

Stressige Gewohnheiten

Es ist ein wenig wie bei Pippi Langstrumpf: »Ich mache mir die Welt, widi widi wie sie

INFO

DIE SACHE MIT DER INTERPRETATION – ODER: WAS KRIBBELT IN MEINEM BAUCH?

Stellen Sie sich vor, Sie hätten ein flaues Gefühl im Bauch. Ihnen wäre etwas schwindelig, Ihre Hände seien feuchter als normal und ab und zu würde Sie ein Hitze- oder Kälteschauer durchlaufen. (Übrigens sind dies alles Vorgänge, bei denen Ihr Dr. med. Parasympathikus und sein Kollege Sympathikus versuchen, eine passende Regulation für Sie und Ihr Überleben zu finden.)
Wenn Sie diese Symptome Ihrem Arzt schildern, würde dieser am ehesten auf einen Magen-Darm-Infekt tippen. Was aber wäre, wenn Sie nicht ein Magen-Darm-Virus plagt, sondern Sie schlichtweg schwer verliebt sind? Exakt die gleichen körperlichen Symptome, nämlich sprichwörtlich »liebeskrank« zu sein, haben in diesem Fall eine ganz andere Bedeutung: Sie sind Ausdruck unserer überwältigenden Empfindung für die von uns angebetete Person.
Ähnliches passiert bei den vermeintlichen Stressauslösern wie dem erwähnten Krimi: Sie stimulieren uns und das kann, je nach Interpretati on, entweder belastend sein oder sich, wie bei frisch Verliebten, lebendig und kribbelnd anfühlen. Entscheidend für Ihre Interpretation sind Ihre eigenen Regalbretter.

mir gefällt.« Die Interpretation der Reize unserer Umwelt und damit die Einordnung dieser Reize in die Regalbretter ist eine sehr wichtige Aufgabe unseres Gehirns. Wie bei dem dazugehörigen Geschichten-Erzählen handelt es sich um eine sehr aufwendige Arbeit unseres Gehirns, und sie dient wieder der Hauptaufgabe – dem Überleben. Dafür befinden wir uns permanent in einer Art »Echtzeit-Beurteilungsmodus«, der für unsere Reaktionen auf eine Situation optimale Voraussetzungen gewährleisten soll. So hat unser Gehirn letztlich immer das letzte Wort bei der Interpretation.

Und genau wie bei Pippi Langstrumpf mischen wir gern mit und machen uns die Welt, wie sie uns gefällt. Wirklich?

Nun, dass wir uns unsere Welt erschaffen, ist gut nachgewiesen, aber das mit dem »gefallen« hat es in sich. Eher machen wir uns unsere Welt so, wie sie uns sinnvoll erscheint, und das ist oft so, wie wir es gewohnt sind. Das ist der wohl wichtigste Grund für das Entstehen von Stressspiralen.

Wenn wir im Leben stressige Zeiten gewohnt sind, streben wir diesen Zustand auch weiterhin an und erzählen unserem Dr. med. Parasympathikus die passende Geschichte dazu. Auf Dauer ist der Preis für diesen »freiwilligen« Stress jedoch ähnlich wie beim »echten« Stress: Der Parasympathikus kann im Zustand der Erregung seinen Job, den Ressourcenaufbau, nicht machen. Im schlechtesten Fall geraten wir dann in einen chronisch überreizten Zustand, der weiter an unseren Ressourcen nagt. Wir kommen so einer eingeschränkten Regulationsfähigkeit immer näher. Wir regulieren nicht schlau. Wir rasen eher dynamisch.

Auch wenn Sie es schon mehrfach hier gelesen haben – es ist enorm wichtig, sich klar zu machen, wofür unser Gehirn eigentlich da ist, was also seine primäre evolutionäre Aufgabe darstellt.

Überlebensvorteil Gehirn

Neben den sozialen Aufgaben hilft uns unser Gehirn, eine drohende Gefahr frühzeitig zu erkennen und rechtzeitig Gegenmaßnahmen zu ergreifen. Dies ist einer der wichtigsten Kooperationsbereiche von ZNS und VNS, denn über die Fernsinne wie Sehen und Hören und über die nachfolgende Interpretation der Signale kann eine mögliche Gefahr idealerweise früh erkannt werden. Geschwindigkeit ist eine der wichtigsten Zutaten fürs Überleben. Da wir Menschen, verglichen mit Großkatzen, ja nicht die schnellsten auf unseren zwei Beinen sind, musste evolutionstechnisch die Geschwindigkeit an anderer Stelle etabliert werden, nämlich als dieses Frühwarnsystem: schnelles Wahrnehmen und schnelles Interpretieren einer Situation und schnelles Handeln. Vermutlich hat diese Etablierung unseres Frühwarnsystems auch bei der Entwicklung des aufrechten Gangs mitgeholfen: Wer weiter oben ist als die Vierfüßler, hat natürlich einen besseren Überblick und eine bessere Akustik – nicht verkehrt fürs Frühwarnsystem und damit fürs Überleben.

Ein solches Alarmsystem ist aber nur dann wirklich effektiv, wenn es sehr sensibel reagiert. Bei der Interpretation galt es demnach, »keine Gefahr außer Acht zu lassen«, nach dem Motto: Besser einmal zu viel flüchten als einmal zu wenig. Ein wichtiger Selektionsdruck, wie es die Biologen ausdrücken. Oder anders formuliert: Von demjenigen, der einmal zu wenig geflüchtet ist, stammen wir nicht ab.

Dass diese Alarmanlage einen direkten Draht zum Sympathikus hat und uns sehr schnell zu Höchstleistungen aktivieren kann, haben Sie bestimmt schon erlebt. Vielleicht erinnern Sie sich, wie Sie sich nach einem Beinahe-Unfall gefühlt haben: Ihr Herz hat gerast und Ihr Körper hat sich wie elektrisiert angefühlt. Dann kam der Gedanke »Gerade noch mal gut gegangen«, und es dauerte etwas, bis Sie wieder »runtergekommen« sind. Meistens werden Sie auch noch so etwas wie »Puuhh …« gesagt oder gedacht haben – was dann wieder die Aktivierung des Parasympathikus durch die Ausatmung war. Diese Alarmanlage ist ein echter Lebensretter, ein System, das wie ein Rettungsschwimmer an der See nach möglichen Gefahren Ausschau hält, um schnell eingreifen zu können.

Besser Schmerz als Langeweile

Für diese Alarmanlage gibt es nichts Schlimmeres als Langweile, und sie giert geradezu nach Reizen. Das zeigen die folgenden Experimente. Psychologen um Timothy Wilson von der University of Virginia machten 2014 folgendes Experiment: Den teilnehmenden Probanden wurde eine simple Aufgabe gestellt. Sie sollten in einem leeren Raum sitzen und einfach nichts tun. Keine Ablenkung, das heißt kein Smartphone, keine Zeitung, keine Musikuntermalung. Nur im Kopf sollten sie sich mit einem selbst gewählten Thema beschäftigen. Die dafür vorgesehene Zeitspanne lag zwischen 6 und 15 Minuten. Das klingt eigentlich nicht weiter schwierig.

Wie sich herausstellte, war es das aber doch. Mehr als der Hälfte der teilnehmenden Probanden fiel dieses »Nichtstun« alles andere als leicht. Um herauszubekommen, ob dies an den Laborbedingungen lag, wiederholte man den Versuch in der häuslichen Umgebung der Teilnehmer. Dort wurde es jedoch noch schwieriger, vermutlich wegen der dort so zahlreichen potenziellen Möglichkeiten der Ablenkung. Die Teilnehmer waren zwischen 18 und 77 Jahre alt und unabhängig vom Alter berichteten sie ähnliche Erfahrungen. »Uns hat besonders überrascht, dass selbst alte Menschen ungern nur ihren Gedanken nachhängen«, sagt Wilson. Es scheint also so zu sein, dass es uns besser geht, wenn wir wenigstens irgendeine Beschäftigung haben.

Bestätigt wurde dieses Phänomen in einer anderen Studie durch eine Befragung: 83 Prozent der interviewten Personen in den USA gaben an, in den vergangenen 24 Stunden nicht eine Minute damit verbracht zu haben, betätigungslos über irgendetwas nachzudenken.

Das ist eigentlich nicht das, was man erwarten würde. Man meint, üblicherweise suchen wir nach einem Zustand, in dem wir uns ungestört auf nur eine Sache konzentrieren können. Zum Beispiel, wenn wir versunken sind in ein gutes Buch, dann sind wir mit uns und der Welt zufrieden. Wenn wir aber von äußeren Umständen, wie zum Beispiel Lärm, beim Lesen gestört werden, dann vermindert uns das die Freude beim Eintauchen ins Buch. Wieso ist es dann so kompliziert, ungestört in einem leeren Raum zu sitzen, endlich mal nichts tun zu müssen und einzutauchen in unseren Geist?

Es folgte ein weiterer Versuch bei dem Experiment von 2014: Nun war das Setting so, dass die Probanden die Möglichkeit bekamen, sich während der Zeit des Versuchs mittels Knopfdruck einen kleinen, aber doch unangenehmen Elektroschock zu verpassen. Vor dem Versuch gaben die meisten Probanden an, dass es auf keinen Fall infrage käme, sich freiwillig einen schmerzhaften

Elektroschock zuzufügen. Doch was passierte? Zwei Drittel der Männer und ein Viertel der Frauen taten es doch. Einer der Teilnehmer drückte sogar 190-mal auf den Knopf für den kleinen Stromstoß!

Wir kennen den Zustand quälender Langeweile. Dieser scheint durch die moderne Welt mit dem enormen täglichen Ablenkungs-Angebot noch viel unerträglicher geworden zu sein. Wir sind es einfach nicht mehr gewohnt, »nichts zu tun«, schon in früher Kindheit gewöhnen wir uns daran, uns unentwegt ablenken zu lassen durch Fernsehen, Handy, Tablet usw.

Aber völlig neu ist das Phänomen offensichtlich nicht, denn vor über 200 Jahren schrieb bereits Goethe: »Nichts ist schwerer zu ertragen, als eine Reihe von guten Tagen.« Und vermutlich meinte er mit seinen Worten genau dies. Heute geht es für die meisten von uns statt um Tage eher um Stunden oder, wie in dem Experiment, um Minuten. Es ist also paradox: Wir sehnen uns nach Ruhe von der Hektik, kaum aber haben wir diese, holen wir uns die Hektik wieder zurück, und das nur, weil wir sie gewohnt sind.

Das stimmt natürlich wieder mit dem Bild unseres kleinen schlauen Autos überein, bei dem das ständige und extreme Betätigen des Gaspedals »normal« geworden ist. Das Bremspedal ist im Verhältnis zum Gaspedal so klein geschrumpft, dass wir es nicht mehr finden können.

DER PREIS FÜR DAS MODERNE LEBEN

Als Nachfahren von Menschen, deren System mit starker Aktivierung sehr sensibel auf Alarmreize reagierte, haben wir es bis in die Neuzeit geschafft. Wir nehmen unsere Geschicke mehr und mehr selbst in die Hand und gestalten diese nach modernen Bedürfnissen. Ging es für den frühen Menschen darum, naturgegebene Unwägbarkeiten zu organisieren und darin zu überleben, so erschaffen wir uns heute ein immer besser abgesichertes Umfeld: Wir brauchen keine Angst mehr vor wilden Tieren zu haben und auch Hunger und Kälte treffen zum Glück die meisten Menschen nicht mehr so direkt wie vor Tausenden von Jahren.

Ironischerweise belastet uns aber auch genau diese selbst gemachte »Reihe an guten Tagen«, denn unser Alarmsystem langweilt sich. Also sorgen wir auch dafür. Genau wie wir als Menschen für warme Wohnungen und genügend Essen sorgen, um nicht frieren oder hungern zu müssen, kümmern wir uns um Ablenkungen, um uns nicht langweilen zu müssen. Und genau wie wir unsere Häuser meist nicht allein bauen oder unser Essen nicht allein züchten, so haben wir auch für das Thema Langeweile eine eigene Industrie entwickelt. Aber nicht nur die Unterhaltungs-, Freizeit- und Reisebranchen mischen kräftig mit, alle Medien kämpfen um unsere Aufmerksamkeit.

Betrachten wir zum Beispiel die Nachrichten, dann sind es fast nur Katastrophenmeldungen, die unsere Aufmerksamkeit fesseln. Dagegen wirken Erfolgsmeldungen, vielleicht einmal abgesehen vom Sport, auf Dauer langweilig. Da Medien in vielen Fällen ihr Geld mit uns verdienen, indem sie uns diese Nachrichten heutzutage auch noch im Huckepack mit Werbung verkaufen, geht es darum, unsere Aufmerksamkeit zu erreichen, und wir werden mit Katastrophenmeldungen geradezu überschüttet. Diese »Überschüttung« ist dann praktischerweise verknüpft mit Werbeeinnahmen.

Tatsache ist, dass wir uns diese Portion täglich selbst holen und sogar dafür zahlen. Dies ähnelt den Stromstößen in dem Experiment auf Seite 92: Zeitung am Morgen, Radio und Internet den ganzen Tag und zum Abschluss die Tagesthemen. Viele hundert- bis tausendmal erfahren wir täglich Dinge, die uns, zumindest latent, in Alarmbereitschaft versetzen und unserem Dr. Parasympathikus das Leben schwer machen. Nun kommen auch noch ungünstige Umstände zusammen: Unser Überlebensmechanismus in unserem Nervensystem, der uns ja eigentlich schützen soll, bevorzugt genau aus diesen »Schutzgründen« Informationen, die eine potenzielle Bedrohung darstellen. Er filtert diese geradezu heraus aus allen anderen Informationen – es geht schließlich ums ÜBERLEBEN. Das alles führt zu einer selbst gemachten Zunahme an eben diesen Nachrichten. Wir sind in einen Teufelskreis geraten, in dem wir durch unsere Informations- und Unterhaltungs-Gier immer wieder Öl in die Flammen gießen. Langfristig erleben wir dadurch die Welt oft weitaus bedrohlicher, als sie ist.

»Alternative Realität«

Der im Jahr 2017 verstorbene Professor für Internationale Gesundheit, Hans Rosling, identifiziert diese Fokussierung auf Probleme in seinem Buch »Factfulness« (siehe Literatur Seite 170) als einen wichtigen Faktor der verbreiteten Einschätzung, »alles würde immer schlechter«. Rosling konnte zeigen, dass, egal welchen Bildungsgrad ein Mensch hat, eine Art Instinkt zur »Katastrophalisierung« unsere Einschätzung zum Negativen beeinflusst. Es ist also nicht eine Sache des Menschenverstands, sondern unserer gefühlten Bewertungen, aus denen mit der Zeit eine Geschichte entsteht. Rosling rät daher dazu, durch kritische Fragen die Nachrichten zu hinterfragen. Wenn eine Nachricht zum Beispiel über den Zustand der Umwelt uns bedrückt, sollten wir nachfragen und die Information dann eventuell durch das zusätzlich Erfahrene relativieren. Dabei geht es ihm nicht um das Ignorieren von Missständen oder ein Schönreden. Er geht vielmehr davon aus, dass uns ein objektiveres Bild unserer Welt für unsere Gesundheit nachhaltig nutzt, da es uns erlaubt, aus der Spirale auszusteigen.

ACHTE AUF DEINE GEDANKEN, DENN SIE WERDEN WORTE.
ACHTE AUF DEINE WORTE, DENN SIE WERDEN HANDLUNGEN.
ACHTE AUF DEINE HANDLUNGEN, DENN SIE WERDEN GEWOHNHEITEN.
ACHTE AUF DEINE GEWOHNHEITEN, DENN SIE WERDEN DEIN CHARAKTER.
ACHTE AUF DEINEN CHARAKTER, DENN ER WIRD DEIN SCHICKSAL.

TALMUD

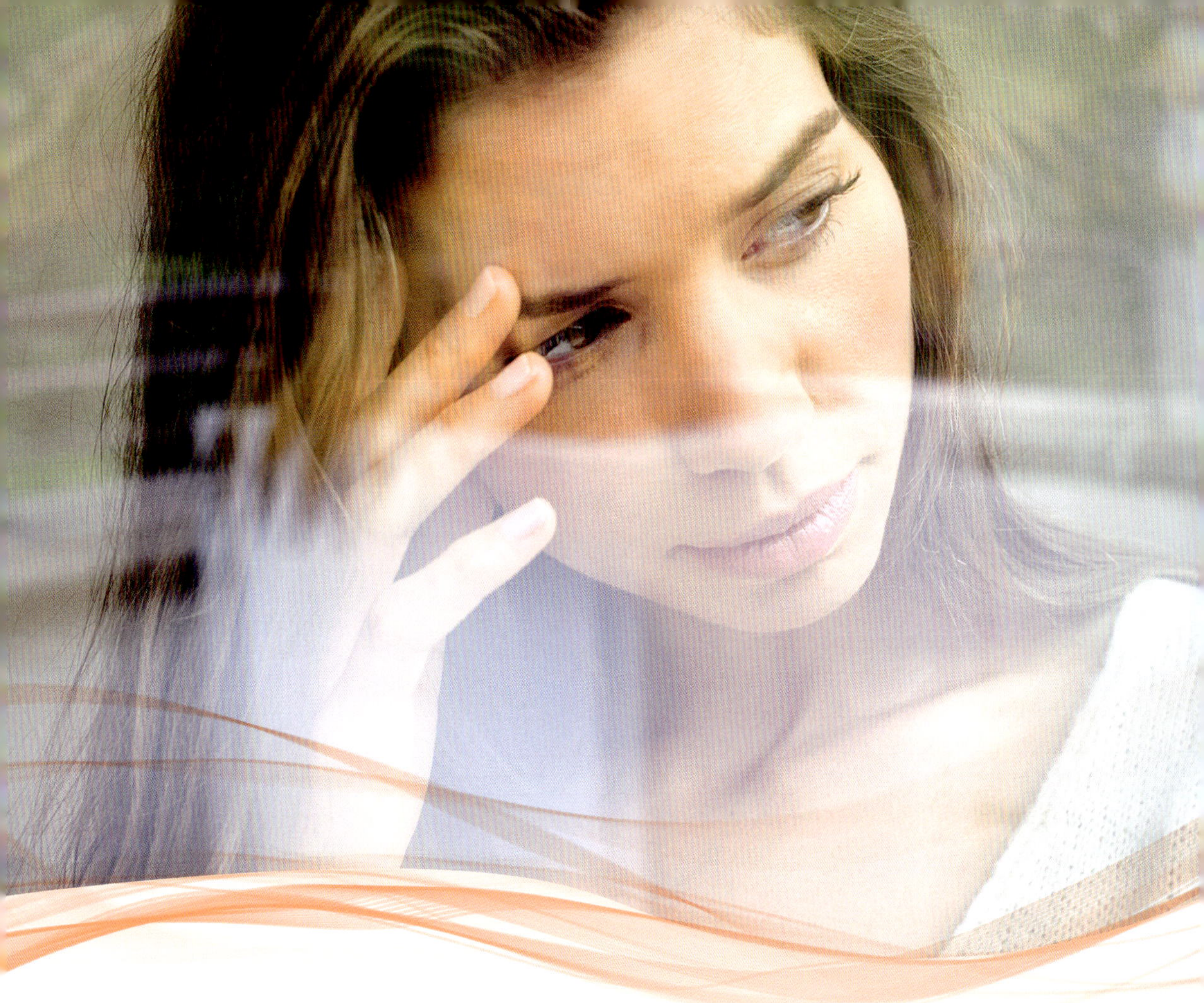

WIE DU ZU DEM WIRST, WAS DU DENKST

In diesem Kapitel haben wir uns bisher damit beschäftigt, was unser Gehirn immer wieder mit uns anstellt und warum es das tut. In einem kleinen praktischen Versuch, der unseren täglichen »Stress« auf einfache Weise misst und darstellt, kann es zu verblüffenden Ergebnissen kommen. Zu allem, was unser Alltag uns sowieso ständig abverlangt, machen wir uns zusätzlich selbst unnötigerweise diesen weiteren Stress. Dieser hat natürlich wieder mit unserem Gehirn zu tun und mit dem Film, den wir dem Dr. Parasympathikus zeigen: Allein wie und über was wir (nach)denken, setzt unser Regulationssystem unnötigem Stress aus. Das Denken an Probleme, die wir glauben zu haben, bewirkt Chaos in unserer Regulation. Aus Kapitel 2 wissen wir, dass das langfristig sehr ungünstig für jede Zelle und damit für den gesamten Gesundheitszustand ist.

Wir nennen dieses Phänomen den »Mind-over-matter-Effekt« (Sieg des Geistes über die Materie). Er lässt sich in einer kurzen HRV-Messung in Echtzeit, zum Beispiel mit dem Qiu (siehe Seite 57), gut zeigen. Dazu spricht man mit dem Probanden im »negativen Setting« testweise über dessen Reizthemen, zum Beispiel über seinen Chef oder über die Steuererklärung. Im »positiven Setting« kann man mit ihm, wie das im Mental-Coaching gemacht wird, zum Beispiel eine Gedankenreise zu seinem letzten Traumurlaub machen. In beiden Fällen reagiert die HRV-Messung sofort. Die parasympathischen Anteile der Messung sinken im »negativen Setting« (Besprechung der Reizthemen) deutlich ab, der Ball wird rot (siehe Foto unten), im »positiven Setting« werden sie deutlich messbar mehr, der Ball wird grün. Ebenso nimmt im ersten Fall die Kohärenz (Ordnung und Rhythmik) in der Regulation ab, im zweiten Fall verbessert sie sich messbar.

ACHTE AUF DIE FARBEN DEINER GEDANKEN!

Wir haben auf Seite 82 gesehen, wie unser Gehirn »tickt«, wie es die moderne Welt erschaffen hat und gleichzeitig von ihr beeinflusst wird. Was können wir für uns und unseren Parasympathikus daraus lernen?
Wir können und sollten unsere eigene Geschichte in die Hand nehmen und mehr Regie in unserem Leben führen. Wenn wir lernen, unsere Bedürfnisse zu erkennen, und wenn wir uns auch der negativen Folgen moderner Annehmlichkeiten bewusst werden, können wir entspannter und glücklicher sein. Wir sollten uns unsere eigene Welt so gestalten, dass sie unser Wohlbefinden fördert und freundlicher unserem Dr. Parasympathikus gegenüber wird.
Egal, was uns im Alltag und im Leben begegnet, wir sehen es immer durch die Brille unserer inneren Haltung. Oder wie es Dr. med. Parasympathikus auf Seite 85 auch ausdrückt: Wir sehen alles wie in einem Film, den wir gerade in uns abspielen lassen. Wir nehmen unsere Umgebung aus dieser Haltung heraus wahr. Wir beurteilen Wahrgenommenes aus unserer inneren Haltung heraus. Wir treffen Entscheidungen aus dieser inneren Haltung heraus. Und wir überprüfen diese Entscheidungen aus unserer inneren Haltung heraus.
Schließlich stecken wir in uns drin und können gar nicht anders. Auf Schlau würde man sagen: »Wir haben die Deutungshoheit über alles und jedes.«

HRV-Bio-Feedback zeigt mit den Farben rot oder grün unseren regulativen Zustand an.

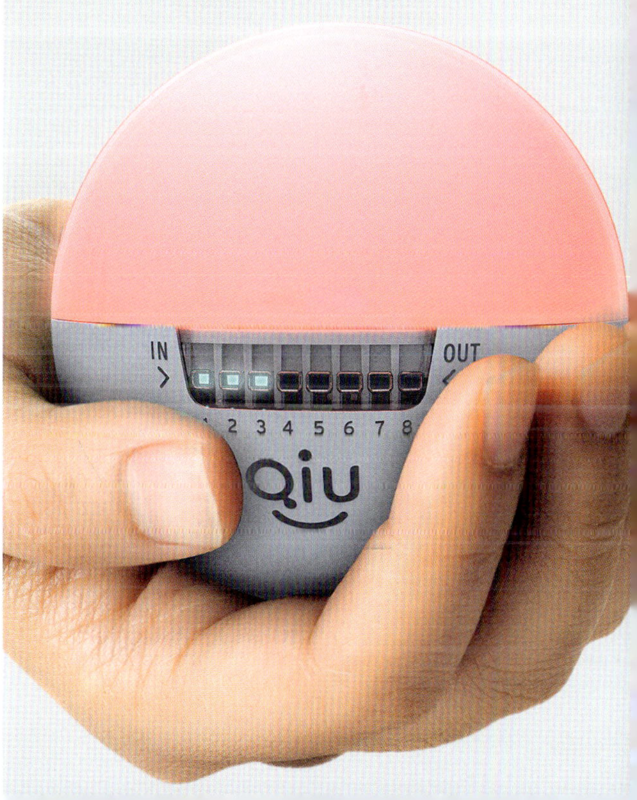

WAS DAS DENKEN IN REGALBRETTERN MIT UNS MACHT

Dies möchten wir am Beispiel von Tanja verdeutlichen. Tanja ist 28 Jahre alt und Mutter eines kleinen Sohns. Sie lebt, wie wir alle, in der modernen medialen Welt. In dieser Welt gelten Regeln, die, genau betrachtet, wenig zu tun haben mit der Wirklichkeit. TV, Kino und Internet gaukeln uns vor, wie alles zu sein hat, sogar wie wir selbst zu sein haben. Dabei entsteht eine Glanz- und Scheinwelt, die wir oft genug für wahr halten und der wir dann umgekehrt versu-

INFO

MACHEN SOZIALE NETZWERKE ZUFRIEDEN?

Wir alle sehnen uns nach Anerkennung und Wertschätzung. Dies ist seit jeher ein wichtiger sozialer Klebstoff. Dafür würde sich der ganze Stress ja vielleicht wenigstens irgendwie lohnen. Und tatsächlich geht es uns in Gesellschaft mit anderen besser, denn wir sind soziale Wesen. Wie viel Gesellschaft wir brauchen, ist dabei für jeden unterschiedlich und auch von der eigenen Situation abhängig.

Scheinbar ist dieses soziale Miteinander, das wir für unser Wohlbefinden brauchen, durch die riesigen sozialen Netzwerke einfacher geworden. Wir können, wann immer wir wollen, mit jedem in Kontakt treten, ohne dabei einen Fuß vor die Tür setzen zu müssen. Und auf der Suche nach Anerkennung posten wir, was das Zeug hält.

Einige Studien konnten jedoch zeigen: Wir nutzen die neuen sozialen Netzwerke in der Absicht, dass es uns besser geht. Der Effekt davon ist aber oft das Gegenteil. Die Ursache dafür ist das Vergleichen: Durch eine plötzlich sehr große Vergleichsgruppe – wir haben ja nicht sechs oder sieben, sondern meist gleich ein paar hundert »Freunde« auf Facebook –, sehen unsere Errungenschaften schnell »alt« aus. Posten wir also ein Bild von unserem lang ersehnten Jahresurlaub auf Teneriffa, lässt ein Bild von irgendjemand, der gerade auf den Malediven ist, nicht lang auf sich warten. Und plötzlich ist unser Glücksgefühl dahin.

Psychologen erklären diesen Effekt so: Uns geht durch die überdimensionale Vergleichsgruppe das Gefühl verloren, auch einmal der / die Erste zu sein. Das ersehnte erlösende Gefühl, alle unsere Anstrengungen hätten sich gelohnt, verlieren wir so gleich mit.

Nicht nur diese Verhaltensweise der modernen Zeit basiert auf tief im Gehirn verankerten Bedürfnissen. Wenn wir Impulsen nur intuitiv folgen, ohne uns Gedanken zu machen, können sie uns von unserem eigentlichen Ziel entfernen.

chen zu entsprechen. Das kann fatal sein, denn das meiste aus dieser Scheinwelt ist Fiktion und in dieser Form überhaupt nicht zu erreichen. Genauso geht es Tanja. Und es geht bei Tanja ums »Schönsein«.

Schönheitsideale sind in den letzten medialen Jahren in den Aussagen der Verkäufer und entsprechend auch in den Köpfen der Konsumenten deutlich wichtiger geworden, als das früher der Fall war. Überall strahlen uns aus der medialen Welt heraus eine Flut von glücklichen und gestylten Menschen an, hinein in unser normales Leben. Das macht etwas mit uns – vor allem, wenn wir jung sind und noch herausfinden müssen, wer wir überhaupt sind.

Instagram, Facebook und Co. verführen nun dazu – ähnlich wie es die Models aus der Glitzerwelt tun –, uns nach außen ebenso »makellos, glücklich und perfekt gestylt« zu präsentieren. Das sind wir aber nicht wirklich. Wir sind nämlich menschlich – und das »Menschlich-Sein« ist eben optisch immer etwas ganz anderes als das vermeintlich perfekte Einheitsbild. Das beginnt schon morgens mit dem Aufstehen. Wir alle sind vom Schlafen zerzaust, haben Duschen nötig und sind ungeschminkt – menschlich natürlich eben und ganz weit weg von Glamour und Glitzer.

Tanjas Problem

Tanja hält sich für viel zu dick. Vor der Schwangerschaft war sie schon nicht wirklich mit Model Maßen ausgestattet. Mit etwas Sport konnte sie dem aber wenigstens halbwegs entgegenwirken. Seit der Schwangerschaft und der Geburt des Babys aber wiegt Tanja in ihren eigenen Augen einfach viel zu viel. Sie fühlt sich nicht wohl in ihrer Haut. Zum Sport kommt sie wegen ihrer Mutterpflichten auch so gut wie nicht mehr. Aus allen Medien strahlen sie allerdings superschlanke Mädchen an, alle mit langen, dünnen Beinen und flachen Bäuchen. Dazu tolle Sneakers und bauchfreie Tops. Das alles am Strand, auf Festivals, in Cabrios und zusammen mit vielen anderen, ebenfalls superdünnen Mädchen.

Das Schlimme daran: Auch in echt sieht Tanja andauernd und überall solche Frauen. Kürzlich wollte sie sich eine Hose kaufen. Ihr fiel schlicht die Kinnlade herunter, als sie vor einer Wand stand mit Jeans, die allesamt geschnitten waren wie für 10- bis 12-jährige Jungs. Und das in der Damenabteilung! Diese Hosen waren kurz, eng, mit einer Hüfte von 20 cm Breite. Und zwar alle Jeans, die an dieser Wand hingen – nicht nur drei oder vier davon. Mindestens 60 Stück – sonst hing da gar nichts. In einem anderen Regal gab es noch weitere Jeans, nicht ganz so klein. Bei diesen endeten die Größen aber leider auch weit unter der Größe, die Tanja selbst gebraucht hätte. Sie verließ schnell den Laden mit der Gewissheit, so unförmig zu sein, dass kein Jeans-Hersteller in ihrer Größe jemals wieder Jeans produzieren wird. Ihre Größe scheint es nicht mehr zu geben – das ist anscheinend indiskutabel. Tanja schämt sich.

Was ist los mit Tanja?

Tanjas Wahrnehmung ist, dass überall nur superschlanke Model-Mädchen herumlaufen. Das hat natürlich wenig zu tun mit der Wirklichkeit, sondern mehr mit ihrer inneren Haltung zu sich selbst. Diese abwertende innere Haltung ist ungünstig für ihre vegetative Regulation. Denn immer wenn Tanja in der Stadt unterwegs ist, sieht sie genau die zwei Frauen unter 100 Leuten, die in ihren

Augen dem Schönheitsideal entsprechen. Sie und ihr Gehirn scannen unbewusst alle Leute auf den Straßen, um Bestätigung für ihre persönliche Wahrheit zu bekommen. Wieder einmal will ihr Gehirn eigentlich »nur« die aufgestellten Regalbretter füllen mit genau dem, was in der vorgesehenen Ordnung hineinpasst. In ihrem Fall sind das eben superschlanke Model-Mädchen mit bauchfreien Tops. Für die hat Tanja nämlich, dank des verzerrten Bildes in den Medien, die Regalbretter gemacht.

Tanja schämt sich für ihre Figur, da diese nicht in das Model-Regalbrett passt. Diese Wahrnehmung und diese Interpretation der Wahrnehmung befeuern nun den sympathischen Schenkel des vegetativen Nervensystems – das heißt, alles stresst das System. Ebenso ergeht es Tanja, wenn sie in den Hosenladen geht. Ihr Blick und ihre Wahrnehmung fallen aufgrund ihres eigenen Scan-Prozesses sofort auf die kleinen Jeans-Größen. Dass im Laden auch Drehständer stehen mit »normalen« Größen, nimmt sie gar nicht wahr. Auch dieser Blick auf die kleinen Größen im Laden stresst wieder Tanjas System. Auch damit steuert sie den sympathischen Anteil des VNS an, und schon wieder leidet der Parasympathikus. Sie schämt sich, hält wieder die Luft an und zieht den Kopf ein. Das macht Tanjas unangenehme Gefühle im Zusammenhang mit »Model-Mädchen« und Bekleidungsgeschäften noch schlimmer.

Medien beeinflussen unsere »Schönheitsideale« und damit auch die Bewertung von uns selbst.

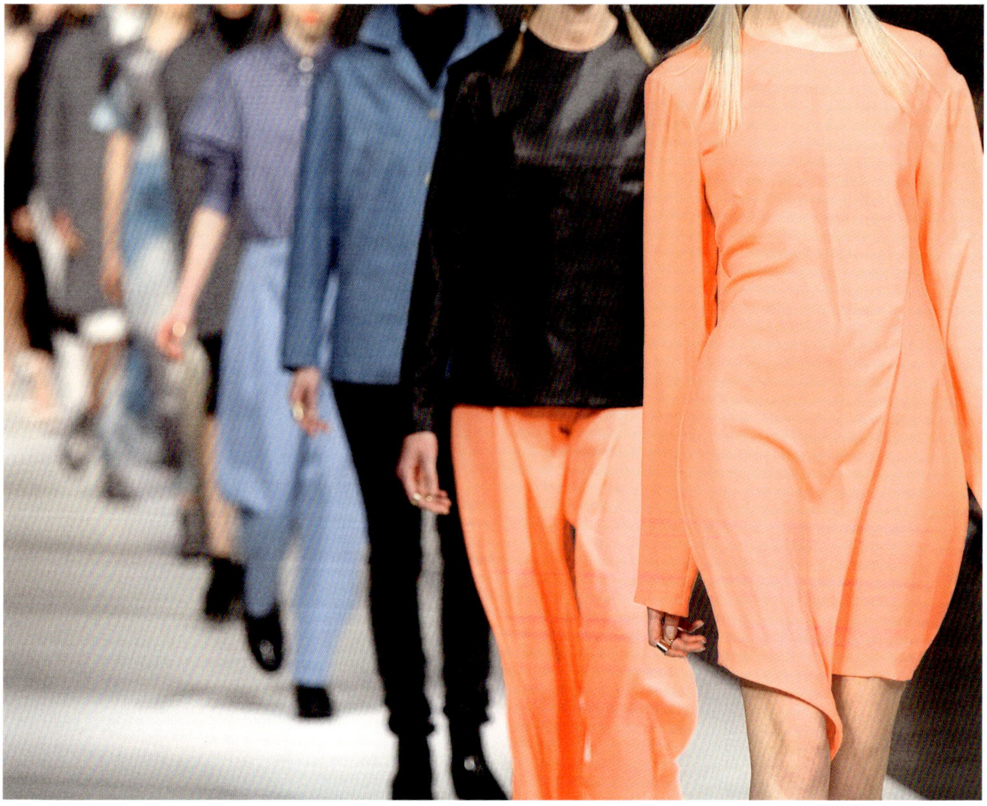

Lösung für Tanja

Wie kommt sie raus aus diesen Gedanken und Gefühlen? Wie kann sie ihren Film wechseln? Gut für Tanja wäre so etwas wie »Gedanken-Hygiene«. Sie sollte ihre innere Haltung zu manchen Dingen überdenken. Diese innere Haltung beeinflusst nämlich, wie wir gesehen haben, ihre Wahrnehmung. Die Lösung für Tanja könnte ein besserer Umgang mit ihrem Thema, was ihren Körper angeht, sein.

Andere Sicht auf die Menschen: Günstig für Tanjas Parasympathikus wäre es, wenn sie in der Stadt die Menschen um sich herum nicht ständig nach Schönheitsidealen und schlanken Mädchen mit Kleidergröße 34 abscannen würde. Tanja könnte üben, ab sofort nicht mehr die Körperformen der Menschen anzuschauen und sich mit ihnen zu vergleichen, sondern sie sollte Ausschau nach anderen Dingen halten. Nur für den Übungszweck könnte Tanja zum Beispiel stattdessen beobachten, wer von den Leuten um sie herum etwas Rotes anhat oder trägt. Oder wer von den Leuten einen Rucksack trägt. Oder wer eine andere Sprache spricht. Oder wer während des Herumlaufens aufs Handy starrt. Oder irgendetwas anderes in diese Richtung. Diese einfache Übung kann Tanja helfen, ihre Wahrnehmung bewusst zu ändern, um sich entspannter zu fühlen. Es kann sogar richtig Spaß machen, beim nächsten Kinderwagen-Ausflug eine solche neue Aufgabe für ihr Gehirn und ihre Wahrnehmung zu haben.

Andere Sichtweise für den Hosenladen: Hilfreich wäre es, wenn Tanja aktiv das Geschäft anders bewertet, etwa so: »Ach, die haben hier ja gar keine Hosen mehr in meiner Größe. Ist ja eigentlich fast zu erwarten gewesen, die sind eben schon ausverkauft in dieser Größe – es gibt schließlich sehr viele Frauen, die wirklich auch aussehen wie Frauen. Die haben unsere Größe leider schon weggekauft, bevor ich da war. Ich schau mal im Geschäft nebenan, vielleicht haben die dort genug vorrätig.« Sie könnte sogar beim Hinausgehen noch einen milden und verzeihenden Blick auf den Laden werfen dafür, dass hier so eine Fehlkalkulation im Einkauf der Mengen für die richtigen Größen passiert ist.

Nur zum Vergleich – dies war Tanjas ursprünglicher Gedanke: »Ich bin so unförmig! Kein Jeans-Hersteller dieser Welt wird jemals wieder in meiner Größe auch nur eine einzige Jeans produzieren! Für Frauen bequeme Hosen scheint es nicht mehr zu geben in Hosengeschäften – das ist anscheinend indiskutabel, eine so große Größe zu haben. Ich schäme mich so!«

Welchen Gedanken Tanja hat, welchen Film sie also ablaufen lässt, egal, zu was, ist abhängig von ihrer inneren Haltung zu sich selbst und zu den Dingen um sie herum.

Viele von den Dingen, die unser Wohlergehen negativ beeinflussen, sind mehr oder weniger Gewohnheiten– und diese lassen sich ändern. Und dabei gilt:

Egal, welcher Gedanke tatsächlich gedacht wird, dieser Gedanke wird auf jeden Fall Ihr vegetatives Nervensystem beeinflussen – so oder so. Oder mit den Worten von Henry Ford (1863–1947) ausgedrückt:

»Ob du denkst, du kannst es, oder denkst, du kannst es nicht: Du wirst auf jeden Fall recht behalten.«

Und jetzt kommt etwas ganz Wichtiges:

Tanja und auch Sie, liebe Leserin und lieber Leser dieses schönen Buches,

SIE HABEN JEDERZEIT DIE WAHL, WELCHEN GEDANKEN SIE DENKEN WOLLEN.

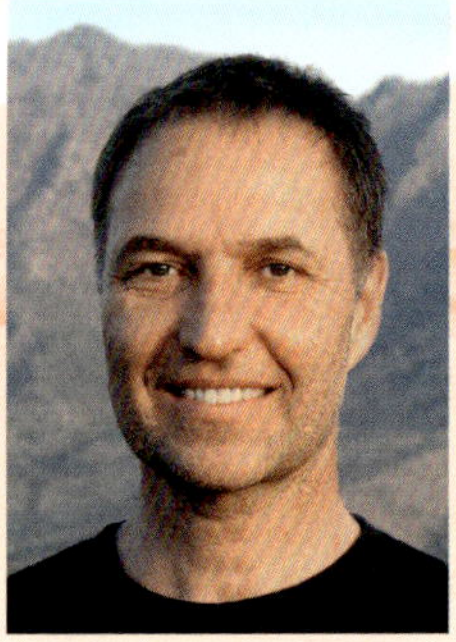

Interview

PUNITO MICHAEL AISENPREIS

Körper- und Psychotherapeut

Herr Aisenpreis ist Therapeut und Anwender der HRV in München und Murnau. Seine Erfahrungen konnte er als langjähriger Stressreduktions-Coach, Körper- und Psychotherapeut, Kampfkunst- und Meditationslehrer sammeln. Er ist seit Jahrzehnten in der medizinischen Therapieentwicklung und Weiterbildung forschend und unterrichtend tätig. Als Gründer und Betreiber der Aisenpreis Coaching GmbH, einer Weiterbildungsakademie für medizinische Berufe und Führungskräfte, entwickelte er HRV-basierte individuelle Stressreduktionskonzepte und Therapieansätze. Neben seiner therapeutischen Praxis ist Herr Aisenpreis tätig in den Bereichen Leistungsoptimierung, Stressreduktion und Prozessbegleitung für Führungskräfte.

Herr Aisenpreis, wie war denn Ihr persönlicher Weg zu dem, was Sie an diesem Thema so begeistert?
Eine meiner ersten sehr interessanten praktischen Begegnungen mit dem Thema Gehirn und Neurovegetativum hatte ich, als ich im Jahr 1989 EEG-Untersuchungen bei Wachkoma-Patienten durchführte. Die Frage damals war, ob die Kombination von somatischer Traumatherapie und Osteopathie eine Veränderung der Hirnströme solcher Patienten bewirken kann – also letztendlich die Frage, wie sinnvoll eine solche Behandlung bei Wachkoma-Patienten ist. Das Ergebnis der Untersuchungen damals war, dass eine solche therapeutische Intervention das Gehirn eines Wachkoma-Patienten raus aus den Deltawellen und hinein in einen »wacheren« Zustand (Betawellen) bringen kann. An dieser Stelle wollte ich weiter forschen. *(Betawellen sind die im EEG messbaren Schwingungen unseres Gehirns, die mit Wachheit zu tun haben. Deltawellen werden hingegen in den tiefen, traumlosen Schlafphasen gemessen.)*

Welche Methoden haben Sie dann verwendet, um hier mehr in Erfahrung zu bringen?
Im Jahr 2003 bin ich in diesem Zusammenhang dem Entwickler des heutigen »HRV-Scanners« begegnet, der damals schon mit einem HRV-System Messungen durchführte am autonomen Nervensystem. Mit diesem HRV-Messgerät, das damals noch ganz neu war, konnten wir nun mit einer anderen Technik als dem EEG aufs Neue nachweisen, dass Traumatherapie und Osteopathie für das vegetative Nervensystem von Wachkoma-Patienten eine positive und stimulierende Wirkung haben.

Das waren also die ersten Gehversuche mit der HRV-Messung. Wie ging es weiter?

Mit Entwicklern moderner HRV-Technik und mir hat sich eine rege Zusammenarbeit ergeben, die bis heute noch sehr aktiv besteht. Das Ergebnis dieser Zusammenarbeit ist ein modernes HRV-Messsystem, das wissenschaftliche Maßstäbe setzt und in der Praxis umfassend getestet und erfolgreich ist. Das System kann nicht nur eine HRV-Analyse mit verschiedenen Tests durchführen, sondern bietet auch Trainingsmöglichkeiten im HRV-Biofeedback für die Patienten. Durch die Zusammenarbeit konnten auch Weiterbildungskurse für Ärzte, Therapeuten, Coaches und Trainer entwickelt und durchgeführt werden. Gerade auch im Coaching von Führungskräften sind die HRV-Messung und das HRV-Biofeedback extrem wertvoll, ebenso in der Trainingssteuerung von Spitzensportlern. Schon seit dem Jahr 2003 war in diesen Bereichen die HRV-Technik im Einsatz, seit 2008 haben wir mit der HRV-24-Stunden-Langzeitmessung und dem HRV-Trainingsgerät für Heimanwender (Qiu) eine sehr ausgereifte Technik im Einsatz.

Herr Aisenpreis, Sie beschäftigen sich offensichtlich schon ein halbes Leben lang mit dem Thema Neurovegetative Forschung und Therapie. Was können Sie unseren Lesern mitgeben, wenn sie nach dem Lesen des Buches besser für ihren Parasympathikus sorgen wollen?

Für den Parasympathikus gibt es sieben wichtige Stellschrauben – man kann auch sagen: »Die sieben HRV-Essentials und der Königsweg«:

1. Abbau chronischer Stressbelastung durch Anpassung des persönlichen Lebensstils.

2. Gemäßigter Ausdauersport, der zwischendrin auch immer Erholungsphasen vorsieht.

3. Gewichtsreduktion durch pflanzenbasierte Ernährung und Intervallfasten (16 / 8h).

4. Minipausen, Schlafhygiene und Entspannungstraining, verbunden mit verbesserter Körperwahrnehmung und optimaler Atmung.

5. Achtsames Wohlwollen zu sich selbst und zu anderen Menschen.

6. Faszien- und Körperarbeit: Faszien (Bindegewebe) sorgen für Ordnung und Beweglichkeit. Stress und Bewegungsmangel führen zu Verhärtung und Verklebung – das wiederum schränkt Regulation ein.

7. Sauna und IHHT (Intermittierendes Hypoxie-Hyperoxie-Training – Höhentraining). Beim IHHT wird zu Therapiezwecken der Körper durch entsprechende Einatem-Luft abwechselnd mit zu wenig und zu viel Sauerstoff versorgt. Beide Methoden regen wegen des physikalischen Reizes das VNS mit Sympathikus und Parasympathikus und damit den Stoffwechsel an.

Für den Königsweg des Parasympathikus-Trainings halte ich das »HRV-Biofeedback«. Also ein HRV-System, das biologische Vorgänge im Körper misst und dem Anwender als Information direkt zurückgibt. Dieser kann dann entsprechend dem HRV-Feedback seine Maßnahmen für die Optimierung der Gesundheit ideal anpassen. Eine dieser Maßnahmen ist das HRV-Atemtraining, welches Atem und Herzfrequenz in ein kohärentes (harmonisches) Verhältnis bringt. Es gibt aber natürlich auch noch weitere Maßnahmen, die zum Teil in den sieben Essentials schon genannt sind. Im Bereich der HRV-Biofeedback-Methode tut sich richtig viel, was die Entwicklung von Methoden und therapeutischen Einsatzbereichen angeht. Das sieht man auch daran, dass einige medizinische Fachgesellschaften inzwischen schon Leitlinien für Biofeedback (siehe Seite 171) herausgegeben haben.

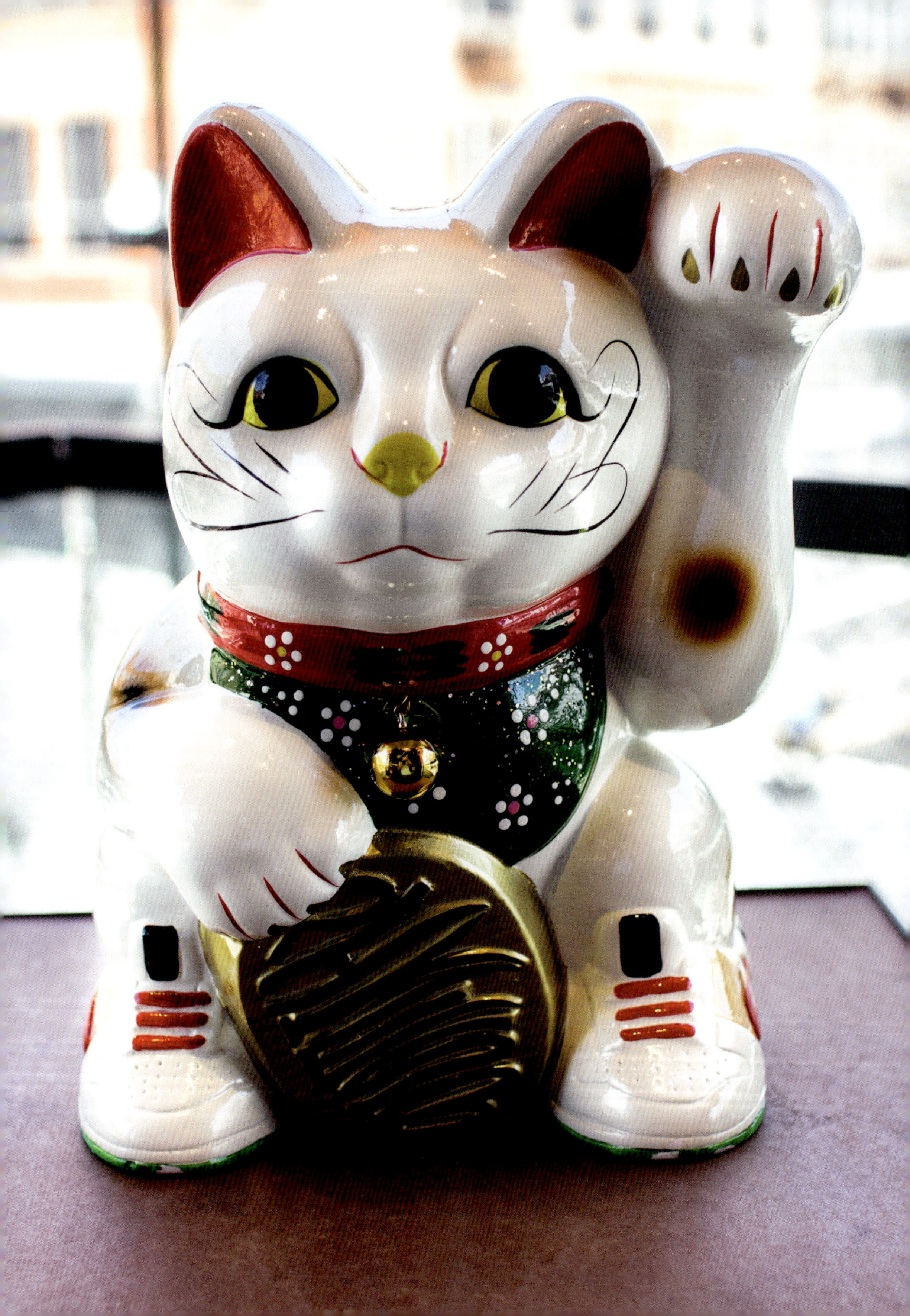

WIE SIE DEN PARA-SYMPATHIKUS RICHTIG TRAINIEREN

Damit unser innerer Arzt für Gesundheit wieder fit wird und viel für uns tun kann, können wir ihn trainieren. Dafür gibt es zahlreiche Möglichkeiten. Neben einer optimierten Atmung entdecken Sie in diesem Kapitel viele weitere, oft recht unterhaltsame Maßnahmen, ihn zu stärken.

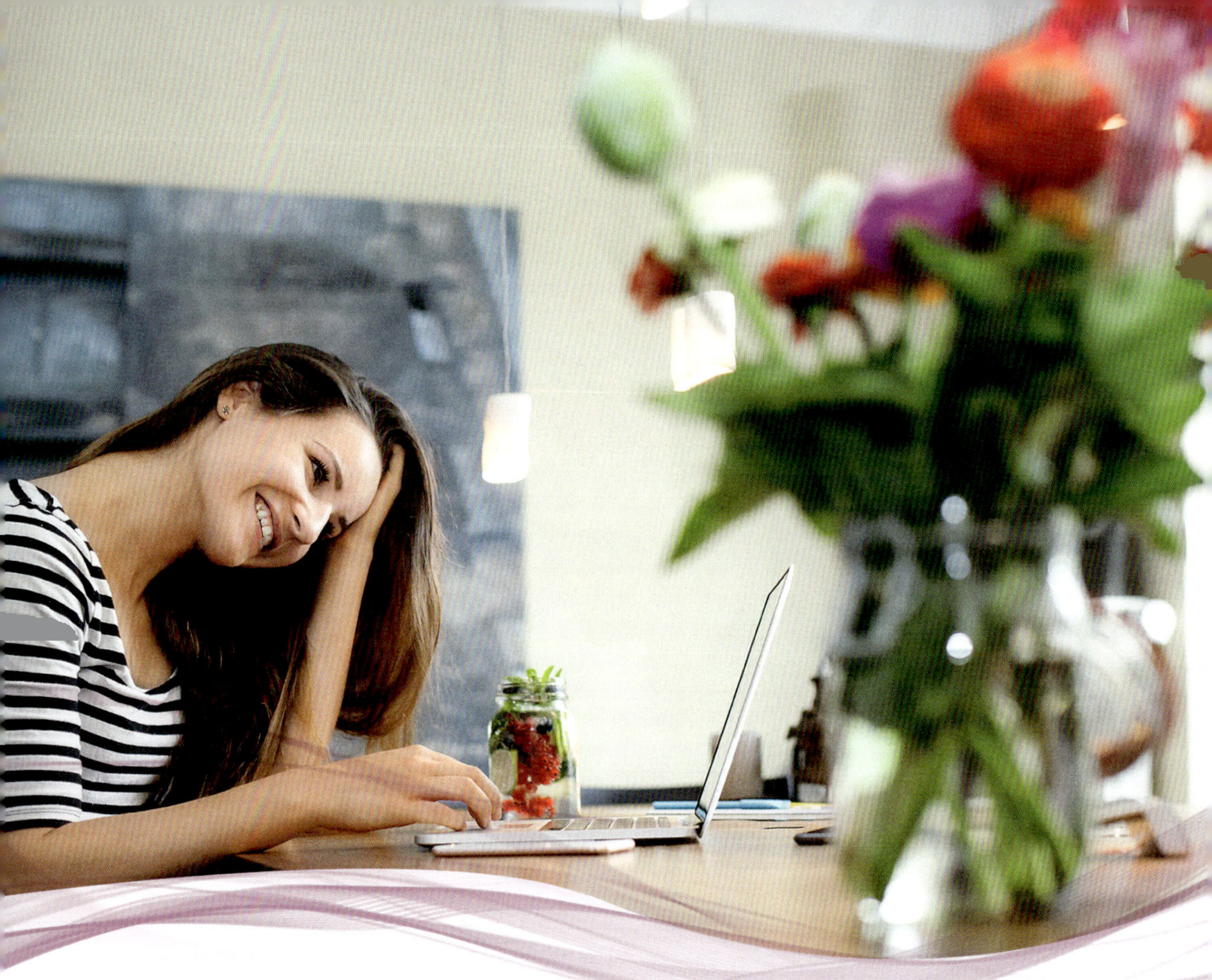

WIE ÄNDERUNG IN UNSEREM DENKEN STATTFINDEN KANN

Dr. med. Parasympathikus kommt zu Wort

Liebe Leserin, lieber Leser dieses schönen Buches,

da bin ich wieder. Hurra, jetzt kommt mein Lieblingskapitel. Jetzt geht es darum, dass meine Autoren und ich Ihnen erzählen dürfen, wie Sie am besten für MICH sorgen können, damit ich am besten für SIE sorgen kann. Wir kommen jetzt nämlich zum Training für mich – das heißt zum Parasympathikus-Training.

Ich fasse hier noch einmal kurz zusammen, was wir schon alles wissen:

- *Eine optimale Steuerung des vegetativen Nervensystems ist Ihnen angeboren. Sie dient dazu, das Überleben zu sichern. Entsprechend beherrschen Sie diese Fähigkeit grundsätzlich. Eventuell haben Sie aber einfach vergessen oder verlernt, wie das geht. Die Abläufe, die dazu führen, dass keine optimale Steuerung mehr vorliegt, machen Sie automatisch. Diese fallen Ihnen zunächst nicht auf, weil andere regulative Vorgänge in Ihnen diese »Fehler« hervorragend kompensieren – dazu sind diese komplexen Vorgänge schließlich da.*

- *Erst wenn zu viel im Notprogramm läuft und damit das regulative System des »Mehr oder Weniger« überlastet ist, kommt es zu Symptomen – und im schlimmsten Fall zu einer Erkrankung.*
- *Auch in der Struktur und Arbeitsweise Ihres Gehirns mit seinen »Regalbrettern« sind die Ursachen für eine solche »Schieflage« in der Regulation zu finden.*
- *Auf die simple Aufforderung hin »Mach es besser!« können Sie sofort in die parasympathisch gesteuerte Regulation wechseln.*
- *Die Regulation lässt sich durch verschiedene Übungen verbessern. Leicht und effektiv gelingt das über eine optimierte Atmung.*

Jetzt werden Sie sich vielleicht denken: »Das ist wohl ein Witz – so einfach kann das doch nicht sein.« Oder Sie denken nach den vielen Informationen bis hierher: »Okay, das kann ich ja mal ausprobieren.« Das würde mich richtig freuen, denn dann können wir ja sofort mit dem Üben beginnen.

Das Üben an sich ist eigentlich gar kein Problem – das kann man im Grund immer zu tun, schließlich atmen wir ja sowieso andauernd aus und ein. Sie bräuchten doch einfach nur etwas bewusster auf die richtige Atmung zu achten! Das würde meine Arbeit für Sie optimal unterstützen.

Aber es gibt da doch die eine oder andere Schwierigkeit. Davon berichten Ihnen jetzt erst mal wieder meine Autoren – ich melde mich später wieder!

BESSER ATMEN MIT DEN DREI »VER«

Die Erfahrung mit unseren Patienten und natürlich auch mit uns selbst zeigt: Die größte Herausforderung für ein besseres Atemverhalten und überhaupt für einen optimierten Umgang mit den regulativen Ressourcen ist, dass man die automatisch ablaufenden und oft für die Gesundheit ungünstigen Verhaltensweisen

- erkennt, dann
- aufhört damit und dann
- schlauere Verhaltensweisen einübt.

Wir haben diese Herausforderungen genauer betrachtet, sie strukturiert und ihnen Namen gegeben. Wenn uns dieser Prozess gelingen soll, dann geht es um die drei »VER«, und die sind:

- VER-stehen
- VER-wirren
- VER-knüpfen

Diese Vorgänge sind eigentlich nicht weiter kompliziert. Was bedeuten sie?

1. Schritt VER-stehen: Nach dem Lesen der ersten drei Kapitel haben Sie die Zusammenhänge Ihrer Gesundheitsregulation verstanden. Das ist schon mal die wichtigste Voraussetzung dafür, bestimmte Dinge, die nicht so ganz gut laufen, zu optimieren. Am allerwichtigsten ist nämlich, dass Sie etwas ändern WOLLEN. Und wollen kann man nur etwas, das man verstanden und auch für gut befunden hat. Aber was sollen Sie denn nun ändern?

Zunächst wird es wichtig sein, dass Sie sich selbst beobachten bei dem, was Sie so den ganzen Tag tun. Nach einiger Beobachtungszeit an sich selbst haben Sie Ihre persönlichen optimierungsbedürftigen Punkte erkannt und damit haben Sie auch diese Punkte verstanden.

2. Schritt VER-wirren: Um diese nun verstandenen und automatisch ablaufenden Vorgänge anzuhalten, müssen wir unserem »automatischen Gehirn« etwas auf die Sprünge helfen. Wie unten ausführlich erklärt wird, haben all diese Verhaltensweisen ihren Ursprung in neuronalen Verknüpfungen in unserem Gehirn. Diese laufen so lange automatisch ab, bis wir diese Verknüpfungen gelöst haben und für uns bessere neuronale Verknüpfungen »verschaltet« haben. Damit dies erfolgreich gelingen kann, müssen wir unser Gehirn »austricksen«. Diesen Vorgang nennen wir »Verwirren«. Wir müssen also Reaktionen, die seit Jahren auf immer den gleichen Wegen nacheinander ablaufen, dazu bringen, nicht mehr auf diesem lang geübten Weg zu funktionieren. Wir unterbrechen sozusagen eine Reaktionskette mit einer »Verwirrung«.
3. Schritt VER-knüpfen: Nach dem Verwirren muss natürlich jetzt etwas Besseres her. Eine neue und bessere Variante dessen, was passiert, muss etabliert werden. Wenn also die alten, ungünstigen Verhaltensweisen – bzw. neuronalen Verknüpfungen – verwirrt sind, kommt es jetzt darauf an, die Sache besser zu machen als vorher. Wie das alles im Einzelnen gehen kann, lesen Sie gleich auf den folgenden Seiten.

Vom langsamen und schnellen Denken

Kennen Sie das? Sie hatten eine Erkenntnis, Ihnen ist klar geworden, was Sie besser machen müssen, um endlich das ersehnte Ziel zu erreichen. Aber was passiert? Schon kurz darauf scheint alles wieder vergessen und Sie machen weiter wie zuvor.
Dem Psychologen Daniel Kahneman ist es zu verdanken, dass wir diese Eigenart des menschlichen Denkens und Handelns besser verstehen und im Idealfall auch besser beeinflussen können. Für seine Arbeit bekam Kahneman im Jahr 2002 den Alfred-Nobel-Gedächtnispreis für Wirtschaftswissenschaften. Etwas vereinfacht unterscheidet Kahneman zwei grundlegend unterschiedliche Arten des Denkens:
Das »langsame Denken« entspricht in etwa unserer üblichen Vorstellung vom Denken, es ist analytisch, abwägend und, wie der Name schon sagt, langsam.
Das »schnelle Denken« ist demgegenüber nahezu mühelos, jedoch entspricht es mehr dem Abrufen von vorgefertigten Informationen und weniger einem tatsächlich neuen Abwägen der vorliegenden Fakten. Es hat also auch etwas zu tun mit den Regalbrettern in Kapitel 3, die schon lange in unserem Gehirn herumstehen und die dazu da sind, schnell etwas wiederzufinden.
Die Besonderheit besteht nun darin, dass wir uns diesen Unterschied selten bewusst machen und viel öfter das System »schnelles Denken« nutzen als das »langsame Denken«. Dies ist in Hinsicht auf unser Überleben kein Wunder, denn »schnelles Denken« ist nicht nur dank seiner Geschwindigkeit, sondern auch bezüglich des viel geringeren Energieaufwands, den das Gehirn dafür benötigt, überaus nützlich. Es funktioniert jedoch nur, wenn die Situation, in der wir das schnelle Denken einsetzen, sehr viele Ähnlichkeiten mit jenen Situationen aufweist, in denen wir dieses schnelle Handlungsmuster einmal gelernt haben. Kommt es zu Abweichungen, führt uns dieser Autopilot regelmäßig in die Irre.
Aus diesem Grund haben wir in diesem Buch die drei »VER« eingeführt: VER-stehen, VER-wirren, VER-knüpfen. Doch der Reihe nach.

Besonders wichtig ist in diesem Dreischritt das VER-wirren. Denn, wie wir gesehen haben, funktioniert der Weg, etwas zu verstehen und direkt danach auch zu verändern, in der Regel nicht besonders gut. Hintergrund ist, dass das Verstehen im System »langsames Denken« erfolgt, denn unser Verstand muss aktiv etwas tun, um zu kapieren, dass etwas verändert werden soll. Das tägliche Tun, also bisher gelernte Reaktionen auf typische Situationen, entspringen jedoch in der Regel aus dem System »schnelles Denken«. Damit sich das langsame Denken wieder einschalten kann und man anders reagieren kann als normalerweise, muss man nun das schnelle Denken unterbrechen und das langsame einschalten – eben durch Verwirren.

Eine Veränderung setzt also den Einsatz und Austausch beider Denksysteme voraus. Um den Geschwindigkeitsvorteil des »schnellen Denkens« – gewissermaßen aus Fairnessgründen – auszugrenzen, benötigen wir das »VER-wirren«. Dieser Schritt ist entscheidend, denn wenn ich ihn auslasse, habe ich zwar die Erkenntnis, aber in der Regel keine Veränderung.

VER-stehen

Zunächst geht es um die Wahrnehmung dessen, was Sie selbst so den ganzen Tag tun. Ein ungünstiges Verhalten, das im Alltag immer wieder vorkommt, aber selten wahrgenommen wird, ist Luft anzuhalten, Bauchmuskeln anzuspannen und Schultern hochzuziehen bzw. Kopf einzuziehen. Dieses Verhalten wird durch unsere Emotionen gesteuert und ist immer dann da, wenn wir unter Anspannung geraten.

Sie können in der folgenden Stunde gleich damit anfangen, darauf zu achten, ob und wann Sie automatisch sehr oberflächlich atmen oder sogar die Luft anhalten und dabei womöglich auch noch die Schultern hochziehen. Frauen ziehen übrigens viel öfter die Schultern hoch als Männer. Nach allem, was Sie bis hierher schon gelesen haben, wissen Sie, dass durch dieses Verhalten Ihrem Dr. med. Parasympathikus im wahrsten Sinn des Wortes »die Luft abgedreht« wird.

Das passiert vor allem dann, »wenn es eng wird« – wenn wir erwarten, dass eine bedrohliche Situation auf uns zukommt. Also immer dann,

- wenn der Sympathikus wieder mal die Oberhand gewinnt und uns in den Alarmmodus versetzt.
- wenn sich der Körper auf Höchstleistungen vorbereitet.
- wenn es aus vegetativer Sicht also ums »Überleben« geht.

Unser vegetatives Nervensystem passt uns und unsere Reaktionen also aus seiner Sicht optimal an »diese gefährliche Situation« an, um zu überleben. Es ermöglicht uns damit, uns durch Anspannung entweder auf einen Schlag vorzubereiten oder wegzulaufen.

Luft anhalten, Schultern hochziehen und vielleicht auch noch Bauchmuskeln anspannen sind von uns spürbare Sympathikus-Reaktionen auf Stress und sie laufen automatisch ab. Das ist, wie gesagt, fest in unserem Gehirn verankert. Da diese Reaktionen durch oft schon lang andauernde stressige Zeiten im Übermaß verursacht worden sind, laufen sie immer mehr und mehr automatisch ab. Wie in einem Teufelskreis. Das ist der Effekt der jahrelangen Vernachlässigung des Bremspedals. Das Gaspedal in unserem kleinen, schlauen Auto ist im Verhältnis zum Bremspedal leider viel zu groß geworden und wird deshalb selbstverständlich leichter gefunden und getreten – mit allen

negativen Folgen für unsere Gesundheit. Der Trainingserfolg für die Wahrnehmung der kritischen Situationen ist einer der schwierigsten Teile des Parasympathikus-Trainings. Sind die persönlichen kritischen Punkte, also die persönlichen »Säbelzahntiger«, erst einmal identifiziert, kann jeder von uns ganz einfach gegensteuern. Vielleicht gelingt das nicht sofort und ganz sicher auch nicht in jedem Fall. Sollten wir aber so weit kommen, dass wir die Hälfte dieser Situationen deutlich besser für unseren Parasympathikus gestalten als bisher – ihn also durch richtige Atmung unterstützen –, so ist schon einiges gewonnen.
Aus der Erfahrung heraus können wir Ihnen sagen, dass es auch witzig sein kann, wenn Sie erst mal anfangen, sich selbst zu beobachten. Sie werden staunen, bei welchen banalen Anlässen Sie schon wieder mal anfangen, oberflächlich zu atmen oder sogar die Luft anzuhalten. Wie gesagt: Eigentlich dient diese automatische Verhaltensweise dazu, eine lebensgefährliche Situation durch optimale Anpassung zu überleben, und nicht unbedingt dazu, eine lediglich »ärgerliche« Situation zu überstehen. Beispielsweise muss nicht unbedingt »fürs Überleben« das Gaspedal unseres kleinen, schlauen Autos gedrückt werden, wenn uns der Fingernagel abbricht oder wenn sich jemand im Stau vor uns in die Lücke drängelt. Schon gar nicht müsste das sein, wenn Sie Ihre E-Mails öffnen oder die Kollegin, die Sie nicht mögen, den gleichen Pullover trägt, den Sie sich neu gekauft haben. Und schon dreimal nicht, wenn der Nachwuchs mal wieder ein Glas umschüttet oder die Katze schon wieder am Polster kratzt. All diese Dinge wären normalerweise nicht bedroh-

Beobachten Sie sich selbst: In welchen Situationen ziehen Sie die Schultern hoch?

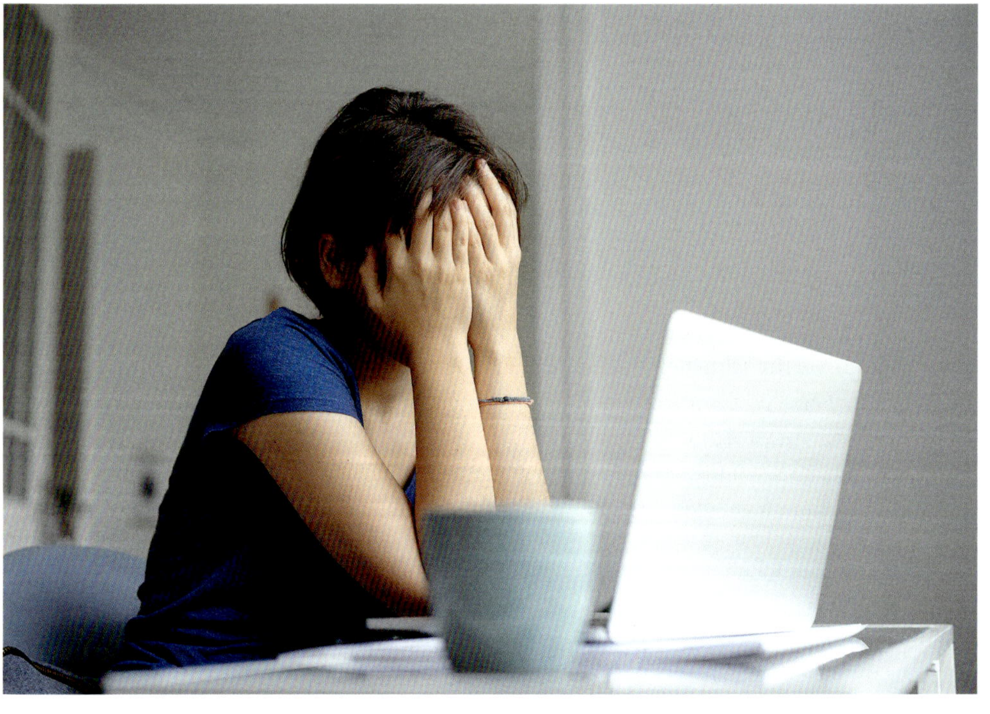

lich fürs Überleben. Nicht mal in Summe wären sie das! Und trotzdem steuern sie unseren Sympathikus an. Haben wir dies erst einmal erkannt, können wir durchatmen und damit effektiv gegensteuern.

VER-wirren

Eine Veränderung der ungünstigen automatisierten Vorgänge kann uns dann gelingen, wenn wir nach dem »VER-stehen« das (falsch) eingeübte und automatisch ablaufende System »VER-wirren«. Man muss also das Gehirn gewissermaßen austricksen und der automatisch ablaufenden Situation zuvorkommen, indem man so viele Umstände einer Situation wie möglich verändert. Das »schnelle Denken« funktioniert nicht mehr sinnvoll und das »langsame Denken« bekommt Zeit, um einzugreifen.

Die »VER-wirrung«, die wir brauchen, um etwas verändern zu können, gelingt am besten, wenn sich etwas verändert, das wir ständig um uns herum haben. Wenn also etwas, das wir gewohnt sind, plötzlich anders ist. Man sollte also etwas, das man im Alltag immer wieder wahrnehmen kann, optisch, sensorisch oder auch akustisch verändern. Wir wollen das an einem konkreten Beispiel erläutern: Wenn Sie zum Beispiel verstanden haben, dass zwei- bis dreimal pro Woche etwas Sport zu treiben Ihnen guttut, dann können Sie Ihr schnelles System dadurch verwirren, dass Sie beispielsweise nach Ihrer Fahrt zum Arbeitsplatz gleich beim Aussteigen Ihre Sporttasche auf Ihren Fahrersitz im Auto legen. So gelingt es Ihnen, dass Ihr »schnelles Denken« nach der Arbeit nicht einfach dafür sorgen kann, dass Sie ins Auto einsteigen, nach Hause fahren und sich auf die Couch legen. In dem Moment, in dem Sie in Ihr Auto einsteigen wollen und die Sporttasche dort auf dem Fahrersitz liegt, wird das System »schnelles Denken« verwirrt und Ihr »langsames Denken« bekommt eine Chance. Das langsame Denken schickt Sie nun zum Sport und lässt Sie dort etwas für Ihre Gesundheit tun. Hätten Sie die Sporttasche im Kofferraum oder gar zu Hause gelassen, würden Sie zumindest am Anfang der Sportkarriere wahrscheinlich weniger oft zum Sport fahren. Sie würden wohl eher das tun, was Sie schon immer getan haben: nach Hause fahren. Dazu ermuntert Sie nämlich Ihr schnelles Denken, weil es eben bisher genauso verknüpft war.

Dadurch, dass irgendeine Sache plötzlich anders ist als gewohnt, verwirren wir das Gehirn. Es bekommt jetzt das Signal: »Hier ist etwas anders!« Dadurch ermöglicht man dem langsamen Denken, ein neues Regalbrett dafür im Gehirn aufzubauen. Wenn diese Verwirrung gelingt, kann man anschließend schlauer handeln und die neue gewünschte Verhaltensweise verknüpfen – also ins passende Regalbrett einsortieren.

Übertragen auf unser für den Parasympathikus ungünstiges Verhalten im Alltag bekommen wir also durch das Verstehen und Verwirren eine Chance, die automatischen Vorgänge wie Luft anzuhalten oder die Schultern hochzuziehen nicht ablaufen zu lassen. Die Unterbrechung ermöglicht uns, aktiv eine Veränderung an dem vorzunehmen, was nun passiert. Dr. med. Parasympathikus schlägt dazu vor, erst ein paar Mal auszuatmen und ihn damit zu unterstützen.

Für diese »VER-wirrung« des Gewohnten eignen sich sehr viele Dinge. Je verrückter – verwirrender – diese Dinge sind, desto besser. Wir brauchen diese Verwirrung zunächst dafür, uns daran zu erinnern, dass wir uns beobachten wollten, was wir den ganzen Tag mit unserer Atmung machen, um diese dann sofort im Anschluss zu optimieren. Ist man erst mal im Bürotrott, dann wird das Erinnern ans Beobachten und an das bessere Atmen schon schwieriger. Ganz schwierig wird es, wenn sich im beruflichen Alltag auch noch ein Stressor breit macht. Doch genau dann wäre das richtige Atmen am wichtigsten.

Ab Seite 118 gehen wir näher darauf ein, was geeignete VER-wirrer sein könnten!

VER-knüpfen

VER-stehen und VER-wirren werden also nun ständig wiederholt. Durch diese permanente Wiederholung der Wahrnehmung von sich selbst, also von den eigenen, manchmal sogar witzigen und unsinnigen Verhaltensweisen und der darauffolgenden Veränderung der Atmung, kann sich das neue optimierte Atem-Verhalten in unserem VNS etablieren – **VER-knüpfen.** Es verselbstständigt sich sozusagen. Unbewusst bemerkt das vegetative Nervensystem, wie gut ihm diese optimierte Atmung tut, und übernimmt diese – ganz von allein.

Mit etwas Übung wird es uns dann sogar nach und nach gelingen, in »kritischen Momenten« besser für uns zu reagieren. Wenn wir unseren persönlichen Stressmomenten, unseren persönlichen Säbelzahntigern, wieder gegenüberstehen, können wir uns jetzt anders und für die Regulation günstiger verhalten als bisher. Wir atmen uns, einfach so, in die regulierte und entspannende Atmung hinein und tun damit das Allerbeste für jede einzelne Zelle! Denn auch jede einzelne Zelle schwingt bei jeder stressigen Situation mit, hält in gewisser Weise »ebenfalls die Luft an« und arbeitet dann leider im »Notfallmodus«! Natürlich braucht das alles etwas Zeit, und eventuell üben wir erst mal mit einem kleineren Exemplar des Tigers und nicht gleich mit dem größten, vielleicht doch erst mal mit der Katze, die am Polster im Wohnzimmer kratzt.

Sie werden nach einiger Zeit Folgendes feststellen: Sie bleiben mehr und mehr gelassen bei Dingen, die Sie kurz vorher noch in Stress versetzt haben. Früher oder später kommt nach einiger Atmungs-Übungszeit der Moment, in dem Sie sich selbst dabei beobachten, wie Sie mit viel weniger Herzklopfen und viel weniger unangenehmen und angestrengten Gefühlen durch eine bis dato »schwierige Situation« steuern. Freuen Sie sich darauf – das ist dann wirklich ein besonderer Moment.

INFO

BESONDERHEIT DER ATMUNG

Die Atmung befindet sich innerhalb unseres regulierenden Nervensystems in einer besonderen Position – sozusagen an der Schnittstelle zwischen autonom – also selbsttätig – und willentlich gesteuert. Das ist das besondere Merkmal der Atmung. Wir können keine andere Körperfunktion in gleicher Intensität auf der einen Seite direkt willentlich steuern, auf der anderen Seite aber diese Funktion auch getrost dem automatisch regulierenden Nervensystem überlassen. Zum Beispiel klappt das sicher nicht mit der Nieren- oder Leberfunktion. Diese Besonderheit machen wir uns beim Parasympathikus-Training zunutze.

Zur Erinnerung: Wir alle können diese Vorgänge eigentlich, sie sind uns angeboren und sie ermöglichen uns das Überleben. Wenn wir diese steuernden Fähigkeiten nicht hätten, könnten wir bei dem Test mit dem Ball (siehe Seite 57) diesen gar nicht grün machen, nicht mal für kurze Zeit. Wie genau das geht und wie das auch auf Dauer zu halten ist, haben wir lediglich »verlernt«, weil wir über lange Zeit zu sehr im Sympathikus-Modus unterwegs waren. Das Gaspedal war zu groß geworden!
Das Schöne daran ist: Dinge, die wir früher schon mal konnten, haben bereits ein Regalbrett in unserem Gehirn, verstaubt vielleicht oder belegt mit irgendeinem alten und unnützen Krempel. Aufgebaut ist es aber bereits, und deshalb können wir Fähigkeiten, die wir schon mal hatten, ganz einfach in unserem Gehirn wieder abrufen. Das ist ungefähr so, als hätten wir 30 Jahre lang Pause gemacht mit Fahrradfahren. Wir steigen einfach wieder aufs Fahrrad und es geht los. Nach einer kurzen und wackeligen Anfangsphase können wir wieder Fahrrad fahren!

WIE GEHT JETZT RICHTIGES ATMEN?

Für das richtige Atmen gibt es unterschiedliche Methoden. Fragt man bei Atemtherapeuten nach, erhält man entsprechend verschiedene Antworten.
Das geht schon mal los mit der ersten Frage: Soll man durch den Mund oder durch die Nase atmen? Grundsätzlich wird eher die Nasenatmung empfohlen als die Mundatmung. Unsere Erfahrung zeigt aber, dass sich viele Probanden gerade am Anfang des Atemtrainings mit der Nasenatmung eher schwertun. Das kann daran liegen, dass die

INFO

DAS ATMEN TRAINIEREN MIT DEM RELAXATOR

Wenn Ihre Atmung unregelmäßig und nicht tief ist, können Sie sie mithilfe des Relaxators (siehe Adressen Seite 171) optimieren und dadurch die Versorgung des Körpers mit Sauerstoff verbessern. Sie nehmen den Relaxator in den Mund, atmen durch die Nase ein und durch den Relaxator gegen einen Widerstand aus. Den Widerstand können Sie individuell einstellen. Wählen Sie die Stufe, bei der Sie pro Minute etwa 6 Atemzüge machen. Trainieren Sie mindestens 2- bis 3-mal pro Tag 5 Minuten im Wohlfühlbereich.

Nasenatmung deutlich langsamer vonstattengeht als die Mundatmung. Die Anatomie der Nase erlaubt durch die kleineren Durchmesser der Luftwege nur einen im Vergleich zum offenen Mund eingeschränkteren Luftstrom. Sportlern fällt dies in der Regel durch ihr trainiertes Atmungs- und Kreislaufsystem auf Anhieb leicht. Hat man ein weniger ausgeprägtes Körpergefühl, kann es anfangs zu einem ungewohnten Gefühl kommen, das an Luftanhalten erinnert. Dieses verschwindet oft schon nach kurzem Üben und man spürt die entspannende Wirkung.
Zu Beginn ist es also gut, diese Frage so zu beantworten: Atmen Sie als Anfänger der Übungsphase zunächst durch die Nase ein und anschließend durch den Mund aus.
Zurück zur Atmung: Jede Atemtechnik soll sich im Wohlfühlbereich abspielen. Wenn

Sie aus Ehrgeiz heraus den Wohlfühlbereich verlassen, stressen Sie eher das System, als dass Sie ihm nützen. Vor allem Männer übertreiben es manchmal. Mit der Zeit bekommt man Übung im Atmen und es geht immer besser. Sie werden sehen, schon nach den ersten zehn gelungenen Atemzügen werden Sie sich viel wohler fühlen als zuvor.
Drei verschiedene Techniken des Atmens stellen wir Ihnen hier vor, mit jeder erreichen Sie etwas anderes. Die erste Technik, das kohärente Atmen, ist dafür gedacht, möglichst oft über den Tag verteilt Ihr gesamtes Regulationssystem in Kohärenz »hineinzuüben« (siehe unten) und damit die Herzraten-Variabilität zu vergrößern. Die zweite Atemtechnik, das stressreduzierende Atmen, können Sie im akuten Fall eines »gestressten« Zustands anwenden. Sie beruhigen mit dieser Atemtechnik also schnell einen vom Sympathikus überlagerten Zustand und geben dem Parasympathikus damit schnell und zuverlässig mehr Spielraum.
Die dritte Technik beschreibt das Atmen im Ayurveda, sie kombiniert die ersten beiden Techniken.
Der Effekt jeder Übung ist: Wieder ein paar Sekunden / Minuten günstiger Regulation für das vegetative Nervensystem. Man atmet sich dabei für eine wertvolle Zeitspanne aus der Regulationsstarre heraus und in die Gesundheitszone hinein.

DIE TECHNIK DES KOHÄRENTEN ATMENS

Ziel der Atemübung ist das sogenannte kohärente Atmen. Über Kohärenz haben Sie bereits auf Seite 71 gelesen. Bei der kohärenten Atmung geht es darum, durch eine ganz bestimmte Atemfrequenz rhythmische Körperfunktionen in Einklang miteinander zu bringen. Über die Atmung sollen also Körperrhythmen so abgestimmt werden, dass sie sich gegenseitig unterstützen – das heißt in Kohärenz miteinander sind.
Vorstellen kann man sich das in etwa wie auf der Abbildung unten. Verschiedene Rhythmen beeinflussen sich gegenseitig – der Atemrhythmus (blau) nimmt Einfluss auf unseren Herzrhythmus (rot) und umgekehrt. Wenn zusammen ein übergeordneter Rhythmus entsteht, dann ist das Kohärenz.
Das Wissen im Zusammenhang mit rhythmisch-regulativen Vorgängen im Körper ist stark beforscht worden in den letzten Jahrzehnten und wird es sicher weiterhin. Für diese Forschungen wurden und werden die unterschiedlichsten Messmethoden von Körperzuständen herangezogen. Dabei geht es nicht nur um die Herzraten-Variabilität, sondern auch zum Beispiel um Messungen von Atmung, Blutdruckverhältnissen im arteriellen und venösen System, von Hirnströmen, Hautwiderstand, Sauerstoff- und Stickstoffmonoxid-Gehalt im Blut, pH-Werten und vielem mehr. Da regulative Vorgänge hochkomplex und auch sehr individuell sind, wird sich die Forschung dem wirklichen Ist-Zustand der Regulation immer nur

Kohärenz heißt, dass zwei rhythmisch ablaufende Vorgänge in Einklang kommen.

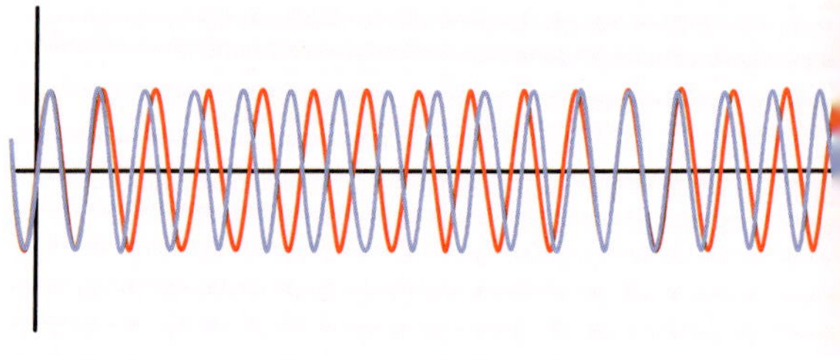

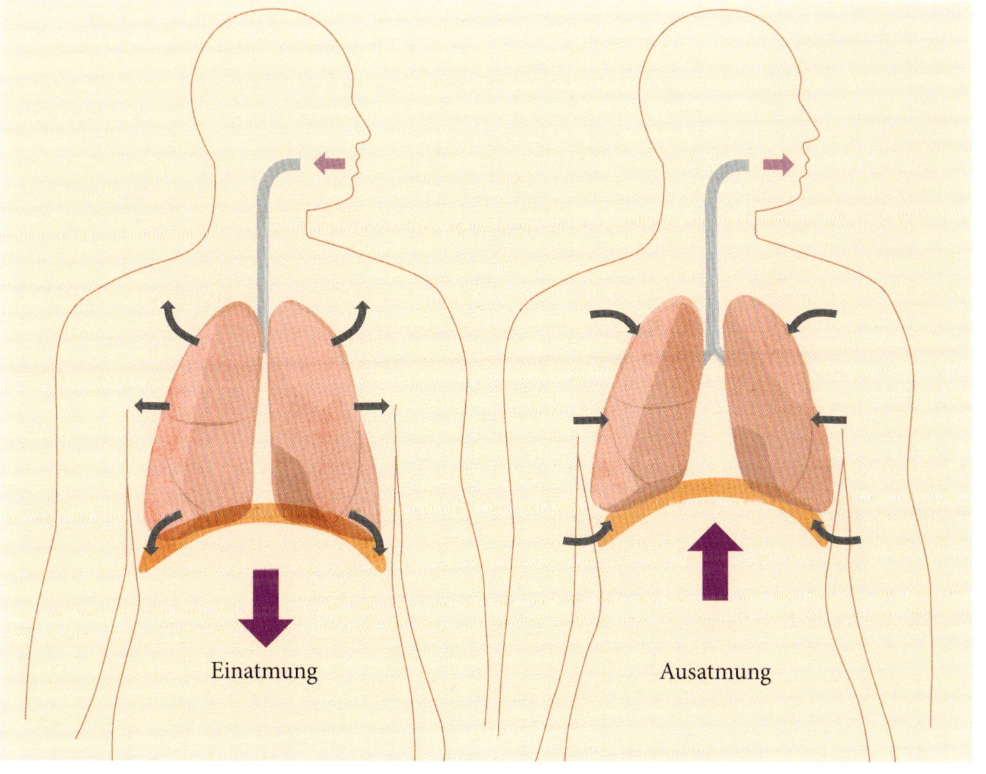

Die Bewegung des Zwerchfells nach unten und die Weitung des Brustkorbs ermöglichen den Lungenflügeln, sich auszudehnen – das Einatmen.

nähern können. Alle diese komplizierten Vorgänge restlos und erschöpfend aufklären zu können, wird eine Illusion bleiben.

Und so geht kohärentes Atmen: Wenn wir von sechs Atemzügen pro Minute ausgehen, dann haben wir bei 60 Sekunden also jeweils zehn Sekunden Zeit für eine Ein- und Ausatmung. Wir atmen also, wenn wir diese Zeit gleichmäßig aufteilen wollen, fünf Sekunden ein und fünf Sekunden aus. Die Atmung wäre in Zahlen ausgedrückt also 5 5. Bildlich dargestellt ergibt das eine Parabel. Diese Form kennen Sie bereits von den Herzraten-Messungen (siehe Seite 63 unten). Das Auf entspricht dem Einatmen, das Ab dem Ausatmen.

Unter Fachleuten für kohärentes Atmen gilt: Ausgehend davon, dass sich das Zwerchfell maximal etwa 10 bis 12 Zentimeter nach oben (tiefes Ausatmen) bzw. nach unten (tiefes Einatmen) bewegen kann, sollte es sich beim kohärenten Atmen etwa sechs Zentimeter auf und ab bewegen. Es ist also nicht das maximal mögliche Ein- und Aus-Atemvolumen erforderlich, sondern es wird eher in der Mitte der möglichen Zwerchfell-Bewegung geatmet. Sie sollten also bei dieser Atemtechnik nicht in die volle Einatmung gehen und auch nicht in die volle Ausatmung, sondern Ihre Atembewegung sollte sich ungefähr in der Mitte Ihrer maximalen Ein- und Ausatmung aufhalten.

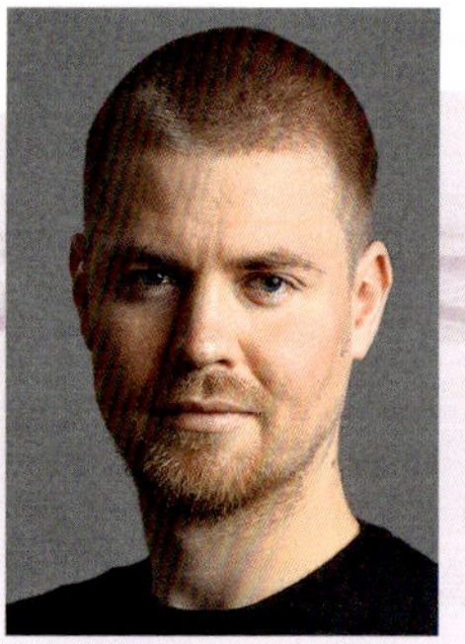

Interview

JOSEF MARTIN TATSCHL

32, MSc. (Psychologie)

Herr Tatschl ist Psychologe und zertifizierter Experte für klinische Psycho-Neuro-Immunologie (KPNI). Bis zum Alter von 25 Jahren hat er Spitzensport (Sportklettern, Skilanglauf und Radsport) betrieben und bei einer Vielzahl von nationalen und internationalen Wettkämpfen Spitzenplatzierungen bis hin zum nationalen Meistertitel erreicht. Seine Ausbildungen und seine langjährige persönliche Erfahrung machen ihn zum Experten für legale Leistungssteigerung vom Gesundheitssportler bis hin zum Olympiateilnehmer sowie von jedem, der seine Vitalität bzw. Gesundheit natürlich verbessern möchte. In seiner Arbeit integriert er HRV-Biofeedback-Training und -Diagnostik, Atemtraining, Achtsamkeitstraining, Ernährungscoaching nach KPNI und selbst entwickelte ganzheitliche Verfahren.
Zurzeit berät er einige Spitzensportler sowie Trainer nationaler Sportverbände.

Herr Tatschl, wie sind Sie erstmals mit dem Thema HRV in Berührung gekommen bzw. was interessiert Sie daran?
Während meiner aktiven Zeit bin ich als Athlet nur peripher damit konfrontiert worden. Erst Jahre später im Psychologiestudium habe ich mich intensiv mit der Materie befasst bzw. tue es seither. Mich fasziniert die enorme Komplexität der HRV und die sich daraus erschließende Nutzbarkeit – vom Leistungssport bis zum klinischen Bereich. Zusätzlich erklärt es die Beobachtungen, die ich als Athlet gemacht habe.

Welche Beobachtungen waren das damals?
Bei der morgendlichen Ruhepulsmessung habe ich immer wieder festgestellt: Je sensibler mein Herzschlag währenddessen auf kleine Bewegungen reagierte, desto mehr Energie hatte ich an diesem Tag im Training. Zusätzlich schien an diesen Tagen auch mein emotionales Befinden besser zu sein.

Wie ging es dann weiter?
Während des Psychologiestudiums kam ich mit dem Thema HRV intensiver in Kontakt, seither beschäftige ich mich auch auf wissenschaftlicher Ebene eingehend mit der Materie. So habe ich eine der bisher umfangreichsten Studien entwickelt, inwiefern ein spezielles Atemtraining – das kohärente Atmen –, unterstützt durch ein tragbares HRV-Biofeedbackgerät, zur Verbesserung depressiver Symptome beitragen kann.

Welche Erfahrungen haben Sie denn mit dem Parasympathikus in Bezug auf Sportler und deren Trainingserfolge?
Ich sehe durch gezielte Vagus-Stimulation (VS), zum Beispiel Atemtraining, eine deutli-

che Verbesserung der Regeneration und in weiterer Folge eine schnellere Leistungssteigerung. Dies führt klarerweise zu besseren Wettkampfergebnissen. Auch Nicht-Sportler, die beispielsweise wegen Erschöpfungsproblemen zu mir in die Praxis kommen, profitieren ungemein davon. Häufig kommt es schon nach kurzer Zeit zu einem Anstieg des Energieniveaus. Insbesondere stelle ich immer wieder fest, wie positiv sich VS auf die Stimmung auswirkt – und zwar völlig egal, ob Sportler oder Nicht-Sportler.

Was bedeutet das im Zusammenhang mit Training – wie sieht das praktisch aus?
Wesentliches Ziel ist es, nach jedem Training bzw. Wettkampf so schnell wie möglich wieder in einen regenerativen parasympathischen Zustand zu kommen, um dem Organismus die Möglichkeit zur Anpassung an den Trainingsreiz zu geben, was gleichbedeutend mit einer Leistungssteigerung ist. Atemtraining eignet sich hierfür besonders gut, da es quasi jederzeit durchführbar ist. Mithilfe von HRV-Biofeedback kann dieser Effekt noch verbessert werden, da es sehr hilfreich ist, das hierfür nötige Körpergefühl zu entwickeln.

Können Sie dem Freizeitsportler Tipps geben, der dieses Buch liest und sein Training »parasympathischer« und, wie er jetzt weiß, langfristig effektiver gestalten will?
Wesentlich ist es, sportliche Aktivität zu nutzen, um Stress loszulassen, anstatt sich davon antreiben und beinahe fremdbestimmen zu lassen. Häufig besteht die Tendenz, das im Alltag ohnehin bereits durchgetretene Gaspedal beim Sport noch weiter durchzutreten, bis der Energietank endgültig leer ist. Kurz: Anstatt sich zu erholen, schlittert man in einen Burnout.

Beispielsweise könnte man folgendermaßen vorgehen: Noch während Sie sich die Laufschuhe zubinden, beginnen Sie mit ruhigen, tiefen Atemzügen – dem kohärenten Atmen – und gehen oder laufen währenddessen gaaanz locker, bevor der eigentliche Lauf startet. Damit sollte der gröbste Stress, der einen häufig zu allzu hohen Trainingsintensitäten antreibt, abgebaut sein. Anstatt sich vom Stress jagen zu lassen, versuchen Sie Atemzug für Atemzug bzw. Schritt für Schritt Ihren ganz eigenen ruhigen Laufrhythmus zu finden und den Stress loszulassen. Natürlich können Sie auch mal Gas geben, jedoch sollte der Großteil des Trainings in eben diesem ruhigen Bereich liegen. So setzt der Trainingseffekt ein. Es ist das Wechselspiel zwischen Anspannen und Loslassen. Zwischen Sympathikus und Parasympathikus. Das ist der Trainingserfolg.

Haben Sie ein Bild für unsere Leser, das noch besser verstehen lässt, was Sie damit meinen?
Diesbezüglich nutze ich gern das Bild eines Schützen mit Pfeil und Bogen. Er möchte den Pfeil natürlich genau ins Ziel schießen. Wie macht er das? Er spannt die Bogensehne. Die Kraft dazu teilt er sich punktgenau ein. Dann lässt er los – der Bogen schießt den Pfeil blitzschnell genau ins Ziel. Was wäre, wenn er die Bogensehne über lange Zeit nicht loslassen würde? Also ständig unter Anspannung bliebe? Ihm würde die Kraft ausgehen, die Sehne würde ausleiern. Er könnte keine Kraft mehr auf den Pfeil bringen – das System Schütze, Pfeil und Bogen würde zusammenbrechen. Darin besteht die Kunst: Zum richtigen Zeitpunkt völlig loszulassen. Nur dann haben wir die Kraft, um den Pfeil auch ins Schwarze zu treffen. Und zwar dann, wenn es darauf ankommt!

STRESSREDUZIERENDES ATMEN

Bei der Atmung, die den Sympathikus bremsen und damit dem Parasympathikus mehr Spielraum geben soll, wird mehr Gewicht auf die Aus-Atmung gelegt als auf die Ein-Atmung. Sehr wichtig ist aber natürlich auch hier der Wohlfühlbereich!

Und so geht es: Im Gegensatz zum kohärenten Atmen, bei dem Ein- und Ausatemzeiten rhythmisch immer gleich lang dauern, teilen wir beim stressreduzierenden Atmen das Verhältnis von Ein- zu Ausatemzeiten anders auf, zum Beispiel so: drei Sekunden einatmen – sechs Sekunden ausatmen – eine Sekunde Atem anhalten – wieder von vorn anfangen. In Zahlen ausgedrückt, sehen die Phasen so aus: 3–6–1.

Mit einer solchen Atemtechnik, die mehr Wert auf die Ausatmung legt, aktivieren Sie die respiratorische Sinusarrhythmie extrem – Sie drücken das Bremspedal, verlangsamen den Puls und kommen damit schnell und sicher in die Entspannung und in den Ressourcenaufbau. Das ist ideal für die kritischen Zeitpunkte im Alltag – ideal also für die persönlichen Säbelzahntiger.

TIPP

ATMEN ÜBEN – WIE OFT?

Dazu können wir nur sagen: Je öfter, desto besser!

Kohärente Atmung: Gut wäre es, am Stück in einer ruhigen Atmosphäre mindestens drei mal fünf Minuten täglich zu üben. Besser wäre es allerdings, noch öfter zu üben. Sollte es auch mal nur zwei oder drei Minuten klappen, dann ist das auf jeden Fall besser, als es nicht zu tun.

Das stressreduzierende – parasympathische – Atmen sollten Sie über den Tag verteilt immer wieder einbauen, am besten mehrmals pro Stunde. Selbst wenn es nur ein einziger Atemzug ist, bei dem Sie verlängert in die Ausatmung gehen, bewirken Sie schon eine messbare Bremspedalwirkung. Der Parasympathikus reagiert, wie im Kapitel 1 beschrieben, innerhalb von 0,15 Sekunden auf Ihre Aus-Atmung.

Wichtig: Achten Sie auf Ihren Wohlfühlbereich beim Atmen. Die Atemübungen sind für Ihr Herz-Kreislauf-System fast so etwas wie ein kleines körperliches Training.

ATMEN IN DER AYURVEDISCHEN MEDIZIN

In der ayurvedischen Medizin ist die Atemenergie eine der drei zentralen Energiequellen und sie wird dort Prana genannt. Daneben gelten die Lichtenergie Tejas und die Nahrungsenergie Ojas als die beiden weiteren zentralen Energiequellen.

Ayurveda betrachtet das Atmen als eine Form der Meditation. Die Technik dafür soll hier sanft und weich sein. Die Atmung soll fließen ohne Pressen, ohne Druck.

Und so geht es: Kombinieren Sie für die Atemübungen das kohärente Atmen und das stressreduzierende Atmen dynamisch miteinander.

Auch hier beginnt alles damit, dass Sie zunächst lernen, die Atmung einfach nur zu

TIPP

SO ATMEN SIE RICHTIG BEIM ÜBEN

Folgende Methode hat sich als Erklärung, wie man atmen soll, bewährt: Stellen Sie sich vor, Sie machen Seifenblasen. Dabei bläst man vorsichtig, aber stetig und mit einem gewissen Druck die Luft raus. Atmen Sie genauso aus – mit einer leichten »Lippenbremse«, also ein lang gezogenes Ausatmen durch einen leicht geschlossenen Mund. Damit ist gemeint, dass Sie den Aus-Atemzug nicht schnell und mit Schwung durchführen sollen, sondern gleichmäßig über die gesamte geplante Sekunden-Zeitspanne. Wenn Sie auf diese Weise genug ausgeatmet haben, wenn sich also das Gefühl einstellt, »jetzt ist es genug«, dann lassen Sie den Ein-Atem durch die Nase einfach von allein wieder kommen – so lange, bis Sie wiederum das Gefühl haben, »jetzt ist es genug«. Nach einer gewissen Eingewöhnungszeit können Sie versuchen, über eine Minute verteilt, fünf- bis siebenmal aus- und einzuatmen. Je mehr Sie üben, desto weniger Atemzüge brauchen Sie pro Minute. Atemtherapeuten sprechen sogar von nur drei Atemzügen pro Minute.

Am besten beginnen Sie das Atem-Training mit einem Zeitmesser, zum Beispiel mit einer Stoppuhr oder auch dem Sekundenzeiger Ihrer Armbanduhr.

beobachten. Nach einiger Zeit des Beobachtens legen Sie eine Hand auf den Bauch und die andere Hand auf die Brust. Nun atmen Sie erst einmal getrennt und abwechselnd ein paarmal in den Bauchraum ein und aus und dann in den Brustraum ein und aus. Im Anschluss daran verbinden Sie beide Atemräume miteinander und atmen in beide ein und aus.

Nach und nach intensivieren Sie nun die Atemtiefe und verlangsamen die Atemfrequenz. Dazu verlängern Sie die Ausatmung und legen nach dem Ausatmen eine kurze Atempause ein. Als optimales zeitliches Verhältnis der Atmung in Ruhe wird hier angesehen: vier Sekunden einatmen, fünf Sekunden ausatmen, eine Sekunde Pause machen; in Zahlen ausgedrückt: 4–5–1.

Bei jeder Form der Meditation, im Yoga, im Qi Gong, Tai Chi, Autogenen Training, bei der progressiven Muskelrelaxation (PMR) und bei anderen Techniken spielt eine gute Atemtechnik eine herausragende Rolle.

SO VERWIRREN UND VERKNÜPFEN SIE RICHTIG

Wie schon erwähnt: Das Schwierige am Atemtraining ist nicht das Atmen an sich, sondern das ERINNERN dran, es zu tun! Dazu dienen das Verwirren im Außen als Erinnerung, dass wir etwas anders machen wollten als bisher, und im Anschluss daran das Verknüpfen im Sinn von Trainingserfolg im vegetativen Nervensystem.

Verwirrer, die an eine bessere Atmung erinnern sollen

Im Folgenden stellen wir Ihnen ein paar Ideen vor für das gute Gelingen des VER-wirrens und VER-knüpfens. Wichtig dabei ist, alles in der Umsetzung stets mit ein paar Atemzügen zu verbinden!

Tipp: Am besten verändert man diese Verwirrer alle paar Tage, dann kann sich das Gehirn, das wir ja »austricksen« wollen, nicht wieder so schnell daran gewöhnen.

Eine besondere Flasche Wasser: Stellen Sie sich ab morgen diese Flasche auf den Tisch am Arbeitsplatz. Am besten ein richtig gutes und teures Quellwasser in einer schön designten Flasche. Teuer deshalb, weil dadurch das Wasser und die damit verbundene Idee in der Wahrnehmung (der Verwirrung) einen besonderen Stellenwert bekommen. Das soll bedeuten: Ihr Blick wird den ganzen Arbeitstag über immer wieder auf diese Flasche Wasser fallen und Sie daran erinnern, dass Sie erstens wahrnehmen wollten, wie Ihre Atmung ist, und zweitens diese verbessern wollten. Außerdem tut wertvolles Wasser unserer Zellgesundheit gut.

Ein buntes, besser noch ein schrilles Armband: Tragen Sie ein Armband besonders anfangs am Arm. Natürlich sollte es ein Armband sein, das Sie normalerweise im Alltag niemals anziehen würden. Je verrückter, desto besser. Denn auch dieses Armband VER-wirrt Sie jedes Mal, wenn Ihr Blick darauffällt. Dadurch werden Sie erinnert an das Wahrnehmen der aktuellen Atmung oder im schlechtesten Fall an das Wahrnehmen, dass Sie gerade die Luft anhalten und die Schultern hochziehen. Und dann? Dann können Sie direkt sofort alles besser machen und fünf bis zehn Atemzüge mit Betonung auf die Ausatmung machen. Und vielleicht auch noch einen Schluck wertvolles Quellwasser trinken, das ja auch auf Ihrem Tisch steht.

Das Armband hat einen zusätzlichen nützlichen Effekt: Ihre Kollegen / Freunde / Familie werden Sie fragen, was Sie da »Tolles« haben. Auch diese Fragerei wird dazu führen, dass Sie noch öfter daran erinnert werden, richtig zu atmen. Sie könnten sich damit auch gleich ein paar Verbündete schaffen.

VER-wirr-Idee, wenn Sie ein Kind haben: Spielen Sie jeden Morgen zusammen mit Ihrem Kind ein lustiges Spiel, das ganz schnell geht. Fragen Sie Ihr Kind, welches Bild es Ihnen heute mit auf den Weg in die Arbeit geben will, und lassen Sie sich dann von ihm dieses Bild als Kugelschreiber-Tattoo auf Ihren Handrücken malen. Dieses Tattoo wird Sie den ganzen Tag begleiten und seine Arbeit tun als Gehirn-VER-wirrer. Es gibt

TIPP

WANN WENDET MAN WELCHE FORM DES ATMENS AN?

Das hängt davon ab, welche Atem-Form gerade notwendig ist.

- **Stressreduzierendes Atmen:** In einer akut stressigen Situation, wenn der sprichwörtliche Säbelzahntiger einem gegenübersteht.
- **Kohärentes Atmen:** Wenn Sie im Alltag unterwegs sind oder zum Beispiel »nur« am Schreibtisch sitzen.
- **Ayurvedisches Atmen:** Wenn Sie ganz bewusst Atemtraining machen möchten und es aber im Alltag immer wieder vergessen.

übrigens spezielle hautgeeignete Stifte dafür. Das Ganze hat auch noch den zusätzlichen Effekt, dass alle Beteiligten schon gleich morgens Spaß miteinander haben.

Veränderungen am Arbeitsplatz selbst, wenn Sie nicht an sich den VER-wirrer anbringen wollen:

- Stellen Sie den Schreibtisch um, zum Beispiel in einem anderen Winkel zur Wand. Bevor man Möbel umstellt, ist es natürlich einfacher, erst mal eine Kleinigkeit an der optischen Ausstattung des Arbeitsplatzes zu verändern, zum Beispiel:
- Stellen Sie einen Klammer-Fotohalter auf Ihren Schreibtisch mit einem witzigen persönlichen Foto drauf. Tauschen Sie dieses Foto spätestens jeden zweiten Tag aus.
- Nehmen Sie ein Kuscheltier von Ihrem Kind mit und setzen Sie dieses auf Ihren Arbeitsplatz.
- Besorgen Sie sich beispielsweise in einem Asien-Laden einen lustigen, verrückten, elektronischen Klimbim, etwa eine Winkekatze. Auf die Winkepfote kleben Sie täglich eine neue bunte Haftnotiz, auf die Sie etwas schreiben, was Sie ans Spüren und Atmen erinnert.
- Lassen Sie sich eine schöne neue Tasse schenken, die Sie mit zur Arbeit nehmen und die Sie erinnert.
- Stellen Sie eine hübsche Dose auf Ihren Schreibtisch mit »gesundem« Inhalt, Cranberrys zum Beispiel aus dem Bioladen, aus der Sie immer wieder etwas naschen.

Gerätschaften als Verwirrer:

- Programmieren Sie Ihre Wecker-Funktion am Handy so, dass alle 15 Minuten ein kleines Signal ertönt oder eine Vibration.
- Dasselbe können Sie natürlich auch mit Ihrem Computer machen.
- Stellen Sie an Ihrem Firmen-Telefon einen anderen Klingelton ein. Das nützt natürlich nur, wenn Ihr Telefon auch ab und zu klingelt.
- Besorgen Sie sich eine Fitness-Armbanduhr, die Sie am Handgelenk tragen. Diese Fitnessuhren kann man so programmieren, dass sie in regelmäßigen Abständen Vibrationssignale abgeben.

Etwas oder jemanden aus Ihrer Umgebung als Erinnerer wählen: Vielleicht eignet sich ein Kollege aus dem Büro, der regelmäßig an Ihrem Schreibtisch vorbeikommt, perfekt dafür. Oder es gibt ein bestimmtes Geräusch im Raum, das immer wieder kommt. Der Drucker zum Beispiel macht Geräusche. Oder das Husten am anderen Ende des Raums oder die vorbeifahrende S-Bahn.

Wiederkehrende Tätigkeiten: Durchforsten Sie gedanklich Ihren Arbeitsalltag. Welche Tätigkeiten machen Sie immer wieder, die Sie ab sofort mit einer besseren Atmung verknüpfen könnten?

Auch wenn Sie nicht berufstätig sind, können Sie Situationen Ihres Alltags als Erinnerungsfunktion nutzen. Zum Beispiel freut sich Ihr Dr. med. Parasympathikus sehr, wenn Sie beim Anstehen an der Supermarktkasse, beim Warten auf den Bus, beim Kartoffeln-Schälen und natürlich beim Wickeln Ihres Babys eine ihn unterstützende Atmung haben.

Stressauslöser als Erinnerungsfunktion: Das ist besonders genial, denn Sie drehen so eine den Parasympathikus gefährdende Situation einfach um. Ihr Säbelzahntiger erinnert Sie ans Atmen. Immer wenn der sehr persönliche »Stressor« zuschlägt, prüfen Sie, wie Sie gerade atmen. Und dann optimieren Sie dies sofort durch Ihre stressreduzierende Atmung. Probieren Sie es aus!

Singen Sie! Durch das Singen bekommen Sie Resonanz und Feedback durch die eigene Stimme. Am besten singen Sie laut und

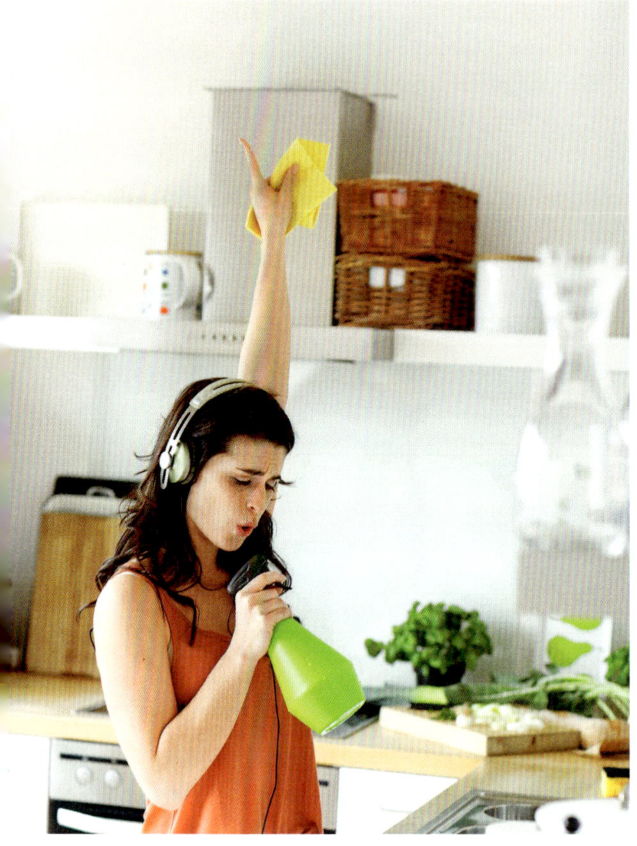

Zum Spülmaschinen-Yoga von Seite 127 passt das musikalische Haushalts-Workout.

mit ganz viel Text am Stück, ohne einzuatmen. Das geht natürlich hervorragend unter der Dusche, aber mindestens genauso hervorragend im Auto – am besten zur Lieblingsmusik. Sie müssen noch nicht mal den Text kennen – singen Sie einfach irgendeinen Text zur Melodie. Je verrückter, desto besser, denn das macht Spaß und Spaß findet Dr. med. Parasympathikus sehr gut!
Pfeifen Sie. Als unser Alltag noch nicht von Handys, Smartphones, Kopfhörern mit ständiger Musikberieselung und überhaupt von Medien aller Art geprägt war, haben die Menschen Melodien gepfiffen – einfach so –, sogar auf der Straße oder im Bus. Pfeifen ist perfektes parasympathisches Atmen, macht Spaß und lockert den Alltag auf.
Lernen Sie ein Blasinstrument oder holen Sie Ihr verstaubtes Saxofon mal wieder aus der Ecke und spielen Sie es. Musik an sich ist schon ein ganz besonders guter Trigger für den Parasympathikus – vor allem entspannende und harmonische Musik. Wenn Sie sie aber sogar noch selbst machen und das auch noch mit einem Blasinstrument, dem Sie die Töne beim Ausatmen entlocken, ist das hervorragend.
Spielen Sie das Wattebausch-Spiel mit Ihrem Kind oder mit der Oma. Jeder bekommt einen Platz am Tisch und vor seinem Platz eine Klebeband-Markierung als Tor. Und nun wird der Wattebausch ins Tor vom Gegner gepustet.
Machen Sie »Halm-Pusten« mit Ihrem Kind – zum Beispiel in einem Glas Wasser mit oder ohne Lebensmittelfarbe.
Vorlesen: Lesen Sie Ihrem Kind / dem Partner / der Partnerin etwas vor. Versuchen Sie sich dabei in einer bestimmten Atemtechnik. Auch hierbei können Sie ausprobieren, die Zeitintervalle einzuhalten, zum Beispiel 3–6–1. Noch mehr Effekt hat das Vorlesen, wenn Sie mal laut, mal leise lesen. Oder wenn Sie sogar ab und zu flüsternd lesen.

So funktionieren die Verwirrer

Anhand einer Tätigkeit, die Sie alle kennen, erklären wir Ihnen, was wir damit meinen: Es geht ums Ausdrucken von Unterlagen. Ab morgen könnten Sie das Drucken folgendermaßen gestalten: Zunächst bemerken Sie, Sie müssen etwas ausdrucken. Ideal wäre es, wenn Sie ein paar Schritte zum Drucker gehen müssten, dieser also nicht an Ihrem Schreibtisch steht. Sobald Sie wissen, Sie müssen etwas drucken, beginnen Sie mit der tiefen Ausatmung und den weiteren Atemzügen. Drei, vier Atemzüge, dann drücken Sie den Drucker-Button und stehen auf. Während Sie zum Drucker gehen, atmen Sie immer weiter. Auf dem Rückweg zum Schreibtisch machen Sie noch einen kurzen Halt am Fenster und schauen hinaus. Bevor Sie sich wieder an Ihren Schreibtisch setzen, schenken Sie sich noch im Stehen ein Glas Wasser ein und trinken es aus. Wenn Sie wieder sitzen, machen Sie noch zwei gute Atemzüge – und dann geht es wieder weiter mit normaler Atmung und normalem Arbeiten. Eine solche Aktion ist perfekt für Ihren Dr. Parasympathikus. Das sind im Ganzen sicher ein bis zwei Minuten bester Atmung und damit Ressourcenaufbau. Niemand muss davon etwas mitbekommen, wenn Sie das nicht wollen. Es kostet Sie keine Extra-Zeit! Es geht ganz nebenbei.

Technische Hilfsmittel

Alle oben genannten Tipps eignen sich für den Alltag und fürs Büro. Das effektivste Training des Parasympathikus erreichen Sie aber mit bestimmten technischen Hilfsmitteln. Das einfachste Hilfsmittel ist eine App fürs Handy, mit deren Hilfe Sie ein Atemtraining machen können. Solche Apps finden Sie heute schon im App-Store.
Die nächsthöhere Stufe eines technischen Hilfsgerätes ist ein sogenanntes Biofeedback-Gerät. Das sind Geräte mit eingebautem HRV-Scanner, der bei Benutzung ständig Ihre HRV misst und Ihnen ein für Sie optimiertes Atemtraining anbietet. Diese Art Atemtraining funktioniert in vielen Fällen mit einem Bild, das sich stellvertretend für und dann mit Ihrer Atmung bewegt, oder auch ganz einfach mit einer Lichtleiste, die Ein- und Ausatmungstakte angibt. Der Ball, von dem auf Seite 57 schon die Rede war, ist so ein Biofeedback-Gerät. Auch einige der großen Hersteller von Fitnessuhren haben in ihre Top-Geräte bereits eine HRV-Messung mit einprogrammiert.

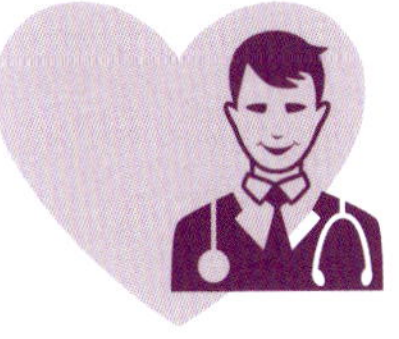

Dr. med. Parasympathikus kommt zu Wort

Liebe Leserin, lieber Leser dieses schönen Buches,
Sie können sich gar nicht vorstellen, wie begeistert ich bin von dem, was ich da lese! Ich kann es gar nicht abwarten, bis wir zusammen das Atmen und die Bewegung ausprobieren. Allein der Gedanke daran, dass wir gemeinsam mit so einfachen Mitteln für mein Wohlbefinden sorgen wollen und ich mich dann wieder viel besser um Ihre Gesundheit kümmern kann, macht mich froh!
Aus meiner Erfahrung kann ich Ihnen noch folgende Informationen geben: Sie werden nach einiger Zeit des Übens und Atmens Ihren ganz persönlichen Wohlfühlrhythmus für die Atmung finden. Den erkennen Sie, wenn sich nach ein paar Atemzügen ein wohliges Kribbeln in den Armen und Beinen ausbreitet. Am besten funktioniert das, wenn Sie ganz bewusst mit jeder Ausatmung auch zusätzlich noch Ihre gesamte Muskulatur entspannen. Man kann sich auch, wie man das zum Beispiel im Autogenen Training macht, etwas Fließendes dazu vorstellen, das durch die Arme und Beine fließt.
Ihre Atmung ist also der schnellste, einfachste und sicherste Zugang zu mir. Zusätzlich gibt es aber auch noch viele andere Dinge, die wirklich sehr gut sind für mich. Was das alles sein kann, lesen auf den nächsten Seiten.
Viel Spaß dabei!

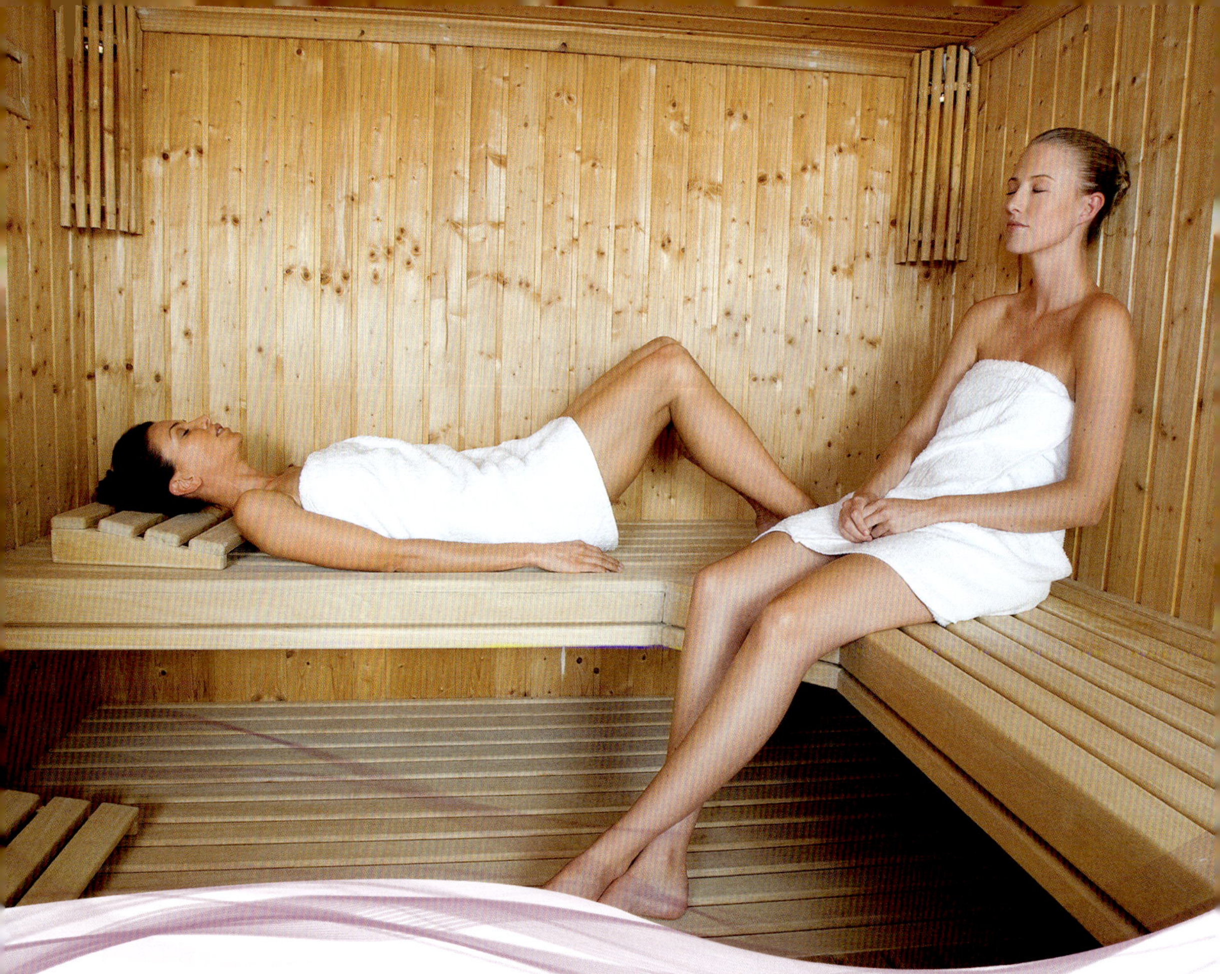

SO TUN SIE IHREM DR. MED PARASYMPATHIKUS GUT!

»Probleme sind wasserlöslich.« Diese Aussage eines Kollegen von uns unterstreicht die Wirkung von Wasseranwendungen auf unsere Regulationsfähigkeit. Wir entspannen uns, weil Wasser uns hilft, Regulationsprozesse anzuregen. Die physikalischen Reize einerseits, vor allem Temperaturänderungen und das »Fließen« selbst, aber auch die veränderte Wahrnehmung von Bewegung im Wasser und die erfahrbare Leichtigkeit können Teil eines idealen Parasympathikus-Trainings sein.

SANUM PER AQUA – GESUND DURCH WASSER

Tun Sie sich Gutes mit allem, was mit Wasseranwendungen (SPA) zu tun hat. »Physikalische« Verfahren der äußerlichen Anwendung, die mit Wasser zu tun haben und die jeder kennt, sind zum Beispiel Saunagänge mit anschließendem Tauchbeckengang oder Kneipp-Anwendungen mit kaltwarmen Wechselduschen. Hier werden im Wechsel die Extreme der Regulation gefordert, Kälte folgt auf Hitze mit anschließender Ausgleichszeit. Die Antwort des Körpers auf diese äußeren Reize, also auf die Reiztherapie, kann heilend sein.

Diese äußere Anwendung von Warm und Kalt bringt Bewegung ins System, damit fördert sie die vegetative Regulation. Jeder, der schon mal das Gefühl gespürt hat, das sich nach einem Saunagang mit anschließender Abkühlung im Körper ausbreitet, wenn man eingewickelt im Ruheraum liegt und sich dabei alles wieder erwärmt, kennt seinen Parasympathikus. Hier meldet er sich ganz deutlich und verbreitet ein wohliges, entspannt kribbelndes Gefühl bis in jeden Bereich des Körpers. Die warm-kalte Reiztherapie wirkt entstauend und blutdruckregulierend durch eine reaktiv erweiternde Wirkung auf die Arterien. Daher ist der Effekt durchblutungsfördernd, tonisierend (kräftigend) auf Venen und vegetativ beruhigend und damit auch schlaffördernd.

Eine kleine simple und noch dazu kostenlose Wasseranwendung ist Tautreten frühmorgens und barfuß im nassen Gras. Dies können Sie jeden Morgen ganz einfach umsetzen und in sinnvoller Weise mit Ihrer morgendlichen Atemübung kombinieren. Dazu können Sie natürlich auch Ihre Kinder mitnehmen und / oder eine gute Tasse Tee.

Weitere Verfahren aus der Wassertherapie sind zum Beispiel das Dauerduschen oder das Floating. Bei Letzterem »schwebt« man bis zu einer Stunde in einem Wasserbecken, das mit körperwarmem Salzwasser gefüllt ist. Zusätzlich ist man von äußeren Reizen abgeschirmt. Dadurch kann es beim Floating zu einer extrem tiefen Entspannung kommen. Aber auch das einfache Baden in der Badewanne zu Hause führt schon zu ausgeprägtem Wohlbefinden. Gerade wenn wir angestrengt sind und uns etwas belastet, kann Wasser Wunder wirken.

BEWEGUNG DURCH AUSDAUERSPORT

Das ist am allerbesten für Ihr vegetatives Nervensystem! Dabei sollten Sie sich eine Sportart aussuchen, die Ihre Ausdauer verbessert. Schach spielen oder am Schießstand stehen ist sicher auch gut für viele Ihrer regulierenden Körperfunktionen, doch das ist im Zusammenhang mit Ihrem Dr. Parasym-

INFO

HILFE BEI EINER REGULATIONSSTARRE

Sogenannte Flow Sports sind hilfreich, wenn man aus einer Regulationsstarre herauskommen und wieder in ein aktives und regulierendes Bewegungsmuster gelangen will. Damit sind Sportarten bzw. Bewegungsformen gemeint, bei denen etwas »Fließendes« wahrgenommen werden kann, etwa Surfen, Segeln, Tauchen, Skateboardfahren oder Inlineskaten. Auch ein sogenanntes Sling-Training, also ein Training an speziellen Schlingbändern, unterstützt das Prinzip »raus aus der Starre, rein in die fließende Bewegung«.

pathikus nicht unbedingt gemeint mit Ausdauersport. Sie sollten sich bewegen. Laufen Sie, gehen Sie, walken Sie. Schwimmen ist auch perfekt! Steigen Sie auf den Cross-Trainer, den Stepper, die Rudermaschine oder das Laufband. Es geht darum, das Herz-Kreislauf-System immer wieder anzukurbeln und damit jede Regulation im wahrsten Sinn des Wortes am Laufen zu halten. Auch jeden Tag ein flotter Spaziergang – 30 Minuten am Stück – wirkt hervorragend!

Das Wichtigste an der sportlichen Betätigung ist, dass Sie dabei Freude haben. Ganz besonders eignet sich dafür eine Körperbewegung, die an sich schon Ihr natürliches Bewegungsmuster unterstützt und eine gewisse Rhythmik ermöglicht, wie etwa Trampolinspringen und natürlich auch Tanzen.

Es geht nicht um Höchstleistungen. Bewegen Sie sich möglichst oft, vor allem mit Freude.

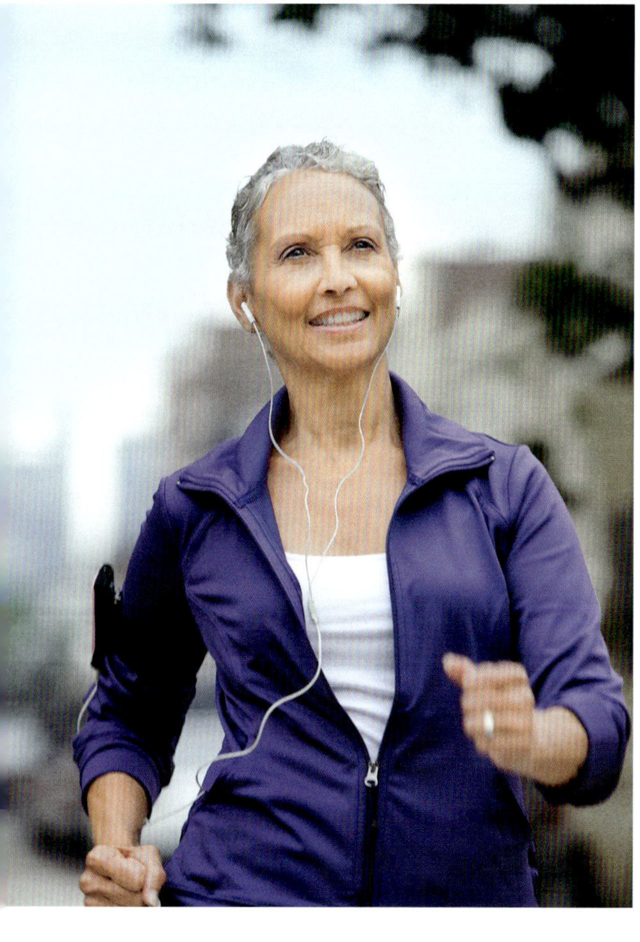

Intervall-Training

Ganz besonders gut für das vegetative Nervensystem sind sportliche Betätigungen, die im Intervall funktionieren. Also Sportarten, bei denen sich anstrengende Phasen abwechseln mit gewissen Ruhephasen. Typisch dafür ist zum Beispiel Golfspielen. Dabei bewegt man sich samt Gepäck bergauf und bergab durch die Landschaft und kurbelt so das Herz-Kreislauf-System an. Ist man am Abschlag angekommen, gilt es, Ruhe einkehren zu lassen und sich punktgenau auf den Ball zu konzentrieren. Das geht hervorragend durch eine optimale Atemtechnik. Eine weitere Sportart, die dieses Wechselspiel von Bewegung und Ruhe ausgeprägt zu bieten hat, ist Biathlon. Die wenigsten von uns werden diese Möglichkeit haben, aber für die abwechselnde Stimulation des Sympathikus und Parasympathikus ist Biathlon beispielhaft. Auch hier wechseln sich schnelle Bewegungsphasen des Skilanglaufs ab mit plötzlichen Stopps und punktgenauer Konzentration mit Atemtechnik.

Nachdem Sie vermutlich nicht so einfach gleich jetzt oder morgen zum Golfen gehen können und schon gar nicht zum Biathlon, könnten Sie wohl am besten beginnen mit Walken. Oder wenigstens mit einem flotten Spaziergang. Dazu braucht es noch nicht mal eine besondere Ausrüstung, man kann das wirklich überall machen. Egal wo! Damit gibt es dann auch keine Ausrede mehr für den inneren Schweinehund. Auch beim Spazierengehen oder beim Walken können

INFO

PROGRESSIVE MUSKELRELAXATION NACH JACOBSON (PMR)

Das Prinzip des Intervall-Trainings ist auch bei der progressiven Muskelrelaxation nach Jacobson gegeben. Hier wird der erstrebte Entspannungszustand dadurch erreicht, dass man nacheinander bestimmte Muskelgruppen des Körpers zunächst extrem anspannt (Sympathikus), um dann direkt im Anschluss diese Muskelgruppen zusammen mit der Atmung entsprechend aktiv und extrem entspannt (Parasympathikus). Diese »Technik der Extreme« entspricht genau den beiden Akteuren im vegetativen Nervensystem und ist damit perfekt für die gelingende Regulation.

Sie schnelle und langsame Intervalle einlegen. Dadurch schicken Sie Ihr Herz-Kreislauf-System abwechselnd in die schnelle Energiebereitstellung und anschließend in die langsame Regenerationsphase, um danach gleich wieder in die schnelle Bewegung zu wechseln.

So wirkt es: Gaspedal und Bremse werden also im wörtlichen Sinn abwechselnd bedient, beide werden somit trainiert und aufeinander eingespielt. Wichtig dabei ist, dass Sie sich in den langsamen Phasen – also in den Erholungsphasen – nicht komplett wieder in den Ruhezustand begeben, sondern schon vor diesem Punkt die Erholungsphase beenden mit einer neuen Aktivitätsphase – also einem wieder schnelleren Lauftempo. Dr. Parasympathikus und sein werter Kollege Sympathikus werden durch ein solches Intervall-Training wieder ein richtig gut funktionierendes Team und Ihre Leistungsfähigkeit steigert sich von Mal zu Mal.

Entspannungstechniken und Körperwahrnehmung

Neben Wasseranwendungen und Sport unterstützen Sie Ihr vegetatives Nervensystem natürlich sehr gut mit allem, was Sie aus dem Bereich Entspannungstechniken und aus dem Bereich Körperwahrnehmung kennen. Dazu gehören beispielsweise Meditation, Yoga, Qi Gong oder Autogenes Training. Alle diese Techniken haben sehr viel mit optimaler Atmung zu tun und greifen direkt in die parasympathische Regulation ein. Damit helfen sie dem Organismus, zu entspannen und Ressourcen aufzubauen. Auch Tai Chi, die Kampfkunst Karate Kata und Taekwondo gehören hier dazu. Über ritualisierte Bewegung und Atmung gelangen Körper und Geist in Kohärenz und damit in die Gesundheitszone.

Zum Bereich Körperwahrnehmung gehört auch das Blackroll-Training. Dabei werden durch Dehnung von Körperfaszien wichtige Informationen an das vegetative Nervensystem weitergegeben und so Entspannung und Ressourcenaufbau unterstützt.

Weitere Tipps, wie Sie den Parasympathikus anregen können

Neben den im Folgenden genannten Tipps lesen Sie auch in der vorderen Innenklappe Ideen dazu, die sich leicht in den Alltag integrieren lassen.

- Sehen Sie sich mal wieder einen guten Film an. Lesen Sie mal wieder ein gutes

Buch. Beim Lesen können Sie ungestört atmen üben. Schreiben Sie kreativ, z. B. Ihr persönliches Glückstagebuch.

- Lernen Sie eine neue Fähigkeit, etwa ein Instrument, eine neue Sprache, Jonglage oder Balancieren.
- Machen Sie etwas Ungewöhnliches: Erledigen Sie ab und zu Ihr tägliches Tun mit der linken statt mit der rechten Hand – bzw. umgekehrt, wenn Sie Linkshänder sind. Gehen Sie manche Strecken, etwa vom Bett ins Bad, rückwärts. Atmen Sie dabei stetig ein und aus – auch wenn es knifflig wird.
- Halten Sie sich viel und lange draußen auf – machen Sie z. B. Gartenarbeit. Wenn Sie keinen Garten oder Balkon haben, könnten Sie vielleicht jemandem helfen, der einen hat. Der freut sich bestimmt darüber!

TIPP

ENTRÜMPELN SIE MAL WIEDER!

- Entrümpeln Sie den Kleiderschrank, das Kinderzimmer, den Keller, das Dachgeschoß und die Küche. Befreien Sie sich von Dingen, die Sie oder Ihre Kinder nicht mehr benutzen. Geben Sie diese eventuell sogar jemandem, der sie noch haben will. Bei jedem Stück, das Sie in die Hand nehmen, atmen Sie ein. Immer, wenn Sie es wieder ablegen, atmen Sie aus.
- Sieben Sie Ihr Leben: Was ist wirklich wichtig und was nicht? Was brauchen Sie tatsächlich und von was können Sie sich getrost verabschieden? Was rieselt einfach durch das Sieb durch, weil es nicht mehr zu Ihnen und Ihrem Leben passt, und was ist größer als die Sieblöcher und bleibt deshalb hängen bei Ihnen? In diesem Zusammenhang hilft ein kleiner Satz, der uns nicht mehr loslässt, seit wir ihn zum ersten Mal gehört haben: »Alles, was du hast, hat irgendwann dich.« (Fight Club, Chuck Palahniuk, 1996). Damit kann viel gemeint sein – Dinge, die Pflege und Versorgung brauchen, Umstände, die sich vielleicht auch vereinfachen lassen, Menschen, die uns nicht guttun.

Tatsächlich aber können uns Gegenstände, von denen wir uns mal eingebildet haben, dass wir sie unbedingt brauchen, das Leben schwerer machen, als wir glauben und als es nötig wäre. Sehr oft handelt es sich dabei um Dinge, die uns vordergründig vorgaukeln, uns das Leben zu erleichtern, wie beispielsweise kleine elektronische Helferlein. Wir kaufen jeden Mist im Elektroladen, nur um dann festzustellen, dass wir stundenlang brauchen, um uns mit der Technik vertraut zu machen, die dann nach kurzer Zeit sowieso nicht mehr funktioniert. Dann stehen wir vor den nächsten Problemen, etwa Reparatur oder Entsorgung, aber auch vor der Frage, wie man die Gegenstände umweltverträglich entsorgt.

- Gehen Sie zu Fuß zum Einkaufen, statt mit dem Auto zu fahren. Sehen Sie das Gehen zum Supermarkt schon als eine Ihrer sportlichen Betätigungen an – am besten wäre, Sie werfen sich dafür auch gleich in Ihre Sportkleidung und Sportschuhe. So haben Sie sofort ein sportlicheres Körpergefühl und können flotten Schrittes unterwegs sein und währenddessen atmen üben. Drei Schritte lang einatmen, fünf Schritte lang ausatmen. Passen Sie diesen Rhythmus an Ihr Tempo und an Ihre Fitness an.
Wohnen Sie etwas entfernt von Stadt und Supermarkt, dann fahren Sie nicht mehr bis ganz zum Zielort mit dem Auto, sondern parken es einen Kilometer entfernt und gehen den Rest zu Fuß. Oder: Sie verstauen ein Klapprad im Kofferraum und radeln den Rest des Weges.
- Fahren Sie mit öffentlichen Verkehrsmitteln? Dann steigen Sie jeden Tag in jede Richtung ein oder zwei Stationen früher aus oder später ein und laufen die übrige Strecke flott zu Fuß. Damit erledigen Sie gleich Ihr tägliches Bewegungspensum. Dazu nun noch das Atemtraining – perfekt!
- Benutzen Sie keinen Aufzug und keine Rolltreppe mehr. Nehmen Sie die Treppe aufwärts und abwärts und freuen Sie sich dabei, dass Sie schon wieder eine kleine Trainingseinheit absolvieren. Durch richtiges Atmen vervielfacht sich der Effekt.
- »Spülmaschinen-Yoga«: Machen Sie damit aus den täglichen Aufräumpflichten etwas Nützliches für Ihren Parasympathikus. Dabei nehmen Sie Teil für Teil mit einer Ein-Atmung aus der Spülmaschine heraus und stellen jedes Geschirrstück mit einem entsprechenden Aus-Atemzug auf den vorgesehenen Platz im Schrank. Beim Ausräumen des unteren Korbes bücken Sie sich nicht, sondern gehen in die Knie und erheben sich wieder. Einatmen beim Runtergehen – Ausatmen beim Hochgehen.
Genauso machen Sie das mit der Wäsche aus der Waschmaschine und mit dem Inhalt Ihres Einkaufskorbs.

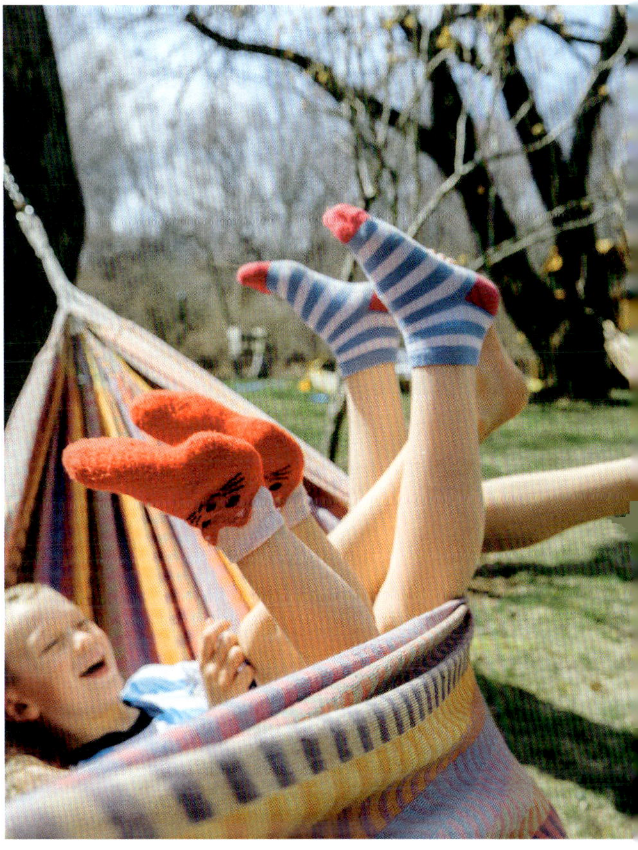

Kinder machen es uns vor: ausgelassen spielen – hervorragend für den Parasympathikus.

- »Ursprüngliches Spielen«: Dies ist eine sehr intensive Art des Miteinanderspielens in einer Gruppe. Spielforscher beschäftigen sich mit diesem Thema und entdeckten, dass man diese Form des Spielens von Kindern und Tieren abschauen kann. Stellen Sie sich eine Gruppe junger Hunde vor. Die Hundekinder raufen miteinander, balgen sich spielerisch, wälzen sich aufeinander und übereinander – ohne einen anderen zu

INFO

APPELL AN ALLE MÜTTER

Die meisten von Ihnen sind vermutlich berufstätig, gleichzeitig Mama und natürlich auch noch zuständig für das Wohlergehen der Familie und alles andere Organisatorische in Haus und Garten. In unseren Praxen erleben wir immer öfter, wie sehr diese Arbeitsbelastung in der Lebensphase, wenn die Kinder klein sind, den jungen Frauen zusetzt. Dazu drei wichtige symbolische Gedankenanstöße:

- Es ist nicht notwendig, dass Sie die Schultüte selbst basteln, und auch nicht, dass Sie die Wohnung täglich selbst putzen – vielleicht ist die Frage der perfekten Schultüte und der schönsten Wohnung mehr eine Konkurrenzveranstaltung der Mütter untereinander als wirklich wichtig fürs Kind.
- Trauen Sie Ihren Kindern echt und von Herzen zu, das zu meistern, was sie im Leben können sollen und was sie alles erwartet. Und vertrauen Sie auch denen, die Ihren Kindern den Großteil davon beibringen – damit meinen wir Erzieher und Lehrer – auch wenn vielleicht nicht immer alles so läuft, wie Sie sich das vorstellen. Ihre Kinder kommen mit den meisten Dingen bestens zurecht, wenn Sie ihnen das zutrauen. Gerade Kinder haben eine enorme Anpassungsfähigkeit im System Sympathikus und Parasympathikus – die gilt es zu unterstützen, statt sie einzuschränken!
- Leben Sie ihnen Gelassenheit und Humor vor, auch und vor allem wenn es mal schwierig wird. Zeigen Sie Ihren Kindern, wie sie ihre eigene Welt im Kleinen gestalten können, anstatt über ungünstige Umstände zu klagen – kurz gesagt: Bereiten Sie Ihre Kinder auf die Welt vor – Sie können nämlich nicht die Welt auf Ihre Kinder vorbereiten, das wird nicht klappen und damit ist es ungünstig für Ihren Stresslevel und entsprechend für Ihren Parasympathikus!

verletzen oder sonst irgendeinen Schaden anzurichten. Und danach schlafen alle eng aneinandergekuschelt ein. Auch mit unseren kleinen Kindern können wir beispielsweise morgens im Bett balgen, sie kitzeln oder uns in einer entspannten Situation mit ihnen intensiv und gegenseitig beschäftigen. Das versteht man unter »ursprünglichem Spielen«.

Es handelt sich hier um eine sehr ursprüngliche Art, miteinander zu kommunizieren. Diese Spielform wurde also, genau wie gute vegetative Regulation des VNS, natürlicherweise ursprünglich mal von jedem von uns gewusst und gekonnt. Wir haben diese Form des Miteinanders leider nur vergessen und somit verlernt. Spielforscher wissen, dass wir mit dieser Form des Spiels Liebe, Vertrauen, Zugehörigkeit ausdrücken können mit jedem anderen. Ohne Regeln, ohne Gewinner, ohne Wettbewerb, ohne jemanden auszuschließen, ohne Sprachbarriere – einfach so.

- Verbringen Sie angenehme Zeit mit Menschen, die Ihnen guttun: mit Ihren Kindern, Eltern, Großeltern oder mit Freunden. Ganz besonders gut tun auch Haustiere.
- Alles, was mit körperlicher Berührung zu tun hat, ist hervorragend für Ihr vegetatives Nervensystem. Schmusen, Massage, Zärtlichkeiten tun dem Parasympathikus und dem Sympathikus gut. Das liegt unter anderem an dem Hormon Oxytocin, das bei angenehmen zwischenmenschlichen körperlichen Erfahrungen vermehrt ausgeschüttet wird. Deshalb heißt dieses Hormon auch »Wohlfühl-Hormon«.

WIE SICH GUTER SCHLAF AUF DEN PARASYMPATHIKUS AUSWIRKT

Eine der wichtigsten Botschaften hier im Buch: Schlafen Sie lange genug und möglichst ungestört. Beim Schlafen stecken Sie Ihr vegetatives Nervensystem quasi direkt an die Steckdose zum Aufladen. Während Sie schlafen, kann Dr. med. Parasympathikus all seinen regulativen und ressourcenaufbauenden Tätigkeiten nachgehen. In dieser Zeit reguliert der Sympathikus runter, der Parasympathikus hoch. Das können Sie sehr gut erkennen in der Abbildung auf Seite 70. Die Pfeile in der Abbildung zeigen Ihnen genau, an welcher Stelle und zu welchem Zeitpunkt die Regulation des Sympathikus und des Parasympathikus stattfindet. Letzterer ist nachts ganz besonders aktiv.

Doch warum ist Schlaf so wichtig? Dafur müssen wir einen kleinen Exkurs zu unserem Gehirn machen, denn Schlaf ist sowohl für unser zentrales Nervensystem (Gehirn) als auch für unser vegetatives Nervensystem ein ganz besonderer und ressourcenaufbauender Zustand: Unser Gehirn verblüfft Forscher immer wieder aufs Neue. Wussten Sie, dass dieses Organ mit ca. 1,3 bis 1,5 Kilo Gewicht nur etwa zwei Prozent unseres Körpergewichts ausmacht? Im Vergleich zu seinem Gewicht ist es aber ein wahrer Energiefresser! Sage und schreibe 20 Prozent unseres Ruhe-Energiebedarfs, des sogenannten Grundumsatzes, gehen auf sein Konto. In Phasen mentaler Arbeit steigt der Anteil auf bis zu schätzungsweise 50 Prozent des gesamten Energieumsatzes an. Der hohe Energiebedarf zeigt die hohe Stoffwechselaktivität an. Kein Wunder, denn die Denk- und Lernprozesse wirken tiefgreifend in die Materie des Gehirns ein: Lernen bedeutet, dass neue Zellverbindungen aufgebaut werden. Vergessen bedeutet, dass unbenutzte Verbindungen stillgelegt werden. Unser Gehirn ist also eine riesige Dauerbaustelle. Dafür benötigt es Energie und auch entsprechendes Baumaterial. Neben Eiweißen spielen bestimmte Fette eine Rolle.

Eine andere Herausforderung auf dieser Baustelle ist der anfallende »Müll«. Zellalterung und der Abbau von ungenutzten Synapsen hinterlassen Endprodukte, die umgebaut oder entsorgt werden müssen.

2013 erschien im Wissenschaftsjournal »Science« ein Bericht, wonach ein bisher unbekannter Mechanismus entdeckt worden war: Der Müll wird durch Spülvorgänge zwischen den Zellen, ähnlich wie bei einer Spülmaschine, entsorgt. So wird Ablagerungen entgegengewirkt und das Gehirn gesund und leistungsfähig gehalten.

Das Spannende an der Entdeckung ist jedoch der Zusammenhang mit unserem Schlaf. Während des Schlafens nämlich kommt der Spülvorgang erst so richtig in Gang. Mit aufwendigen Verfahren konnte im Gehirn von Mäusen gezeigt werden, dass sich bei ausreichend Schlaf die Größe des Zellzwischenraums um über 50 Prozent erweitert und dass sich der Spülprozess dadurch dramatisch verbessert. Verabreichte man den Mäusen ein Medikament in die Hirnflüssigkeit, das durch eine Blockierung wichtige Neurotransmitter für die Schlafrhythmik störte, kam es nicht zu dieser Erweiterung der Zellzwischenräume und damit blieb auch die Steigerung dieses Spülprozesses aus.

Eine der Funktionen des Schlafs und damit seine unbedingte Notwendigkeit, wie sie sich bei höheren Säugetieren findet, kann also genau diese nützliche Reinigung sein. Der Schlaf ist, wie ab Seite 65 schon erklärt, die Domäne unseres Dr. Parasympathikus. Er ermöglicht uns also auch unter diesem besonderen Aspekt die für uns so immens wichtige Regeneration. Nicht umsonst bekommt man oft den sehr klugen Tipp, wenn man vor einer Entscheidung steht und nicht weiß, was man machen soll: »Schlaf erst mal drüber.« Durch den Schlaf »reinigen« sich bestimmte Dinge einfacher – auch weil der Müll dann weg ist, kann man in vielen Fällen bessere Lösungen für Probleme finden.

WIE **MUSIK** DEN PARASYMPATHIKUS **BEEINFLUSST**

Hören Sie Musik, die Ihnen guttut. Es wird viel geforscht, welche Einflüsse von außen unsere Regulationsfähigkeit im Inneren verbessern. In sämtlichen medizinischen Traditionen zeigt jahrtausendealtes Wissen menschlicher Kulturen, dass Gesundung immer auch etwas zu tun hat mit Balance, also mit ausgeglichenen regulativen Zuständen. All dieses alte und traditionelle Wissen deckt sich mit modernen wissenschaftlichen Erkenntnissen. Zum Beispiel kann medizinische Forschung nachweisen, dass sich schnell und ungünstig entwickelnde Krankheitsprozesse vor allem im parasympathischen Zustand durchbrechen lassen. Auch körpereigene Reparaturvorgänge finden vor allem in Phasen parasympathisch gesteuerter Regulation statt.

Ein schöner Forschungsansatz, der sich mit den Wirkungen von physikalischen Schwingungen in Form von Tönen auf unser vegetatives Nervensystem beschäftigt, hat mit Musik zu tun. Wir alle wissen, dass Töne, Rhythmus und Musik unser Gefühlsleben beeinflussen. Schließlich hören wir gern und viel Musik. Manchmal feuert sie uns an, manchmal beruhigt sie uns. Je nachdem, was wir uns anhören und in welcher Gemütsverfassung wir sind. Unser Gefühlsleben und damit auch unsere Gesundheit kommen nicht einfach von irgendwoher. Auch unsere Stimmungslage ist Ergebnis von unbewusst ablaufenden regulierenden Vorgängen, die unter anderem die Ausschüttung von Hormonen bewirken und damit rhythmische biologische Vorgänge beeinflussen – damit wirken sie natürlich auch auf unser Befinden.

Diese steuernden Prozesse kennen Sie mittlerweile gut. Ist es da nicht naheliegend, sich mit der Frage zu beschäftigen, was Musik mit unserem vegetativen Nervensystem macht? Musik ist physikalisch nichts anderes als »Welle«, also Schwingung mit Frequenz und Amplitude. Es kann gar nicht anders sein, als dass jede Art von Schwingung, die dem Körper von außen zugeführt wird, auch einen Einfluss hat auf Schwingungsphänomene im Inneren, also im Grund auf jede Zelle.

In Wien forscht seit einiger Zeit eine Gruppe um Prof. Dr. Klaus-Felix Laczika, Musi-

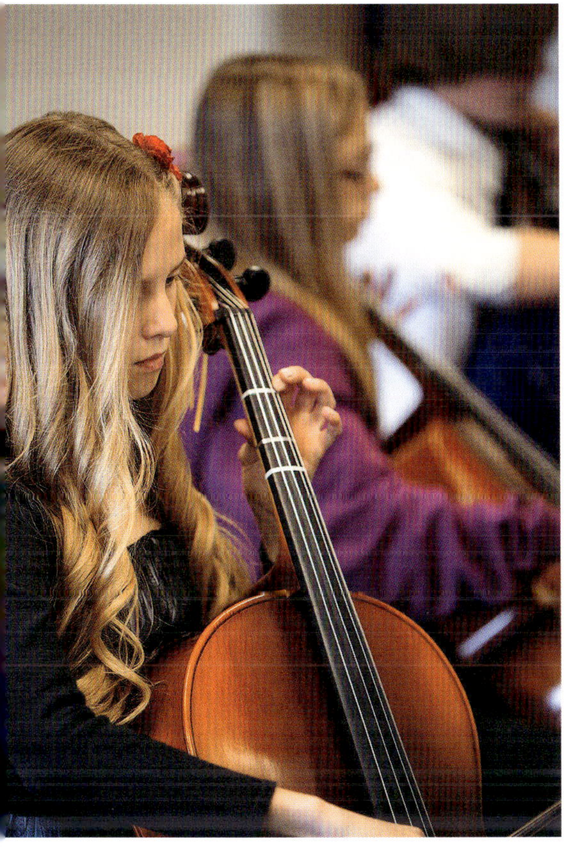

Die Schwingungen harmonischer Musik beeinflussen die Regulation im Körper positiv.

ker und Mediziner an der Universitätsklinik für Innere Medizin, wie sich eine HRV-Messung verändert unter dem Einfluss von Musik und Rhythmus. Bei dieser Arbeit werden die harmonischen Zeitverhältnisse des autonomen Nervensystems verglichen mit den Schwingungen in einem musikalischen Obertonspektrum. Basis der Forschungsarbeit ist das Wissen, dass auch gelingende regulative körperliche Vorgänge mit harmonischen Schwingungen im vegetativen Nervensystem zu tun haben. Darauf aufbauend gehen die Forscher davon aus, dass mit der HRV-Messung die Darstellung möglich sein muss, wie Rhythmus und Töne auf das vegetative Nervensystem wirken. Zu diesem Zweck wurden HRV-Messungen an Teilnehmern während eines TaKeTiNa-Seminars (www.taketina.net) durchgeführt. Bei einem solchen Rhythmus-Seminar geht es um persönliche Bewegungs- und Rhythmus-Erfahrungen, die in einer Gruppe stattfinden. In den HRV-Messungen der Teilnehmer, die während dieses Versuchs aufgezeichnet wurden, konnte eindrucksvoll dargestellt werden, welchen harmonisierenden Einfluss Klang und Rhythmus auf unser vegetatives Nervensystem haben.

Eine weitere interessante Entdeckung, die mit der Wirkung von Musik auf das Element Wasser zu tun hat, machte der Japaner Masaru Emoto (1943–2014). Er konnte in seinen von ihm fotografierten Eiskristallen den Einfluss von Musik auf das Wasser darstellen. Eine Wasserprobe, die mit Musik von Mozart bespielt wurde, zeigt eine geordnete Struktur. Dagegen reagiert eine Wasserprobe, die mit Heavy Metal bespielt wurde, mit Chaos. Wenn wir nun bedenken, dass wir überwiegend aus Wasser bestehen, dann dürfte uns klar werden, dass eben auch akustische Signale wie Musik Einfluss auf uns haben. Im Sinn des Regulationstrainings wäre es deshalb am besten, wenn Sie zwischen den Musikstilen abwechseln.

DAS »GUTE GEFÜHL« FÜR DEN PARASYMPATHIKUS

Machen Sie Ihrem eigenen und dem Parasympathikus eines anderen Menschen zeitgleich ein gutes Gefühl! Das ist Kohärenz in Perfektion. Diesen ganz wichtigen Punkt möchten wir hier ansprechen, denn er hat in unseren Augen ganz, ganz viel parasympathische Kapazität. Das sind die Stimmigkeit

und die achtsame Begegnung mit allem, was um uns herum ist, und mit all denen, die um uns herum sind.
Damit Sie verstehen, was wir damit meinen, möchten wir Sie zu einem Experiment einladen. Es geht um das Miteinander zwischen uns und anderen Menschen, die wir gar nicht kennen. Solche Experimente haben etwas zu tun mit Verwirrung – genau wie bei den drei »VER«. Dazu lesen Sie gleich ein Beispiel aus dem Worldbook of Happiness:
Für jemanden mitzahlen: Wir befinden uns auf einer Straße, die zu einer Brücke führt. Diese Brücke verbindet zwei Stadtteile miteinander. Entsprechend fahren über diese Brücke täglich viele tausend Fahrzeuge. Da diese Brücke instandgehalten werden muss, verlangt die Straßenbaugesellschaft für die Überfahrt 1 Euro. Jeder, der also die Brücke überquert, muss an einem Zahlhäuschen vorbeifahren und dort 1 Euro abgeben.
Nun das Experiment: Sie fahren an das Zahlhäuschen und geben Ihren Euro ab. Unmittelbar danach geben Sie einen zweiten Euro ab und sagen zum Kassierer: »Ich zahle auch noch für den Wagen hinter mir.« Einfach so. Was wird passieren? Sie fühlen sich danach auf jeden Fall gut! Und sei es nur darum, weil Sie über Ihr Verhalten lachen. Der Kassierer und natürlich die Person im Auto hinter Ihnen sind vermutlich verwirrt und Ihr Hintermann fühlt sich sicher auch gut. Ein solches Verhalten lässt einen Moment innehalten und regt alle Beteiligten zum Nachdenken an.
Das Gleiche geht mit einem Parkschein an einem Parkautomaten. Lassen Sie doch einfach mal zwei Parkscheine für eine bestimmte Parkzeit heraus und klemmen den zweiten einfach in den Ausgabeschacht.
Der »aufgeschobene Kaffee«: Dies ist ein ähnliches Prinzip. Man zahlt zwei Kaffees, trinkt aber nur einen. Den zweiten können sich dann Bedürftige abholen. Damit kann man jemanden unterstützen, der sich einen Kaffee in einem Coffeeshop nicht leisten kann. In einigen Kaffeeläden in Großstädten wird das schon seit einiger Zeit praktiziert.
»Brot am Haken«: Hier werden Backwaren beim Bäcker »aufgeschoben«. Man zahlt zusätzlich zu seinem eigenen Einkauf zum Beispiel ein Brot oder einen Kuchen oder ein Sandwich und hängt die Quittung dafür an einen Haken an der Kasse. Bedürftige können sich dort diese Quittung wegnehmen und bekommen das bezahlte Gebäck.
Weitere Beispiele: Noch viel einfacher sind folgende Dinge, die hier nur stellvertretend für Ihre eigenen Ideen stehen sollen:

- Halten Sie mit dem Auto an einer ungefährlichen Stelle einfach an und lassen Sie jemanden über die Straße gehen. Lächeln Sie und machen Sie mit der Hand eine freundliche Geste oder halten Sie sichtbar einen Smiley hoch. Sie werden staunen, was passiert. Sie bekommen sicher ein Lächeln. Balsam für zwei »Parasympathikusse«.
- Halten Sie jemandem länger als üblich eine Tür auf. Und vielleicht die nächste Tür auch noch. Setzen Sie also noch eins drauf!
- Schenken Sie der Person an der Supermarktkasse ein freundliches und anerkennendes Wort. Das fällt Ihnen noch viel leichter, wenn Sie das Anstehen an der Supermarktkasse zu Ihrem Moment des Atemtrainings gemacht haben. Dann sind Sie nämlich, parasympathisch gesehen, gerade so richtig in Fahrt.

Flashmob: Eine große und aufwendige Form einer solchen Aktion, die von sehr vielen Personen für die Beteiligten selbst und natürlich auch für alle anderen, die zufällig dabei sind, gemacht wird und eben dadurch so beeindruckend ist, ist ein Flash-

mob. Haben Sie schon mal davon gehört? Wenn nicht, dann bitte unbedingt in eine Suchmaschine eingeben und ein oder mehrere Videos dazu ansehen.
Laut Wikipedia bezeichnet ein Flashmob »einen kurzen, scheinbar spontanen Menschenauflauf auf öffentlichen oder halböffentlichen Plätzen, bei dem sich die Teilnehmer nicht kennen und ungewöhnliche Dinge tun. Flashmobs gelten als spezielle Ausprägungsformen der virtuellen Gesellschaft, die neue Medien wie Mobiltelefone und Internet benutzt, um kollektive direkte Aktionen zu organisieren.«
In den meisten Fällen geht es bei Flashmobs um eine enorm aufwendige Form von Tanz und Musik mit Überraschungseffekt. Dieser Überraschungseffekt ist wieder ein »Verwirrer« für unser Gehirn und für unsere Wahrnehmung der Welt und hat damit eben auch das Potenzial, zusammen mit anderen die Sicht auf die Welt auf eine besondere und positivere Art zu gestalten. Das fällt auch unter das, was wir mit dem Satz auf Seite 132 meinen: Das sind die Stimmigkeit und die Achtsamkeit mit allem, was um uns herum ist, und mit all denen, die um uns herum sind. Achtsames Wohlwollen zu sich selbst und zu anderen Menschen, in diesem Fall durch Überraschung, Bewegung und Musik.
Line Dance ist eine weitere Möglichkeit, gemeinsam zu tanzen und Musik zu machen. Dafür gibt es organisierte Veranstaltungen, bei denen jeder mitmachen kann. Das bereitet schon beim Zusehen Spaß!
Mit alldem wollen wir sagen: Tun Sie etwas für andere und mit anderen! Gern auch mal etwas Spontanes, Überraschendes, Unerwartetes. Engagieren Sie sich in einem Ehrenamt – das tut der Seele gut und erweitert Ihre Perspektiven und damit Ihre Regulationsbreite.

Im Grund geht es in unserer gemeinsamen Welt im Innen und Außen darum, viel weniger auf das ICH zu pochen, sondern sehr viel mehr auf das WIR. Eine solche Einstellung erzeugt ein kohärentes Gefühl bei allen Beteiligten. Leider wird unsere Gesellschaft immer mehr zu einer Ich-Gesellschaft. Hauptsächlich auf sich selbst zu schauen, ist in den letzten 20 Jahren sehr beliebt geworden. Genau darauf kommt es aber eben nicht an. Diese innere Haltung, die das Gegenteil von Kohärenz darstellt, erzeugt letztendlich Konfrontation, Chaos und Stress im System – im Innen und im Außen.

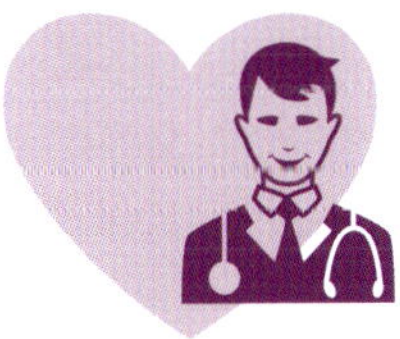

Dr. med. Parasympathikus kommt zu Wort

Liebe Leserin, lieber Leser dieses schönen Buches,
schon bin ich wieder da. Nach all dem, was ich hier mitgelesen habe, stellt sich bei mir ein tolles Gefühl ein. Im Grund ist das Gefühl das, wofür ich eigentlich gemacht bin. Ich bin nämlich ein Teamplayer zusammen mit dem Kollegen Sympathikus. Keiner von uns beiden kann allein erfolgreich sein. Nur gemeinsam können wir Erfolg haben! Das ist genau wie bei unserem kleinen, schlauen Auto – weder nur das Gaspedal noch allein die Bremse kann es fahren. Es kommt auf die Balance an – und für die können Sie sorgen mit allem, was im Buch bisher besprochen wurde.
Jetzt fühle ich mich großartig! Ich freue mich so, dass Sie nun von mir wissen und sogar auch noch eine Bedienungsanleitung für mich bekommen haben. In Kapitel 5 werden Sie mich im praktischen Einsatz erleben. Das wird noch einmal spannend.
Bis später!

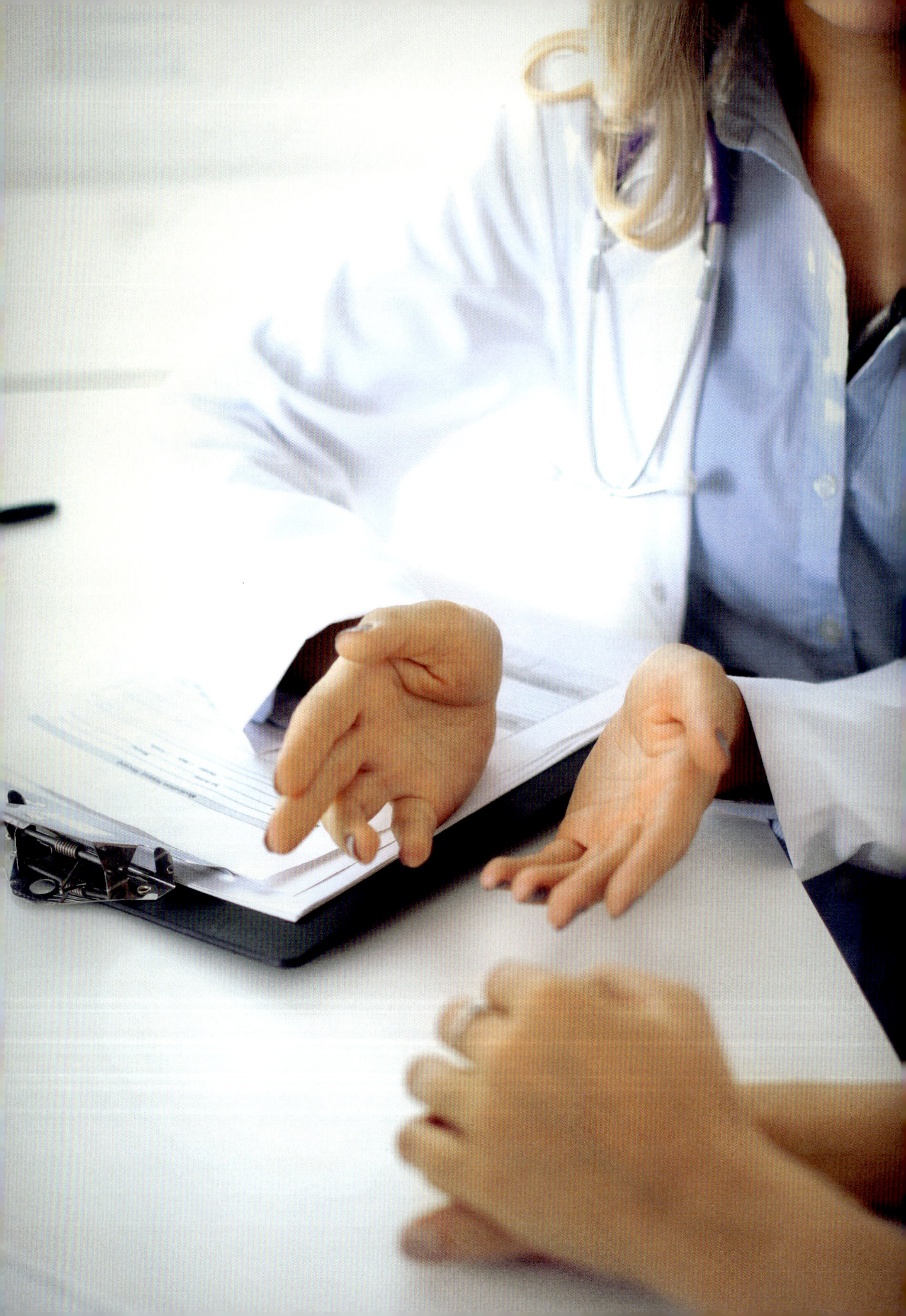

DIE PARASYMPATHIKUS-STEUERUNG IM PRAKTISCHEN EINSATZ

Jeder Mensch hat es in seinem Leben mit unterschiedlichen Herausforderungen zu tun. Beispiele dafür, wie Situationen durch Vernachlässigung des inneren Arztes entstehen und gemeistert werden können, helfen uns dabei, eigene Strategien zu entwickeln. Davon erzählt dieses Kapitel.

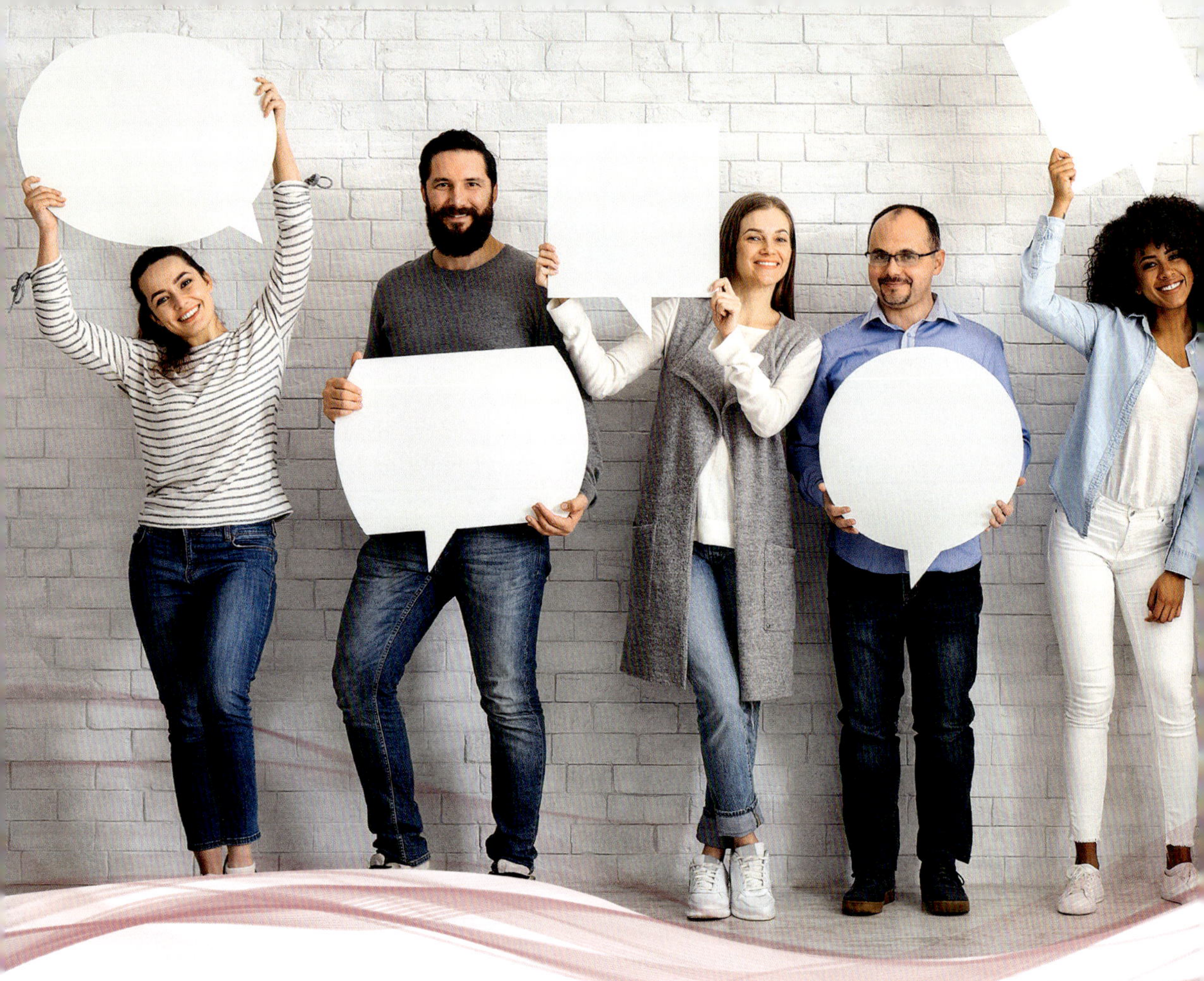

FALLBEISPIELE AUS DER PRAXIS

In diesem Kapitel stellen wir Ihnen acht Fallbeispiele vor, wie sie so oder auch etwas anders gelagert in unseren Praxen vorkommen. Jede der Personen ist etwas Besonderes – das heißt, dass jede ihr persönliches Lebensumfeld hat und auch ihre persönliche Haltung zum Leben und zu dem, was ihr in diesem Leben begegnet. Und natürlich hat jede Person auch ihre eigenen »Beschwerden«. Trotzdem sind die Fallbeispiele so verfasst, dass Sie sich in jedem der Beispiele und in vielen der genannten Aspekte auf irgendeine Art wiederfinden können – auch wenn Alter, Geschlecht, Lebensumstände oder die gesundheitlichen Probleme nicht genau mit den bei Ihnen vorliegenden Aspekten übereinstimmen.

Unser Tipp: Lesen Sie alle Beispiele, dann bekommen Sie einen perfekten Überblick über das, was gemeint ist. Je mehr Sie lesen, desto nachhaltiger wird Ihnen der AHA-Effekt gelingen, den wir mit diesem Buch beabsichtigen. Dr. med. Parasympathikus ist natürlich auch wieder mit dabei.

FALLBEISPIEL MELANIE

Melanie, 37, ist Angestellte in einem mittelgroßen Unternehmen, verheiratet und hat zwei Kinder mit fünf und drei Jahren; sie hat Migräne.
Melanie zeigt ihrem Dr. med. Parasympathikus im Kopfkino das Familiendrama »**Ich schaffe das!**«, Untertitel »Sonst würde ich alle enttäuschen«.

Melanies Geschichte

Melanie hat eine neun Jahre jüngere Schwester und kommt aus einer ganz »normalen« Familie. Schon seit ihrer Kindheit weiß sie, dass sich ihre Eltern, vor allem der Vater, als erstes Kind eigentlich einen Sohn gewünscht hatten. Melanie hat deshalb schon immer das diffuse Gefühl, ihre Eltern irgendwie **enttäuscht** zu haben. Nach dem Abitur absolvierte Melanie ein Studium aus einem wirtschaftlichen Bereich. Das Studienfach an sich hat sie zunächst nicht besonders interessiert, es passte aber in den familiären Kontext, denn die Eltern führen einen kleinen Betrieb.
Auf einer Grillparty hatte sie ihren jetzigen Mann Matthias kennengelernt, einen Ingenieur mit vielversprechender Anstellung bei einem Automobil-Unternehmen. Matthias hatte damals schon klare Vorstellungen von seiner Karriere und davon, wohin die Reise in seinem Leben gehen soll. Das hat Melanie auf Anhieb an ihm gefallen. Sie war stolz darauf, dass er ihr Freund und später ihr Ehemann wurde. Bei ihm fühlt sie so etwas wie Sicherheit, und Matthias hat eine sehr liebevolle Art Melanie gegenüber.
Dass das erste Kind so lange auf sich warten ließ, war für Melanie sehr schwierig. Über Jahre hinweg hoffte sie von Monat zu Monat, dass sie schwanger würde. Zunächst war das kein großes Problem, aber nach ca. zehn Monaten begann es, doch eines zu werden. Sie wünschten sich doch beide eine kleine Familie. Melanie hatte bald das Gefühl, ihren Mann zu enttäuschen. Dieses Gefühl nagte an ihr und machte alles kompliziert, auch die Beziehung litt darunter. Die medizinischen Odysseen, die sich anschlossen, waren ein Horror für Melanie. Sie musste bald Hormone einnehmen, die ihrem Wohlbefinden gar nicht gutgetan haben. Doch dann war es endlich so weit – Melanie war schwanger. Melanie hat sechs Monate nach der Geburt des ersten Kindes wieder angefangen, in ihrem alten Job zu arbeiten. Das war von Anfang an so mit dem Arbeitgeber vereinbart und hat auch recht gut geklappt. Dass so schnell nach der ersten Geburt schon das zweite Kind kam – damit hatte zunächst aufgrund der schwierigen ersten Schwangerschaft keiner gerechnet.

Das Managen von Familie, Job und Haushalt bringt viele Frauen oft an ihre Grenzen.

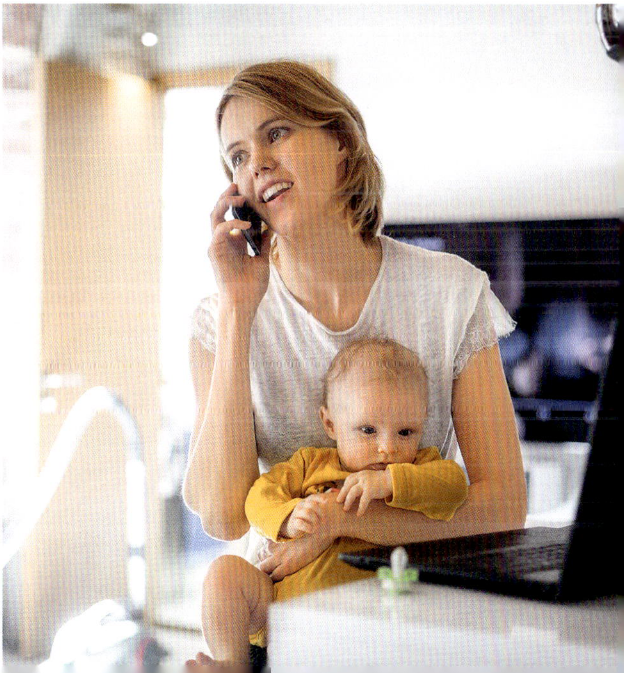

Am wenigsten Melanie selbst, und noch weniger ihr Arbeitgeber. Man hat sich dann darauf geeinigt, dass Melanie bis zum zweiten Geburtstag des Kindes pausiert. Das war durch einen glücklichen personellen Umstand im Unternehmen möglich. Das jüngere der Kinder ist jetzt drei Jahre alt – Melanie arbeitet seit einem Jahr wieder auf ihrer alten Position.

Da die Wohnsituation in der Dreizimmerwohnung zu eng wurde, entschlossen sich Melanie und Matthias, ein Haus zu kaufen. Diese Investition war aufgrund der hohen Grundstückskosten in der Nähe der Großstadt ein finanzieller Spagat, doch die Familie wollte in der Nähe der beiden Unternehmen wohnen bleiben, in denen sie arbeiten. Ohne Melanies zusätzliches Einkommen hätten sie die Schulden für das Haus nicht abbezahlen können. Und auch die Eltern halfen dazu. Zudem war es der jungen Familie wichtig, trotz der Schulden ab und zu einen schönen Urlaub machen zu können und den Kindern nicht jeden Wunsch abschlagen zu müssen.

Melanie macht es stolz, dass sie ihren Mann nicht enttäuscht und dass sie das Leben mit Beruf, Haus und Kindern so gut managen! Melanie weiß auch, dass sie sehr gut ist im Organisieren und dass sie es auch gewohnt ist, Verantwortung zu übernehmen. Sie spürt auch die Bewunderung der Freundinnen für ihre Leistungen. All diese Aspekte treiben sie an, weiterzumachen.

Alles wäre eigentlich perfekt! Wäre da nicht ein Punkt, der ihr das Leben zunehmend schwerer macht: Melanie fühlt sich zurzeit völlig kraftlos. Sie ist schneller überfordert mit ihrem Tagespensum als früher. Das zeigt sich deutlich an ihrer schlechten Laune und an der fehlenden Geduld mit ihrer Familie. Dieses ausgelaugte Gefühl wird in letzter Zeit auch noch zunehmend schlimmer statt besser. Im Job versucht sie, das zu kompensieren, was ihr auch halbwegs gelingt. Zu Hause bei der Familie ist die Stimmung aber oft nicht gut. Matthias ist sehr viel in der Arbeit und auch immer wieder tagelang beruflich unterwegs. Melanie stemmt den Alltag als berufstätige Mutter mehr oder weniger allein, was ihr auch gut gelingt. Sie möchte ja auch die Erwartungen, die Matthias an sie stellt, nicht **enttäuschen**. Wenn da nicht diese Kopfschmerz-Anfälle wären, die sich in letzter Zeit ständig wieder melden … Melanie kennt diese bohrenden Kopfschmerzen von früher. In Zeiten größerer Belastungen kam es ab und zu vor, dass sie plötzlich von diesen üblen Symptomen geplagt wurde. Wegen der Kopfschmerzen musste Melanie schon das eine oder andere Mal von der Arbeit nach Hause gehen und hatte deshalb auch schon einige Fehltage. Die Kolleginnen übernahmen dann zum Teil ihre Aufgaben mit. Die meisten von ihnen hatten dafür Verständnis, aber nicht alle. Vor allem eine bestimmte Kollegin macht Melanie deshalb Druck.

Eine kritische Situation entstand kürzlich auch noch im privaten Bereich, als alle bei Melanies Schwiegereltern zu Besuch waren. Matthias hatte dort darüber gesprochen, dass es mal wieder an der Zeit wäre, zu Hause den Rasen zu mähen und überhaupt würde es an einigen Punkten im Haus »gerade echt chaotisch zugehen«. Das war für Melanie wie ein Schlag ins Gesicht. Ihr Gefühl sagte ihr, dass sie Matthias‘ Erwartungen, was Haus und Ordnung angeht, enttäuscht hat. Und das sagt er auch noch vor den Schwiegereltern! Schon wieder mal hat Melanie in ihrem Er-Leben jemanden **enttäuscht** … An diesem Abend hat Melanie einen starken Kopfschmerz-Anfall.

Arztbesuch

Melanie besorgt sich einen Termin beim Hausarzt. Sie schildert ihm die Probleme, die sie zunehmend mit ihren Kopfschmerzen hat. Der Arzt hört aufmerksam zu. Er interessiert sich auch dafür, dass Melanie diese Probleme schon früher immer mal wieder hatte, und auch dafür, dass sie im Moment ganz schön viel Stress hat mit Job und Familie. Er rät ihr, für ausreichend Schlaf zu sorgen und schon bei beginnenden Kopfschmerzen eine Tablette zu nehmen. Sollte sich herausstellen, dass sich mit dieser einen Tablette der Anfall nicht aufhalten lässt, dann empfiehlt er ein stärkeres Medikament, das speziell gegen Migräne wirkt. Für dieses stärkere Medikament gibt der Hausarzt ihr ein Rezept. Das andere Medikament kann Melanie ohne Rezept in der Apotheke kaufen.
Melanie soll das jetzt mal auf diese Art ein paar Wochen ausprobieren. Falls es ihr nicht besser geht, kann sie gern wiederkommen.

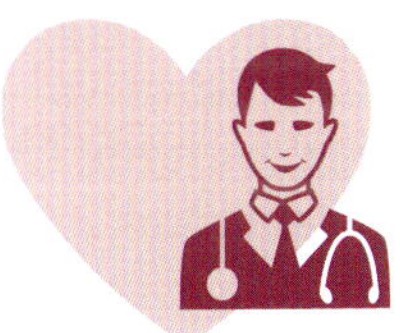

Melanies Dr. med. Parasympathikus kommt zu Wort

Liebe Melanie,
ich freue mich, dass ich zu unserer Situation auch etwas sagen darf. Ich begleite dich ja nun schon einige Zeit als deine »Bremse« und deine »Power-Bank«.
Mein Kollege, der Sympathikus, sorgt fleißig dafür, dass du alle Aufgaben schaffst, die du dir vorgenommen hast. Er verbraucht dafür unsere Energievorräte. Ich sorge immer dafür, dass diese Powervorräte wieder aufgefüllt werden. Die Zusammenarbeit hat bisher auch meistens recht gut geklappt, abgesehen von einigen Momenten, wo es Kollege Sympathikus echt übertrieben hat. Du konntest das aber bisher hervorragend selbst steuern. In dieser Hinsicht sind wir drei ein tolles Team!
Doch in den letzten Monaten habe ich richtig Probleme bekommen. Mein Kollege übertreibt es in letzter Zeit wirklich extrem! Ich komme gar nicht mehr hinterher, deine Ressourcen in allen Bereichen wieder ausreichend aufzufüllen. Das Ergebnis ist, dass es an manchen Stellen schon Defizite gibt und deshalb das Notprogramm angesprungen ist. Die Folge davon ist entsprechend dein Kopfschmerz, der immer häufiger auftaucht. Manchmal habe ich das Gefühl, ihr beide habt mich total vergessen! Dabei wisst ihr doch eigentlich, wie wichtig ich bin und was ich alles wieder »ins richtige Lot« bringen kann.
Ich habe den Sympathikus auch schon darauf angesprochen. Er meinte, er könne gerade nicht anders, denn vom Chef – so nennt er stets unser Gehirn – käme immerzu die Order: Schneller – mehr – los, los, weiter – das muss doch jetzt klappen – los, mach schon – stell dich nicht so an – sonst enttäuschen wir noch die anderen …
Und auch bei dir, liebe Melanie, hat sich etwas verändert in letzter Zeit: Solange wir uns kennen, waren wir, du, Sympathikus und ich, ein gutes Team. Der Chef hat zwar auch schon früher versucht, merkwürdige und für uns eher ungünstige Ideen in unsere gut funktionierende Regulation hineinzubringen. Wir haben das aber gemeinsam gut wegreguliert. Und wir waren so richtig erfolgreich damit. Du hast damals auch gut dabei mitgeholfen, alles im Fluss zu halten. Du hast ab und zu Sport getrieben – das allein hat dem Sympathikus und mir schon mal richtig gutgetan! Beim Sport sind wir ein Superteam! Allerdings tut sich mit dem Sport schon seit Längerem wenig!

Und dann machst du in letzter Zeit auch ein paar Fehler. Das wäre eigentlich nicht weiter schlimm, denn einige kann ich locker wegregulieren, zusammen mit dem Sympathikus. Nur wenn es zu viele Fehler werden, wird es für mich leider immer schwieriger, meine Aufgaben für dich gut zu erfüllen.
Ungünstig ist für mich zum Beispiel, dass du zwischendrin immer wieder die Luft anhältst. Luftanhalten ist für mich das Schlimmste. In diesen Momenten schaltest du mich direkt aus. Meistens schnappst du dann nach kurzer Zeit wieder nach Luft, machst also eine kurze Einatmung, danach hältst du aber gleich wieder die Luft an. Das geht oft über Minuten so. Mehrmals am Tag. Vor allem, wenn eine bestimmte Kollegin mit dir spricht oder wenn sie auch nur im Raum ist.
Du scheinst dich über diese Kollegin so richtig zu ärgern! Etwas verblüfft mich dabei besonders: Ich habe dir gut zugehört, was du neulich einer Freundin über die Situation an deinem Arbeitsplatz erzählt hast. Du hast Folgendes gesagt: »Diese Kollegin ist echt die Pest! Kürzlich hat sie mir, sogar im Beisein vom Chef, wieder etwas an den Kopf geworfen, da ist mir die Luft weggeblieben! Mittlerweile bekomme ich sogar schon Schnappatmung, wenn sie das Zimmer betritt und wieder mit dem gleichen Mist anfängt!«
Du weißt also, wo das Problem liegt! Du erzählst es doch sogar deiner Freundin! Warum änderst du denn nichts an dieser ungünstigen Situation und hörst endlich auf damit, andauernd die Luft anzuhalten und sie mir damit abzudrehen?

Analyse und Hilfestellung

Melanie hat also zwei Baustellen:

- Sie ist mit Beruf und Familie und der enormen Belastung, die das mit sich bringt, überfordert. Das zehrt in jeder Hinsicht an den Ressourcen – die »alten« Kopfschmerzen tauchen wieder auf, die eine ganze Weile keine Bedeutung mehr hatten. Melanie ist aufgrund der Belastungen dabei, regulativ unter die Krankheitsschwelle (Schwelle zur Migräne) zu geraten.
- Melanies persönlicher Motor dafür, dass sie trotzdem immer weitermacht, ist ihre Sorge, jemanden zu enttäuschen. Eltern, Ehemann, Chef, Kolleginnen, die Kinder.

Dr. med. Parasympathikus kann nicht alle diese Probleme lösen. Aber er kann ihr dabei helfen, sich wieder besser zu fühlen.
Was muss Melanie tun, damit sie die Kopfschmerzen wieder loswird?
In der akuten Situation kann Melanie die Schmerzmedikation vom Hausarzt einnehmen. Das hilft ihr gegen die momentanen Kopfschmerzen. Und das ist auch sehr gut so, denn einen Migräneanfall kann man schwer ohne eine solche Hilfe aushalten. Allerdings beseitigen diese Medikamente nicht die Ursache für die Kopfschmerzanfälle, sie wirken lediglich gegen die Symptome. Zusätzlich haben alle chemischen Medikamente auch Nebenwirkungen, die im schlechtesten Fall für unsere Regulation ungünstig sind.
Wenn Melanie aktiv etwas gegen die Ursache ihrer Kopfschmerzen unternehmen möchte, dann sollte sie ihre regulative Ebene zu Hilfe nehmen.

Parasympathikus-Training

Für Melanie könnte ein parasympathisches Atemtraining zum Beispiel so aussehen: Zunächst sollte sie ihre Wahrnehmung zu sich selbst schulen. Das klappt am besten, wenn sie ab sofort im Büro, besser noch im gesamten Alltag darauf achtet, ob und wann

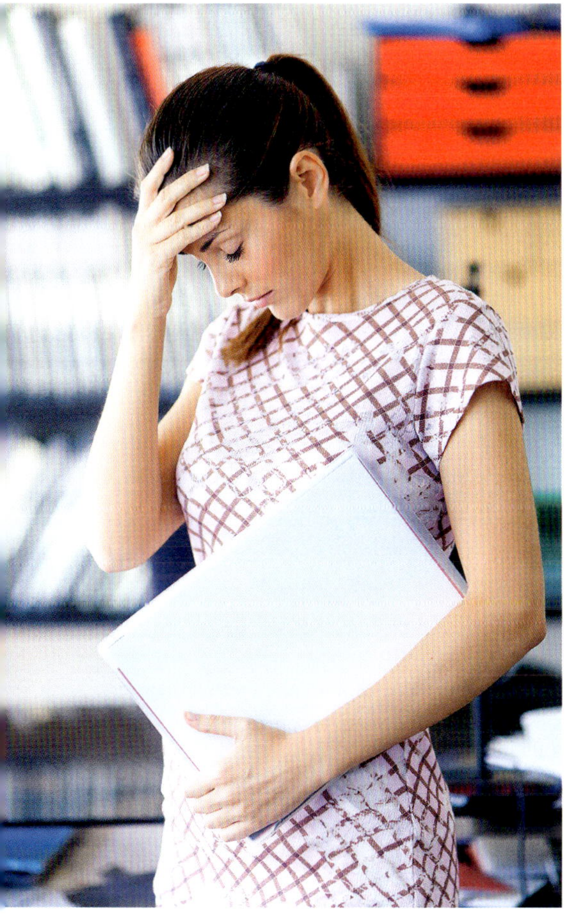

Optimieren der Selbstregulation: Machen Sie sich bewusst, wann Sie die Luft anhalten.

sie automatisch die Luft anhält und dabei vielleicht sogar auch noch die Schultern hochzieht. Vermutlich ist die erste Episode dieser Art schon morgens, wenn sich die beiden Kinder mal wieder nicht anziehen lassen, wenn wegen des mit Nutella verschmierten T-Shirts noch mal ein frisches geholt werden muss, und dann gleich noch mal im Kindergarten, wenn es schon wieder mal Gezeter und Theater gibt und zum x-ten Mal die Hausschuhe nicht aufzufinden sind. Und im Lauf des Morgens geht dann die ganze Atemproblematik weiter – spätestens wenn Melanie auf der Hauptstraße in die Arbeit im Stau steht und fürchtet, zu spät zu kommen und damit womöglich wieder mal jemanden zu enttäuschen – im schlimmsten Fall den Chef. Vermutlich wird sie feststellen, dass sie immer dann ungünstig atmet, wenn es »eng« wird. In ihrem Fall vielleicht, wenn sie wieder Kontakt mit der nervigen Kollegin hat, zum Beispiel, wenn sie eine Mail von ihr öffnet oder wenn ein Meeting ansteht oder die Kollegin auch nur das Zimmer betritt.

Melanie muss also erst einmal die Situationen erkennen, in denen sie ihre Gesundheit ungünstig reguliert, das heißt, wenn sie oberflächlich atmet, die Luft anhält oder die Schultern hochzieht, und dann kann sie gegensteuern, also aktiv dafür sorgen, dass dieses Mal eben NICHT die automatisierten Vorgänge ablaufen. In Kapitel 4 war ausführlich die Rede davon.

VER-stehen – VER-wirren – VER-knüpfen

Für Melanie eignet sich hervorragend das auffällige, am besten richtig bunte Armband, das sie ab sofort tagsüber ständig trägt. Immer wenn ihr Blick darauf fällt, erinnert es sie nun daran, dass sie erstens SPÜREN soll, wie ihre Atmung gerade ist, und dass sie zweitens richtig ATMEN soll. Das Armband ist also Melanies Erinnerer für ihre richtige Atmung.

Jedes Mal, wenn sie nun bemerkt, dass sie wieder die Luft anhält, oberflächlich atmet oder die Schultern hochzieht, macht Melanie nun stattdessen fünf (besser zehn) kohärente Atemzüge (siehe Seite 113) und trinkt ein paar Schlucke Wasser. Wenn Gelegenheit dazu ist, steht sie während des Atmens auch noch auf und geht zum Kopierer, zum

Kiosk, zur Toilette oder einfach nur ans Fenster. Diese ganze Übung muss nicht mal bemerkt werden von den Kollegen und dauert nicht länger als zwei bis fünf Minuten. Das Gute, was Melanie aber mit jeder dieser Übungen tut, ist, jedes einzelne Mal hervorragend für ihre vegetative Regulation zu sorgen. Sie atmet sich dabei heraus aus der Regulationsstarre und hinein in die Gesundheitszone. Das ist hervorragend geeignet als Prophylaxe für ihre Kopfschmerzen.
Ganz besonders schlau von Melanie wäre es, einen funktionierenden »Verwirrer« zu etablieren, indem sie die Situation einfach umdreht. In ihrem Fall würde das bedeuten, sie macht direkt die verhasste Kollegin zu ihrer Erinnerungsfunktion – sprich: Immer, wenn diese den Raum betritt oder sonst ein Kontakt stattfindet, prüft Melanie, wie sie gerade atmet, und optimiert das sofort auf oben genannte Art und Weise.
Ein anderer Erinnerer wäre für Melanie das lange bekannte Gefühl, eventuell »schon wieder jemanden zu enttäuschen«. Hierbei sollte sie überprüfen, ob das wirklich ein schlauer Gedanke ist und wohin dieser sie bringt. Während sie diese Gedanken überprüft, kann Melanie hervorragend üben, richtig zu atmen.

Was kann Melanie sonst noch tun?

- Sie sollte für mindestens acht Stunden Schlaf pro Nacht sorgen, indem sie abends deutlich früher ins Bett geht, vielleicht gleich eine Stunde nach den Kindern. Die parasympathische »Ladestation Schlaf« kann so bestens ihre Arbeit machen.
- Sie sollte ein »Wecksystem« benutzen, das nicht schon als erstes Erlebnis am Morgen mit lautem Getöse das Sympathikus-Pedal drückt. Mit Weckerklingeln aus dem Schlaf gerissen zu werden, ist ein starker Trigger für den Sympathikus und macht es dem Parasympathikus schon gleich morgens richtig schwer, seine Regenerationsaufgaben zu erledigen.
- Noch bevor sie aufsteht, sollte Melanie in sich hineinspüren: »Wie geht es mir?« Und bei Bedarf sollte sie vor dem Aufstehen im Bett ein paar Minuten kohärentes Atemtraining machen und erst dann aufstehen.

Als Nächstes sucht sich Melanie in ihrem Alltag Situationen, in denen sie bewusst atmen kann. Melanie singt zum Beispiel gern. Singen ist perfekt! Und zwar ab jetzt mit richtigem »parasympathischem« Singen. Zum Beispiel kann sie unter der Dusche »Morning has broken« singen, und zwar ohne innerhalb der Zeilen einzuatmen – also mit möglichst langen Ausatem-Zeiten. In der Dusche ist es ja egal, wie das Ganze dann klingt, im Auto übrigens auch. Wenn sie die Pausenbrote für die Kinder richtet, kann sie hervorragend üben, richtig zu atmen. Ebenso, während sie die Kinder morgens fertig macht. Und ganz besonders gut, wenn sie auf dem Weg in die Arbeit im Stau steht oder wenn sie abends an der Supermarktkasse steht.
Gemeint ist also: Melanie sucht sich in ihrem persönlichen Alltag geeignete Momente, in denen sie ab jetzt ihre Selbstregulation optimiert.
Die Erfahrung lehrt Folgendes: Wenn sie dies konsequent ein paar Tage lang macht, beginnt eine gewisse Automatisierung. Die Gehirnanteile, die die Atmung steuern, übernehmen diese neue und viel bessere Art zu atmen von allein. Dieser Prozess ist gar nicht so kompliziert, einfach deshalb, weil wir alle das richtige Atmen schon mal gekonnt haben. Wir müssen es einfach wieder richtig einüben – der Rest geht von allein.

FALLBEISPIEL ANKE

Anke, 26, ist Studentin und Vollzeit-Mama; sie leidet unter einem starken Erschöpfungssyndrom.
Anke zeigt ihrem Dr. med. Parasympathikus im Kopfkino die Familien-Komödie **»Schlaflos und planlos im Alltags-Irrsinn«**.

Ankes Geschichte

Anke studiert Politikwissenschaften. Sie hat einen 2 ½-jährigen Sohn, Felix. Ankes Mutter ist seit dem ersten Kind nicht mehr berufstätig, der Vater ist Rechtsanwalt in einer kleineren Stadt. Anke hat schon sehr früh sehr wenig vom Arrangement der Eltern gehalten. Der Vater war eigentlich immerzu nur beim Arbeiten. Anke kann sich erinnern, dass sich die Gespräche zu Hause sehr häufig nur um die Belange der Kanzlei gedreht hatten. Ihre Mutter übernahm da und dort über die Jahre ehrenamtliche Posten in diversen Vereinen und Organisationen. Den Respekt des Vaters konnte sie dadurch aber nicht gewinnen, das hatten sogar die Kinder schon mitbekommen.
Anke hatte das Studium zunächst mit Eifer angetreten. Nach einiger Zeit empfand sie es aber leider als wenig zielführend. Einige ihrer Studienkolleginnen arbeiten nebenher bei kleineren Zeitungen und Lokalredaktionen – Anke interessiert so etwas eher nicht. Schon öfter beschlich sie die Frage, ob die Entscheidung für dieses Studienfach wirklich richtig gewesen war.
Als sie nach ca. drei Studienjahren Loris kennenlernte, war der Frust übers Studienfach schon präsent. Ankes Eltern wussten bis dahin nichts über diesen Frust, auch bis heute nicht, und Anke legt wenig Wert darauf, es ihnen zu erzählen. Weniger aus Absicht, sondern eher versehentlich wurde

Schlafmangel, unter dem viele junge Mütter leiden, beeinträchtigt gesunde Regulation.

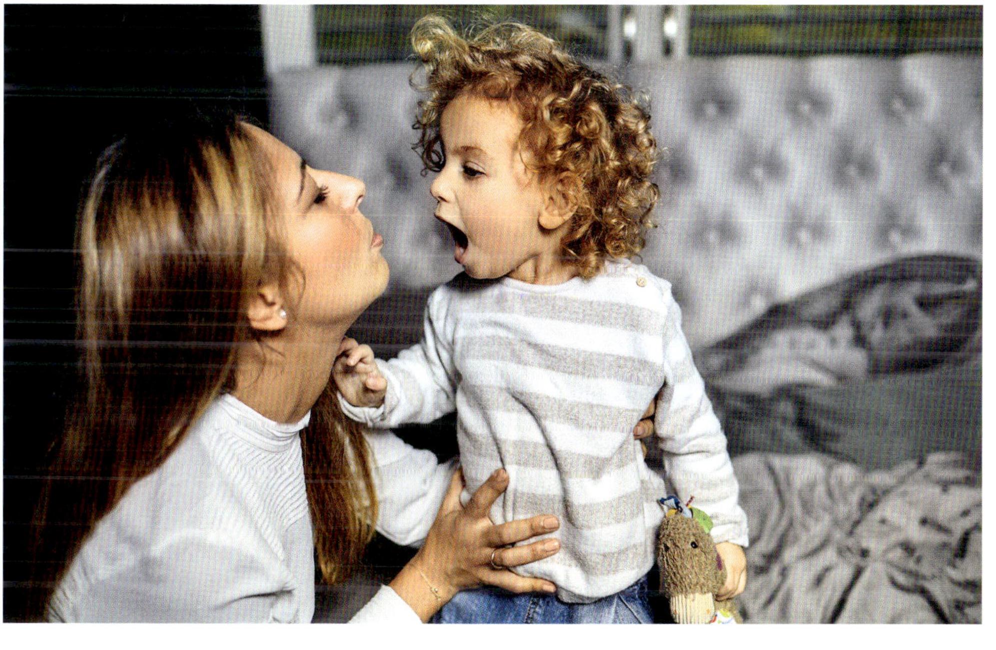

Anke schwanger. Irgendwie passte es aber auch ganz gut, denn sie gewann dadurch eine kleine Verschnaufpause für eine Entscheidung, die wegen des Studiums eigentlich anstand.
Felix kam gesund und völlig problemlos zur Welt. Seitdem versucht Anke eher halbherzig, wieder den Weg zurück ins Studium zu finden. Es will ihr nicht wirklich gelingen, denn mit dem Kind, das zu versorgen ist, scheint die Uni-Welt immer weiter wegzurücken. Ihre Schulfreundinnen von früher haben Anke beruflich längst abgehängt. Anke steht kurz vor ihrem 27. Geburtstag, ohne Berufsabschluss und völlig planlos. Sie hat das Gefühl, wenn das so weitergeht, dann endet es so wie bei ihrer Mutter.
Ein Grund für ihren fehlenden Elan für die Uni ist auch Felix. Er ist ein sehr anstrengendes Kind. Bisher hatte er noch keine einzige Nacht seines Lebens durchgeschlafen. Jede Nacht muss Anke drei- bis viermal aufstehen, weil Felix wach wird und weint. Irgendetwas ist immer los. Schnuller weg, Durst, Hunger, krank, einfach nur schreien, auf Mamas Arm wollen, ins Elternbett wollen usw. Das zehrt so an Ankes Energie, dass sie tagsüber eigentlich nur noch müde ist. Nach den nächtlichen Aktionen mit Felix liegt Anke oft noch 30 Minuten wach, weil sie einfach nicht einschlafen kann. Eine Stunde später weckt Felix sie aber schon wieder auf. Anke kann bald nicht mehr. Alles – der Kopf, die Gedanken, die Muskeln – fühlt sich nur noch an wie Brei. Sie könnte tagsüber im Stehen einschlafen. Und dazu kommt dann auch noch Felix‘ Trotzphase. Alles, wirklich alles muss nach seiner Nase gehen. Wenn das nicht der Fall ist, wirft sich Felix auf den Boden und schreit oder er wirft sogar mit Gegenständen um sich. Dazu kommt noch, dass man mit ihm nur bedingt woanders hingehen kann. Felix benimmt sich nämlich auch nicht gut, wenn er irgendwo zu Besuch ist. Er öffnet alle Schränke, Schubladen, Türen und holt den Inhalt heraus. Er drückt Knöpfe und bohrt in Steckdosen. Anke ist so müde! Und Anke ist fast 27! Und sie hat immer noch keinen Studienabschluss und auch keinen Plan …

Arztbesuch

Anke besorgt sich zwei Arzttermine: einen bei der Kinderärztin wegen des schlechten Schlafs von Felix und einen weiteren bei ihrer Hausärztin für sich wegen ihrer ständigen Müdigkeit.
Die Kinderärztin hört sich interessiert Ankes Schilderungen an über Felix, während dieser sich aktiv im Sprechzimmer umschaut. Anke erzählt ihr, dass Felix immer noch dreimal jede Nacht wach wird und nicht wieder allein einschläft. Außerdem berichtet sie ihr über seine Zornanfälle, die ihr das Leben schwer machen. Während Anke berichtet, eskaliert die Situation im Sprechzimmer schon fast, denn Felix räumt auch hier alles um. Er nimmt den Telefonhörer an sich und er macht sich auf den Weg Richtung Steckdosen. Dass Anke ihn halbherzig davon abzuhalten versucht, interessiert ihn nicht besonders.
Die Kinderärztin untersucht Felix und kann nichts Besonderes feststellen. Felix ist gesund. Die Ärztin erklärt Anke, dass schlechter Schlaf bei Kindern in diesem Alter recht häufig vorkommt. Die Ursache ist manchmal auch einfach die, dass die Sache mit dem Schlafen nicht ideal eingeübt wurde. Außerdem hätte Felix genau das typische Alter für solche Zornanfälle – auch das sei normal und bei ihm eben außergewöhnlich stark ausgeprägt.

Auch Ankes Hausärztin lässt sich die Probleme schildern. Sie vermutet, dass Anke einfach zu wenig Schlaf hat. Sie bietet Anke aber an, zur Vorsicht mal ein Blutbild zu machen und dabei auch einen Schilddrüsenwert zu bestimmen. Vielleicht steckt ja auch irgendein gesundheitliches Problem dahinter. Für Ankes Schlafstörungen schlägt sie noch ein pflanzliches Präparat vor, mit dessen Hilfe Anke nach den nächtlichen Störungen leichter wieder in den Schlaf zurückfinden kann. Dieses kann Anke ohne Rezept in der Apotheke kaufen.
Anke erzählt ihr nicht von ihren weiteren Sorgen, was ihr eigenes Leben und ihre Berufsplanung angeht. Dafür ist gar keine Zeit. Außerdem: Wie sollte die Hausärztin ihr auch dabei helfen?

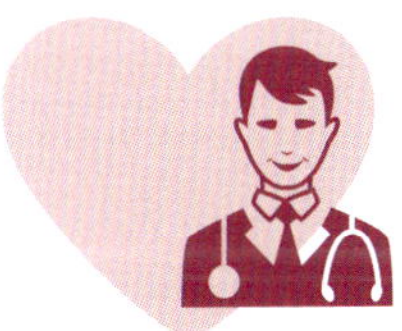

Ankes Dr. med. Parasympathikus kommt zu Wort

Liebe Anke,
mit dir war ich viele Jahre prima im Einklang. Sympathikus und ich hatten nur wenige komplizierte Situationen zu meistern, wir waren meistens richtig gut im Takt miteinander. Das Wenige, das wir zu tun hatten, war meist auch entspannt erledigt. Auch aus der Chefetage kamen keine großen Aufträge oder irgendetwas, das unsere Regulation durcheinandergebracht hätte.
Mit der Geburt von Felix hat sich der entspannte und kohärente Einklang mit meinem werten Kollegen, dem Sympathikus, schlagartig geändert. Sympathikus befindet sich seitdem ständig in Alarmbereitschaft und zwar tagsüber und leider auch in der Nacht. Du weißt doch, dass am Tag, wenn Energie bereitgestellt werden soll, der Sympathikus aktiver ist als ich. Dagegen kann ich in der Nacht, wenn der Sympathikus weniger gefragt ist, dafür sorgen, dass sich die Ressourcen erholen und sich wieder Kohärenz in den Systemen einstellt. Bis Felix kam, konnte ich mir mit den Auftankvorgängen in der Nacht so richtig Zeit lassen! Oft genug ist dein Tag erst um die Mittagszeit losgegangen. Und richtig stressig war es auch selten.
Heute ist das ganz anders. Aus der Chefetage kommt ständig das ALARM-Kommando, das den Sympathikus anfeuert! Gerade wenn ich anfangen will, wieder Ruhe ins System zu bringen und die Ladestände der Batterien aufzufüllen, geht der Alarmmodus schon wieder los. Nachts werden wir von Felix aus dem Schlaf gerissen und das sogar mehrmals. Und ich muss dann erst mal wieder anfangen, für Erholung und Schlaf zu sorgen. Das ist aber so gut wie unmöglich, denn Sympathikus schaltet nicht einen Gang runter. Ich merke richtig, wie mir die Puste ausgeht. Und das merkst auch du – du kannst einfach nicht wieder einschlafen nach den nächtlichen Störungen. Du und ich, wir sollten ab jetzt wirklich wieder besser zusammenarbeiten.

Analyse und Hilfestellung

Anke hat drei Baustellen:

- die fehlende Nachtruhe,
- das Chaos am Tag mit Felix,
- die fehlende grundsätzliche Lebensplanung, die ihr mehr und mehr zusetzt.

Dr. med. Parasympathikus kann nicht alle diese Probleme lösen. Aber er kann Anke dabei helfen, sich einfach wieder besser zu fühlen. Und: Er kann sie damit in die Lage versetzen, nach und nach die ganzen Baustellen zu bearbeiten.
Wie kann Anke jetzt dafür sorgen, dass es ihr wieder besser geht?

VER-stehen – VER-wirren – VER-knüpfen

Bei Anke kommt es jetzt erst mal darauf an, zu verstehen. Sie sollte begreifen, dass ihr größtes Problem im Moment der Verlust der Kohärenz, also der Ordnung ist.
Damit sind gemeint:

1. der Verlust der grundsätzlichen Ordnung, also die im Moment fehlende Lebensplanung mit dem nicht abgeschlossenen Studium.
2. die biologische Ordnung, also der fehlende Schlaf. Agieren wir eine lange Zeit außerhalb unserer biologischen Uhr, tut das unserer Gesundheit und unserem Wohlbefinden nicht gut.
3. die emotionale Ordnung. Anke tut sich schwer, mit dem Chaos umzugehen, das ein Kleinkind verbreitet. Gerade ein Kleinkind würde aber eigentlich Kohärenz – Ordnung – brauchen. Da aber Anke diese im Moment nicht bieten kann, wird die Situation eher schwieriger als besser.

Es gilt also, Ordnung und Regelmäßigkeit ins System zu bringen.
Über diesen Satz freut sich Dr. med. Parasympathikus! Gerade er und sein Kollege, der Sympathikus, können am besten zusammen als Team ihre Arbeit machen, wenn sie zusammen eine Ordnung herstellen dürfen. Eine gelingende REGULATION.

Welche Ideen wären passend für Anke, um aus dem Schlamassel herauszukommen?
Anke stellt fest, dass das Luftanhalten bei ihr noch schlimmer ist, als sie gedacht hat. Sie hält schon die Luft an, sobald sich im Alltag auch nur irgendetwas anbahnt, das einen Zornanfall bei Felix auslösen könnte. Sie stellt sogar fest, dass sie ihren ganzen Tagesablauf und ihre Nachtruhe inzwischen nach den Launen von Felix ausrichtet. Allein bei dem Gedanken an erneute Eskalationen hält sie schon die Luft an. Ankes Dr. med. Parasympathikus hält sich an dieser Stelle lieber die Ohren zu – er kann das nicht hören, Luftanhalten ist das Schlimmste für ihn.
Für die notwendige »Verwirrung« sollte sich etwas an den falsch eingeübten Abläufen verändern. Anke und dadurch natürlich auch Felix sollten tagsüber statt zu eskalieren lieber erst mal gemeinsam atmen. Wenn Anke merkt, dass die Situation wieder auf Eskalation zusteuert, kann sie für sich selbst eine parasympathische Übung machen. Sie benutzt also als »Verwirrer« die eskalierende Situation an sich. Beispielsweise kann sie sich, wenn Felix wieder anfängt zu toben, auf den Boden setzen, an die Wand lehnen, die Augen schließen und eine Minute lang sechs kohärente Atemzüge machen. Das wird Felix verwirren: Felix und natürlich auch Anke werden bemerken, dass jetzt irgendetwas anders ist als gewohnt, und das wird auch Felix' Gehirn und damit seine »Eskalation« verwirren. Ihre beiden Gehirne bekommen dieses Mal das Signal: »Hier ist etwas anders!« Dadurch laufen nicht die automatischen Vorgänge ab wie Luftanhalten (Anke) und Brüllen, was das Zeug hält (Felix), sondern beide bekommen durch diese Erkenntnis die Chance, aktiv eine Veränderung an dem vorzunehmen, was nun als Nächstes passiert.
Bei größeren Kindern kann man auf eine sehr simple Art Verwirrung erzeugen. Hierfür ein Beispiel: Die Eltern sind täglich genervt vom Verhalten der Kinder beim Essen. Um hier Verwirrung zu stiften und mal anders zu reagieren als mit Schimpfen, könnten die Eltern einfach die Kinder spiegeln. Sie sprechen sich untereinander vor dem Essen ab und wenn es so weit ist, machen sie einfach die Kinder nach: Sie steigen

auf die Stühle, werfen mit Nudeln, boxen sich in die Seite, patschen den Löffel in die Suppe, streiten sich lauthals, rennen weg, schreien herum usw. … Das verwirrt die Kinder kolossal! Und am Ende lachen alle gemeinsam und können neue und bessere Regeln aufstellen und verankern für die gemeinsame Essenszeit.

Was kann Anke also jetzt tun, damit sich bei ihr und bei Felix der Dr. med. Parasympathikus nicht länger die Ohren zuhalten muss? Das heißt: Was kann sie tun, um nicht die Luft anzuhalten, sondern richtig zu atmen? Wie kann sie Felix auch dazu motivieren?

Einer der stärksten Trigger für den Parasympathikus ist herzhaftes Lachen. Gerade mit einem Kleinkind kann man eigentlich viel lachen, denn in diesem Alter sind die Kinder einfach witzig. Anke könnte versuchen, jedes Mal, wenn Felix wieder seinen Ausraster hat, zunächst wie oben beschrieben einen Platz für sich suchen, an dem sie sich erst mal hinsetzen und zurücklehnen kann. Dann macht sie die Atemübung. Und nach einer kurzen Zeit versucht Anke, statt sich zu ärgern einfach über die Situation zu lachen. Ist so ein kleiner dreijähriger Zornpinkel nicht auch irgendwie lustig? Wie er so dasteht mit seiner roten Birne und rumbrüllt? Wenn Anke lacht, statt wie üblich zu schimpfen, wird Felix aufs Neue verwirrt sein, vielleicht lacht er beim dritten Mal sogar mit und der Spuk ist vorbei? Anke würde ihm mit einem für beide neuen Verhalten einen Ausweg aus der Zornschleife öffnen.

Was kann Anke sonst noch tun?

Neben diesen Aktionen mit dem Kind sollte Anke versuchen, auch in ihr eigenes System wieder Kohärenz, also Ordnung zu bekommen. Dazu gehören selbstverständlich die Atemübungen. Über den Tag verteilt immer wieder fünf Minuten kohärentes Atmen mit sechs tiefen Atemzügen wären hilfreich. Gerade nachts, nach den Kinder-Aktionen, sind diese Atemübungen wichtig. Mit deren Hilfe wird Anke auf jeden Fall schneller wieder in den Schlaf finden und braucht dann auch nicht das pflanzliche Schlafmittel von ihrer Hausärztin.

Zudem wäre es sowohl für Mama als auch Kind wichtig, wenn sie einen regelmäßigen

> **INFO**
>
> **ATEM-ÜBUNGEN, DIE AUCH EINEM KLEINKIND SPASS MACHEN**
>
> - Halten Sie in Ihrer Tasche stets eine Flasche mit Seifenlösung bereit. Bei Bedarf machen Sie zusammen mit Ihrem Kind immer wieder Seifenblasen.
> - Spielen Sie das Wattebausch Spiel (siehe Seite 120).
> - Lassen Sie ein Getränk sprudeln (siehe Seite 120). Bei wem läuft das Glas über?
> - Spielen Sie beide auf einer Flöte oder einem anderen Blasinstrument, oder versuchen Sie beide, einer Flasche Töne zu entlocken.
> - Singen Sie gemeinsam laut ein Kinderlied.
> - Laufen Sie beide um die Wette.
> - Erzählen Sie Ihrem Kind eine Geschichte oder lesen Sie diese vor, wobei Sie einen Satz ganz leise sprechen und den nächsten Satz ganz laut.

Tagesablauf und eine feste Bettgeh-Zeit einhalten würden.
Sehr günstig wäre es auch, wenn sich Anke einen grundsätzlichen Plan für sich überlegen würde, wie es in Zukunft weitergehen soll. Denn auch das brächte wieder Ordnung ins System. Wahrscheinlich wäre es eine gute Idee, sich dazu Hilfe zu suchen und auch offen mit den Menschen darüber zu sprechen, die es gut mit ihr meinen, statt immer alles in sich hineinzufressen. Ein schlauer Plan für Ankes Zukunft würde die gesamte Situation stabilisieren.

FALLBEISPIEL RICHARD

Richard, 54, ist Abteilungsleiter. Er hat Bluthochdruck.
Richard zeigt seinem Dr. med. Parasympathikus im Kopfkino den Thriller »**Opfer der Umstände**«, Untertitel »Der Untergang im Selbstmitleid«.

Richards Geschichte

Richard ist seit 21 Jahren verheiratet und hat zwei fast erwachsene Kinder. Er arbeitet in einem großen Unternehmen auf einer mittleren Führungsebene und leitet dort eine Abteilung mit 23 Mitarbeitern. Ursprünglich war er Techniker und hatte zu Beginn seines Berufslebens direkt an der Entwicklung und an der Produktion der Maschinen mitgewirkt, die das Unternehmen herstellt. Seinen Beruf hat er immer geliebt, vor allem die praktische Seite daran, also das Schrauben und Bauen.
Heute ist Richard weit weg von der Produktion, seine Tätigkeit im Unternehmen beschränkt sich auf theoretische Dinge am

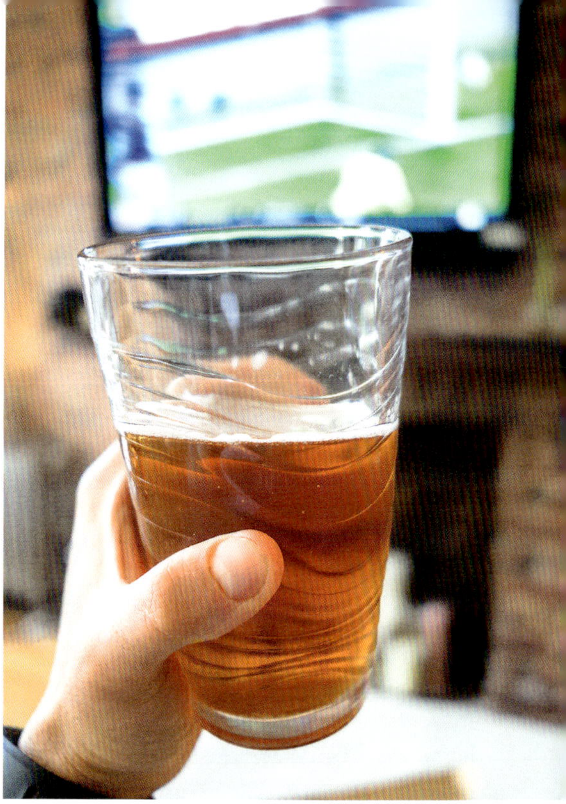

»Entspannung« durch Alkoholgenuss ist ungünstig für eine gelingende Selbstregulation.

Schreibtisch, auf endlose Meetings innerhalb und außerhalb des Unternehmens und auf das Führen seiner Mitarbeiter. Alles das kann Richard auch sehr gut. Nur: Diese Tätigkeiten machen ihm schon seit Jahren keine Freude mehr. Er wird zunehmend unzufrieden mit seinem Beruf, und er quält sich täglich an seinen Arbeitsplatz.

Arztbesuch

Bei einer Routine-Untersuchung beim Hausarzt wurde nun aus heiterem Himmel ein anhaltend erhöhter Blutdruck festgestellt. Dazu attestiert ihm das Labor auch noch leicht erhöhte Blutfettwerte und einen grenzwertig erhöhten Blutzuckerwert.
Richard hat auch gleich ein Rezept in die Hand gedrückt bekommen für ein Mittel gegen hohen Blutdruck. Dieses soll er ab jetzt täglich einnehmen.

»Erhöhter Blutdruck! Ich! Das betrifft doch nur ältere Leute«, denkt sich Richard. Der Hausarzt hat ihm erklärt, woher das alles angeblich kommt: zu wenig Bewegung, zu viel Arbeit und Stress, falsche Ernährung, zu viel Alkohol, womöglich Schnarchen in der Nacht? All das zusammen ist sehr ungünstig für das Herz-Kreislauf-System – hoher Blutdruck, genannt Hypertonie, kann die Folge sein davon.

Wenn Richard so darüber nachdenkt, könnte das alles leider stimmen. Früher war er wirklich sportlicher! Heute ist es so, dass seine Frau ihn schon gar nicht mehr fragt, ob er nicht wenigstens am Sonntag mit ihr mal eine Stunde spazieren gehen will – er lehnt ja eh immer ab. Er ist von seinem Beruf so geschlaucht, dass er am Wochenende nur seine Ruhe haben will. Zum Thema Ernährung fällt ihm leider auch nichts Gutes ein, was er in dieser Hinsicht wirklich richtig machen würde. Das Mittagessen in der Kantine ist sehr fett und fleischlastig – aber was soll er denn da selbst daran ändern? Und das mit dem Alkohol – na ja, wenn er ehrlich ist, trinkt er abends eigentlich immer ein Bier und meistens danach auch noch einen Wein – irgendwie muss man sich ja entspannen nach all dem Stress. Er findet eigentlich schon, dass ihn dieses Verhalten abends entspannt – das kann doch jetzt nicht so falsch sein!

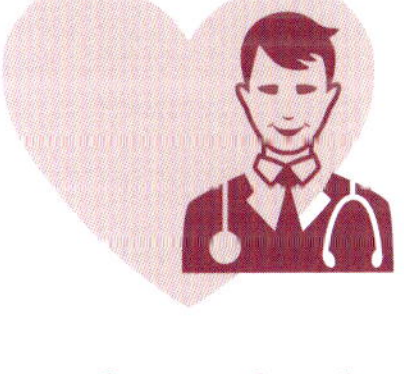

Richards Dr. med. Parasympathikus kommt zu Wort

Lieber Richard,

gut, dass du mir endlich mal zuhörst. Ich denke, das ist jetzt höchste Zeit dafür. Denn wenn alles so klappt, wie ich mir das vorstelle, dann kriegen wir beide das wieder hin mit deinem Blutdruck!

Weißt du, was das Problem ist? Ja, ich denke, du weißt das inzwischen. Dein Hausarzt hat natürlich vollkommen recht mit der Ursache. Nur das mit dem Blutdruckmittel allein gefällt mir nicht. Wollen wir beide nicht einfach zusammen eine Weile versuchen, ob wir da was auf der regulativen Ebene, also mit meinen schlauen Maßnahmen, verbessern können? Am besten ist, wir nehmen meinen Kollegen, den Sympathikus, auch mit ins Boot. Als Dr. med. Parasympathikus habe ich immer wieder die gleiche Aufgabe, nämlich für das »Bremsen« zu sorgen. Für Ressourcenaufbau zu sorgen. Nur: Man muss es mich auch tun lassen und mich dabei auch unterstützen. Meine Autoren geben dir jetzt mal ein paar Tipps dafür, was du tun kannst für dich und mich und gegen deinen hohen Blutdruck. Gut aufpassen!

Analyse und Hilfestellung

Richard hat, wie oben schon zusammengefasst, mehrere Baustellen: Stress in der Arbeit, ungünstige Ernährungsweise, zu wenig Bewegung.

VER-stehen – VER-wirren – VER-knüpfen

Den anstrengenden und in seinem Fall vor allem auch den wenig zufrieden machenden Job kann Richard nur schwer verändern. Was er aber verändern kann, ist seine Haltung dazu. Statt jeden Tag unzufrieden ins Büro und abends wieder nach Hause zu fahren, würde es seinem Parasympathikus deutlich besser tun, schon gleich an diesen beiden Stellschrauben etwas zu verändern: Er könnte das Fahrrad nehmen statt des Autos – dann hat Richard schon mal etwas mehr Bewegung. Wenn das wegen der Distanz nicht geht, dann könnte Richard das Autofahren an sich für etwas Spannendes nützen: Hörbuch hören, Fremdsprache lernen, Podcasts anhören. Dazu Atemtraining an allen roten Ampeln und immer, wenn er ein gelbes Auto sieht, außerdem, wenn er an einer Bäckerei oder an einem Tempo-30-Schild vorbeifährt. Ab sofort parkt Richard am äußersten Ende des Parkplatzes – die restliche Distanz geht er flott zu Fuß, mit Atemtraining. Den Aufzug lässt er unbenutzt und läuft über die Treppe in den vierten Stock. Ab jetzt immer. Der Weg in die Kantine: Treppe – atmen – Treppe – atmen. Dort bestellt er sich ab sofort nicht mehr den Schweinebraten, sondern die Suppe und einen großen Salat. Dazu isst er das mitgebrachte Vollkornsandwich vom Biobäcker mit Käse, Gurke und Tomate. Seinen Büroalltag optimiert Richard, indem er sich einen kleinen Fotohalter mit in die Arbeit nimmt und dort täglich das Foto austauscht. Diese Fotos sollen ihn daran erinnern, sein Atemtraining zu machen. Eine sündhaft teure Flasche Wasser muss auch noch auf den Tisch – alle 15 Minuten ertönt nämlich jetzt aus seinem Handy ein kurzes Signal. Das ermuntert ihn dazu, sechs kohärente Atemzüge zu machen und ein paar Schlucke Wasser zu trinken.

Im Meeting verhält sich Richard ab sofort folgendermaßen: Erfahrungsgemäß betreffen ihn dort höchstens 30 Prozent der Themen. In dieser Zeit ist Richard voll dabei. Bei den anderen 70 Prozent hört Richard zwar aufmerksam zu, aber statt sich über Gesagtes oder nicht Gesagtes zu ärgern, beobachtet er die anderen Teilnehmer: Wie gehen sie mit der Situation eines Meetings um? Wie macht der Chef das? Währenddessen atmet er ca. sechsmal pro Minute ein und aus. Das ist besonders sinnvoll, wenn es nervig wird im Meeting. Richard wird erstaunt sein, in welcher Verfassung er das Meeting verlässt, wenn es zu Ende ist. Zusätzlich kann Richard natürlich noch ganz viele andere Maßnahmen ausprobieren. Ab Seite 117 haben wir einige davon vorgestellt. Nach und nach kann sich an seinem Arbeitsalltag etwas verändern. Statt diesen vom Zeitpunkt des Weckerklingelns an schon als lästig und anstrengend wahrzunehmen, könnte sich so etwas einstellen, wie als ob dieser Arbeitstag eine Art Trainings-Parcours für die persönliche Gesundheitsoptimierung wäre.

Was kann Richard sonst noch tun?

Oft ist der Bluthochdruck zu Beginn einer solchen Situation zunächst ein Problem, das sich auf der Regulationsebene abspielt und noch nicht in einen unumkehrbaren Zustand verfestigt hat. Schwieriger wird es, wenn ein hoher Blutdruck schon länger besteht und sich die Arterien in ihrer strukturellen Beschaffenheit bereits in eine ungünstige Richtung verändert haben. Die medizinische Welt ist sich weitgehend einig, dass chronischer Stress mit seiner Wirkung auf unsere Hormone und damit auch auf Herz und Nieren ein wichtiger und gut beeinflussbarer Faktor ist. Durch zu viel Sympathikus-Wirkung aufgrund der Summe aller ungünstigen Verhaltensweisen passiert es nämlich, dass die Wände unserer Arterien nach und nach weniger flexibel (dehnbar), also »starrer« werden. Auch diese Arterienwände »regulieren« im ausgeglichenen Zustand die Dynamik des Blutflusses aufgrund der wiederum vom vegetativen Nervensystem gesteuerten Muskelfasern, die in ihnen

verlaufen. Die vom Sympathikus nun verursachte »Starre« der Gefäßwände hat leider zur Folge, dass der Durchmesser der Arterien kleiner wird und so nicht mehr optimal für eine gute Regulation ist. Physikalisch gesehen muss das Herz, das ja stetig weiterpumpt, nun die gleiche Menge Blut durch einen »Gartenschlauch« mit kleinerem und starrerem Durchmesser als zuvor pressen. Als Folge davon wird der Druck, mit dem die gleiche Menge Blut durch den nun engeren »Gartenschlauch« fließen muss, entsprechend höher – sonst käme es zu einem Stau in den verengten Arterien. Diesen erhöhten Druck messen wir dann, wenn wir erhöhte Blutdruckwerte feststellen. Auch das Herz, das ja den nun notwendigen höheren Druck des Blutes erzeugen muss, wird sich infolge dieser Situation im Sinn eines Muskeltrainings-Effekts vergrößern, genau wie es jeder andere Muskel im Körper tut, den man intensiv trainiert. Moderne chemische Blutdrucksenker können diesen Muskeltonus beeinflussen, ihn damit entspannen und so den Blutdruck wieder senken – Dr. med. Parasympathikus kann das aber auch! Hervorragend sogar! Mit allen Maßnahmen aus Kapitel 4 – vor allem mit Atemtraining, Bewegung im Intervall und mit den kalt-warmen physikalischen Maßnahmen.
Richard probiert es aus. Er besorgt sich ein Blutdruckmessgerät und misst seinen Blutdruck. Im Anschluss daran macht er fünf Minuten lang kohärentes Atemtraining und achtet dabei besonders auf seine Aus-Atmung. Dann misst er den Blutdruck erneut. Er kann es kaum glauben, aber tatsachlich fällt der Blutdruck jedes Mal um fünf bis zehn Punkte, und zwar sowohl der obere als auch der untere Wert. Auch der mitgemessene Puls ist deutlich nach unten gegangen. Und noch etwas erstaunt ihn besonders: Richard fühlt sich nach dem Atemtraining superwohl!
Als Nächstes probiert er das mit der Bewegung aus. Und – siehe da: Er misst ungefähr eine halbe Stunde nach einem 30-minütigen flotten und beschwingten Spaziergang, bei dem er abwechselnd recht schnell und dann auch wieder etwas langsamer unterwegs war, seinen Blutdruck und seinen Puls. Und sein Blutdruck ist wieder gesunken – wieder um ca. fünf bis zehn Punkte. Und sein Puls ist auch wieder langsamer. Und wenn er ganz ehrlich ist – er fühlt sich auch jetzt wieder sehr gut.
Nachdem Richard auch noch die kalt-warmen Wechselduschen und den Saunagang ausprobiert hat und das bei diesen Maßnahmen auch wieder geklappt hat, ist er überzeugt. Das könnte der richtige Weg sein – auf jeden Fall besser als Tabletten zu schlucken! Richard ist begeistert!

FALLBEISPIEL PAUL

Paul, 21, ist Paketbote und Longboard-Fahrer. Er ist gesund.
Paul zeigt seinem Dr. med. Parasympathikus im Kopfkino den Action-Film »**Drive!**«, Untertitel »Die perfekte Welle«.

Pauls Geschichte

Bei Paul ist alles klar – Paul ist gesund. Ihm und seinem Dr. med. Parasympathikus geht es bestens.
Paul ist Paketbote. Seit drei Jahren schon arbeitet er bei einem Paket-Lieferservice. Eigentlich sollte der Job nur vorübergehend sein, bis er sich klar darüber geworden ist, was er nach der Schule beruflich machen

möchte. Im Moment ist er aber erst mal dabeigeblieben und fährt an drei Tagen in der Woche Pakete aus. Der Verdienst ist zwar nicht hoch, dafür macht ihm die Arbeit aber an diesen drei Tagen richtig Spaß – das ist ihm viel wichtiger als das Geld. Ihm gefällt dabei besonders gut, dass sich bei seinem Job ständig etwas bewegt. Einen Job am Schreibtisch könnte sich Paul beim besten Willen nicht vorstellen. Er braucht Bewegung – am besten immerzu. Dabei kommt ihm sein Job gerade recht.

Morgens früh muss er die Pakete sichten und in seinen Wagen laden. Dann geht die Tour los. Er hat wenig zeitlichen Spielraum für das Ausladen und Abgeben der Pakete – das nervt manchmal. Da er aber diese Arbeit nicht jeden Tag machen muss, stört es ihn nicht weiter. Besonders freut ihn an seiner Arbeit neben der Bewegung, die er dabei hat, dass er täglich viele Menschen trifft. Paul ist sehr kommunikativ und gibt jedem seiner Kunden immer ein freundliches Wort mit dem Paket mit. Daher ist Paul auch überall gern gesehen – schließlich bringt er ja auch immer etwas Schönes, Bestelltes. Oft bekommt er auch etwas von seinen Kunden – ein Bonbon, Schokolade oder auch mal ein Trinkgeld. Auch darüber freut sich Paul. Dazu kommt noch, dass Paul gern mit einem großen Auto fährt. Das Rangieren mit dem großen Kasten und das hohe Sitzen mit Überblick über die Straße und den Verkehr findet Paul super! Selbst kann er sich kein Auto leisten – doch so behält er wenigstens Fahrpraxis.

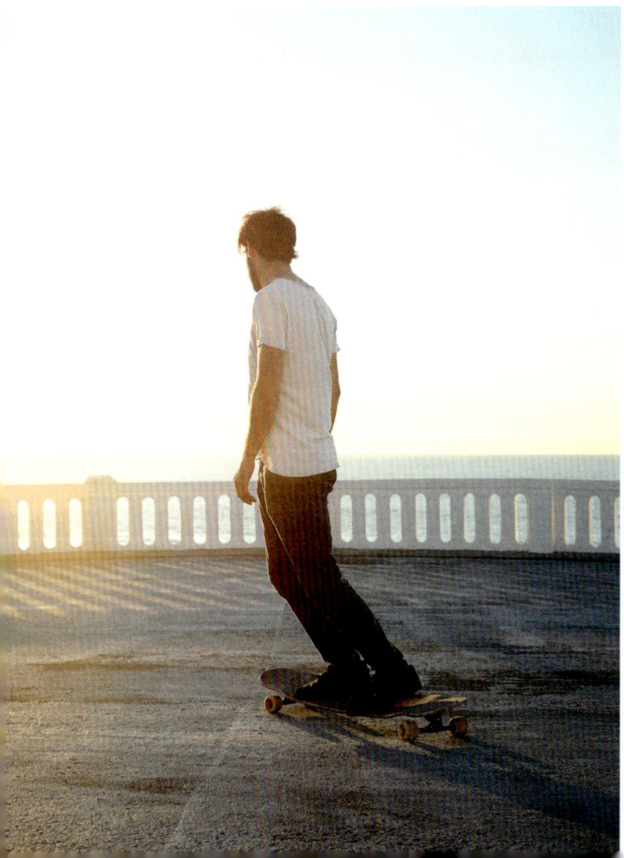

Nach der Arbeit Bewegung in der Freizeit – optimal für unseren Parasympathikus.

In seiner Freizeit fährt Paul begeistert mit seinem Longboard. Da er ohne Auto ist, hat sich Paul etwas für ihn wirklich Tolles ausgedacht. Er benutzt für alle Strecken, die er zurücklegen muss, sein Longboard – egal, ob er sich mit seinen Freunden in der Stadt trifft, ob er zum Bäcker fährt oder ob er die Oma besucht. Wenn die Distanz zu groß ist, steigt er auf öffentliche Verkehrsmittel um und klemmt sich das Board unter den Arm. Sofort nach dem Aussteigen aus dem Bus steht er schon wieder auf dem Board und gleitet damit die Straße hinunter. Paul ist total zufrieden.

Pauls Dr. med. Parasympathikus kommt zu Wort

Lieber Paul,

das ist aber eine Freude, dass wir uns mal wieder sprechen. Wir kennen uns ja schon länger und du weißt ja offensichtlich auch ge-

nau, wie du mit mir umgehen musst, damit ich dir Gutes tun kann. Mein Kollege, Herr Sympathikus, und ich sind begeistert von dem, was du tust und wie du es tust. Wir beide können für dich hervorragende Arbeit leisten, da du mit allem, was du so den ganzen Tag machst, abwechselnd ihn und mich brauchst. Genau so können wir am besten für deine Gesundheit sorgen.
Besonders gefällt uns, dass du sogar während deines Arbeitsalltags so etwas machst wie ein Intervall-Training. Auf eine flotte Aktivitätsphase, während du die Päckchen auslieferst, folgt immer wieder eine Phase, in der du zur Ruhe kommst und mit dem großen Auto weiterfährst. Kurz darauf folgt wieder das Ausliefern mit Bewegung und danach wieder das Sitzen und Fahren. Damit arbeiten Sympathikus und ich immer mit abwechselnder Aktivität – das ist wirklich gut für uns, obwohl während deines Arbeitstages meistens der Sympathikus mehr zum Zug kommt als ich. Wenn du dann aber Freizeit hast und dein Longboard auspackst und damit durch die Straßen fährst – dann kommt meine parasympathische Zeit! Dieses fließende und rauschende Gefühl, das sich dann in dir einstellt – das bin ich! Das ist das Größte! Ich liebe das! Danke schön dafür!

VER-stehen – VER-wirren – VER-knüpfen

Dem ist eigentlich nichts mehr hinzuzufügen – das ist bei Paul alles schon passiert und läuft in der momentanen Lebensphase perfekt. Was Paul hervorragend macht: Er wechselt im Alltag ständig Aktivität mit Ruhephasen ab, er macht etwas, das ihm Spaß macht, er freut sich über andere Menschen und er hat die richtige innere Haltung – er ist Gestalter seines Lebens.

FALLBEISPIEL MARIA

Maria, 67, ist Rentnerin. Sie hat einen 450-Euro-Job und Schlafstörungen.
Maria zeigt ihrem Dr. med. Parasympathikus im Kopfkino den historischen Film »**Der Fluch der Vergangenheit**«, Untertitel »Und ewig denkt das Hirn«.

Marias Geschichte

Maria lebt in der gleichen Stadt wie Paul. Maria ist seit vier Jahren in Rente. Sie hat zwei erwachsene Kinder, die beide schon Familie haben und wegen der Arbeitsplatzwahl oder wegen des Partners weggezogen sind. Maria konnte aufgrund ihrer familiären Situation als alleinerziehende Mutter natürlich nicht immer Vollzeit arbeiten. Entsprechend bezieht sie auch nur eine sehr bescheidene Rente, die ihr nach Abzug der Miete und sonstiger Kosten kaum zum Leben reicht. Deshalb arbeitet Maria zusätzlich zu ihrer Rente auch noch in einem 450-Euro-Job. Sie steht dreimal pro Woche für ein paar Stunden bei einem Bäcker hinter der Theke und verkauft Brot und Gebäck. Eigentlich macht ihr das Spaß, denn so kommt sie wenigstens raus und unter Leute. Allein zu Hause herumzusitzen, ist nicht Marias »Ding«.
Zu Marias Geschichte gibt es noch mehr zu erzählen. Sie hat sich vor 30 Jahren von ihrem Mann getrennt und war danach die ganzen Jahre alleinerziehende Mama. Die beiden Kinder waren zu dieser Zeit sieben und neun Jahre alt. Ihre Ehe war eine Katastrophe, und es ist ihr damals gar nichts anderes übriggeblieben, als diesen Schritt zu gehen, wie sie seitdem immer zu sagen pflegt. Der Vater der Kinder war alles andere

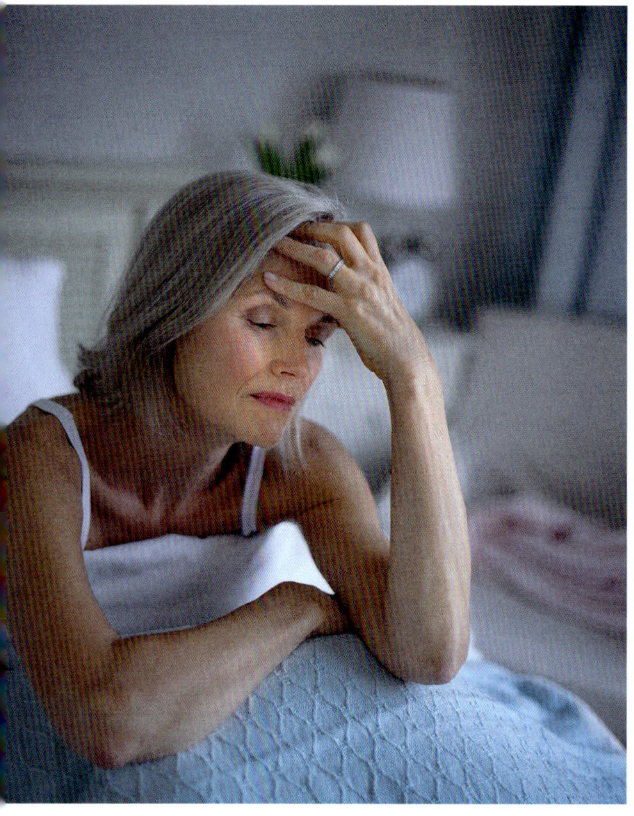

Gedankenspiralen, die den Nachtschlaf verhindern, schwächen den Parasympathikus.

als ein guter Vater und hat sich überhaupt der Familie gegenüber sehr schlecht verhalten. Die Situation war geprägt von Überforderung, Wutausbrüchen und zuletzt von Alkoholproblemen und immer wiederkehrenden, zum Teil gewalttätigen Eskalationen. Maria musste aus Schutz für sich und die Kinder raus aus dieser Situation.

In der Zeit danach kam die kleine Familie dann zwar emotional etwas zur Ruhe, aber dafür kamen eben die für eine solche Situation üblichen Probleme. Die Frage war natürlich, wie Maria ganz allein sich und die Kinder ernähren sollte. Berufstätig sein und gleichzeitig zwei Kinder zu vernünftigen Erwachsenen zu erziehen, war Marias Wunsch. Das hat nicht immer ganz so gut geklappt, irgendwie ist die Zeit aber schon vergangen, und sie war auch bestimmt nicht immer schlecht – aber extrem anstrengend war sie! Auf jeden Fall war sie besser, als wenn Maria in ihrer Ehe mit all der Gewalt und den Eskalationen geblieben wäre. Wenn sie so zurückdenkt, dann hatten sie und die Kinder es eigentlich wirklich auch schön – sie drei waren zumindest immer ein gutes Team, auch wenn es oft an finanziellen Möglichkeiten gefehlt hat.

Seit die Kinder ausgezogen sind und Maria weniger arbeitet, hat sie viel mehr Zeit zum Nachdenken. Maria hat dabei festgestellt, dass ihr das viele Nachdenken gar nicht so guttut. Deshalb verkauft sie auch gern beim Bäcker, dort ist sie abgelenkt. Ihre Gedanken kreisen in letzter Zeit immer mehr um die Vergangenheit. All die Erinnerungen aus den Jahren ihrer Ehe kommen wieder hoch, und sie kann dagegen wenig tun. Zusätzlich verfällt Maria dann in eine düstere Stimmung, die viel davon geprägt ist, wie ihr Leben hätte werden können, wenn sie damals nicht diesen Mann geheiratet hätte. Diese Gedanken kommen dann immer wieder und kreisen und kreisen in ihrem Kopf.

Maria war immer gesund, abgesehen von gelegentlichen Infekten, die jeden ab und zu heimsuchen. Arztbesuche brauchte sie eigentlich selten bis nie. In letzter Zeit hat sich aber ein Problem eingestellt, das sie früher nicht kannte: Sie hat seit einigen Monaten lästige Schlafstörungen. Jede Nacht gegen ein Uhr wacht sie ohne Grund auf. Sie liegt dann in ihrem Bett und kann einfach nicht wieder einschlafen. Dies ist die gefährlichste Zeit für ihre Gedankenspiralen. Tagsüber geht es ja noch, da kann sie sich ablenken, aber nachts fühlt sie sich den unangenehmen Gedanken, die immerzu um ihre eigene Geschichte kreisen, richtig ausgeliefert. Wieder und wieder erzählt sie sich also nachts diese alten Dinge, und wieder und wieder kommt sie am Ende an denselben beiden Punkten heraus:

- Es hätte auch anders kommen können.
- Sie schläft immer noch nicht.

Zu all den Gedanken an die Vergangenheit kommen in letzter Zeit auch immer mehr die Sorgen um die Zukunft. Noch ist sie ja bestens in der Lage, zu ihrer Rente etwas dazuzuverdienen – nur: Wie lange kann sie das noch machen? Und wie lange will man sie denn überhaupt noch haben an ihrem jetzigen Arbeitsplatz? Und was kommt danach? Dann reicht ihr das Geld vermutlich nicht mehr, um die Miete zu bezahlen, und sie ist dann vielleicht auch noch auf Hilfe angewiesen. Wie soll das gehen?

So verbringt Maria in letzter Zeit ihre Nächte. Um sich abzulenken, steht sie dann auch oft um halb zwei oder später auf und bügelt oder sieht fern oder nimmt sich eine Zeitschrift mit Kreuzworträtseln. So kann sie aber natürlich erst recht nicht schlafen – niemand kann schlafen, während er bügelt! Gegen vier Uhr findet Maria dann wieder in den Schlaf und kann dann bis ungefähr sieben oder halb acht Uhr weiterschlafen. Als Folge der nächtlichen Eskapaden ist sie oft nachmittags gegen drei Uhr so müde, dass sie sich hinlegen muss und ein Nickerchen macht. Das tut ihr gut!

Arztbesuch

Maria möchte wissen, was ein Arzt zu ihrem Problem sagt und ob er ihr helfen kann. Sie besorgt sich einen Termin bei ihrem Hausarzt. Dieser freut sich, dass er Maria mal wieder sieht, sie war lange nicht da gewesen. Er hört ihr zu und überlegt, wie er ihr helfen könnte. Nachdem sie ja eh schon mal da ist, bietet er ihr an, eine vorsorgliche Blutuntersuchung zu machen und auch einen Herz-Kreislauf-Check mit Blutdruckmessung und EKG. Maria willigt ein und es wird so gemacht. Bei der Nachfolgebesprechung stellt sich heraus, dass Maria vorbildliche Werte bei allen Untersuchungen hat. Maria und ihr Hausarzt freuen sich darüber. Nur: Maria hat ja immer noch ihre Schlafprobleme. In den medizinischen Untersuchungsergebnissen lässt sich dafür keine Erklärung finden. Was soll sie denn nun damit machen?

Der Arzt erklärt ihr, dass Schlafstörungen oft ganz normal sind, wenn man älter wird, und dass viele ältere Menschen damit zu tun haben. Oft sei es auch so, dass man im Alter einfach weniger Schlaf braucht.

Beide Informationen kann Maria zwar verstehen, aber sie helfen ihr in ihrer momentanen Situation nicht weiter. Der Hausarzt hat nun für Maria zwei völlig unterschiedliche Vorschläge:

- Der erste Vorschlag ist ein Medikament – eigentlich sind es zwei Medikamente. Das eine ist ein pflanzliches »Beruhigungsmittel«, das andere ist ein klassisches Schlafmittel. Maria denkt darüber nach und ist sich sicher, dass sie das klassische Schlafmittel nicht nehmen will. Für das pflanzliche Beruhigungsmittel kann sie sich schon eher erwärmen. Aber auch das kommt ihr nicht so richtig toll vor, denn früher konnte sie ja auch ohne Mittel schlafen, das müsste doch auch auf eine andere Art wieder hinzubekommen sein.
- Der zweite Vorschlag des Hausarztes ist für Maria neu. Er erzählt ihr, dass schlechter Schlaf auch etwas zu tun haben kann mit einer unausgeglichenen Situation im vegetativen Nervensystem und dass man einer solchen Situation auf die Spur kommen kann,

wenn man eine Messung macht, die sich HRV-Messung nennt. Das findet Maria interessant und sie lässt sich darauf ein. Die Mitarbeiterin des Hausarztes »verkabelt« Maria mit einem kleinen Messgerät, das nun 24 Stunden eine HRV-Messung mit ihr macht. Sie wird dieses Kästchen also einen kompletten Tag und eine ganze Nacht mit sich herumtragen und dann am nächsten Tag für die Auswertung wieder zurückbringen in die Praxis.

Bei der Besprechung der Ergebnisse erklärt ihr der Arzt ganz viel über ihr vegetatives Nervensystem. Am Ende der Erklärung weiß Maria, was der Parasympathikus ist. Außerdem hat sie erfahren, dass dieser Parasympathikus bei ihr gerade ein Problem hat – er ist nämlich im Vergleich zu seinem Kollegen, dem Sympathikus, zu schwach ausgeprägt, zumindest im Moment. Diese Situation führt dazu, dass sie in der Nacht aufwacht und nicht mehr so schnell richtig einschlafen kann. Den Grund dafür sieht ihr Hausarzt darin, dass sich durch die veränderte Lebenssituation die alten, lange verdrängten Probleme wieder melden. Nun würde es für Maria darum gehen, mit dieser neuen – oder eben alten – Situation wieder neu zurechtzukommen. Eventuell käme eine Psychotherapie in Frage. Dagegen hat Maria nichts einzuwenden – nur: Dazu braucht es erst einmal Zeit. Denn dafür einen Platz bei einem Therapeuten zu finden, ist gar nicht so einfach.

Maria fragt nach Maßnahmen, die sie vielleicht schon schneller einleiten könnte. Ihr Arzt empfiehlt ihr ein Parasympathikus-Training und erklärt ihr auch sofort, wie das geht. Maria hört aufmerksam zu. Seitdem sie nun damit angefangen hat, einige Dinge optimaler zu gestalten, hat sich in ihrem Leben einiges zum Guten verändert.

Das Parasympathikus-Training

Maria hat sich mit dem Thema ausführlich beschäftigt und hat dabei von sich selbst und von den Funktionen ihres Gehirns Folgendes verstanden: Bisher hatte sie geglaubt, sie sei das Opfer ihrer Gedanken und könne nichts gegen diese Gedankenspiralen tun. Ebenso hatte sie in ihren Gedankenspiralen angefangen zu glauben, dass sie selbst auch Opfer der Umstände ihres Lebens ist. Die Gedanken kreisten immerzu um die alten Geschichten ihrer Ehe und um die schwierige Zeit, als die Kinder klein waren. Das ist 30 Jahre her! Heute ist sie schlauer. Sie hat begriffen, dass sie mit den Gedankenspiralen nicht weiterkommt, sondern dass sie damit nur ihren Dr. med. Parasympathikus schwächt. Und das immerzu, obwohl genau er es doch eigentlich immer nur gut meint mit ihr und absolut auf ihrer Seite steht. Das darf so nicht weitergehen.

Maria nimmt das Heft wieder selbst in die Hand – wenn sie eines kann, dann das. Das hat sie in ihrem Leben das ein oder andere Mal ja schon bewiesen! Dem Parasympathikus hilft sie jetzt auf die Sprünge! Sie möchte wieder die Gestalterin ihres eigenen Lebens und auch ihrer Gedanken sein.

Maria überlegt, wie sie den Dr. med. Parasympathikus zusätzlich zu dem, was ihr der Arzt gesagt hat, unterstützen kann. Dabei fallen ihr einige Dinge ein, die sie schon längst mal machen wollte, die sie aber aus 1000 Gründen leider nie gemacht hat: mal wieder einen längeren Radausflug machen zum Beispiel oder endlich den Malkurs belegen, der in ihrer Nachbarschaft von einer Künstlerin angeboten wird. Sie hat sich auch schon überlegt, eventuell ein Ehrenamt zu übernehmen. Anfangen könnte sie zum Beispiel als Schulweghelferin.

Bei ihren Recherchen zum Thema Parasympathikus ist sie auf sehr interessante Begriffe gestoßen wie die »persönliche Resilienz« und auch »Achtsamkeit und Wohlwollen« zu sich selbst und zu den Mitmenschen. Das findet sie interessant und darum will sie sich kümmern. Auch den Aspekt des Atemtrainings hält sie für sehr schlau, damit trainiert sie sich ab sofort wieder in den Schlaf. Ihr Hausarzt hat ihr erklärt, wie das geht mit dem kohärenten Atmen.
Wohlwollen zu sich und den Mitmenschen – Maria will ausprobieren, was das bedeuten könnte. Maria überlegt: Welche Mitmenschen interessieren sie denn eigentlich? Sie macht an einem freien Tag einen Ausflug in die Stadt, setzt sich dort auf einem öffentlichen Platz auf eine Sitzbank und beobachtet die Leute. Natürlich sieht sie alle möglichen unterschiedlichen Menschen. Sie beobachtet die einfach und macht dazu ihr Atemtraining. Das allein tut ihr schon so richtig gut! Eine Person findet sie besonders interessant. Da kommt ein junger Mann bei ihr vorbei, steht auf einem Brett mit Rädern und fährt mit einer gemütlichen, aber trotzdem schwungvollen Fahrt über den Platz. Maria ist fasziniert. Diese Fahrt auf so einem Brett stellt sie sich einfach großartig vor! Wenn sie jünger wäre …! Das muss ein großartiges Gefühl sein, wenn man so dahinrollt. Sie schließt die Augen und stellt sich das vor – dazu macht sie ihr Atemtraining.
Nach einer Weile kommt der junge Mann mit seinem sagenhaften Longboard wieder genauso schwungvoll an ihr vorbei. Und nun erkennt sie ihn. Das ist doch der Paketbote, der ihr ab und zu ein Päckchen bringt! Der ist doch immer so freundlich und hat für sie immer ein nettes Wort dabei! Sie winkt ihm zu und er winkt zurück. Maria freut sich! Und ein bisschen stolz ist sie auch darüber, dass sie den coolsten Typen auf dem Platz kennt und er ihr zugewinkt hat. Darüber denkt sie noch den ganzen Tag mit einem Lächeln auf den Lippen nach. Auch noch direkt vor dem Schlafengehen und auch, als sie um halb zwei Uhr wieder aufwacht. Um 1.40 Uhr beginnt sie dann wieder mit ihrem Atemtraining …

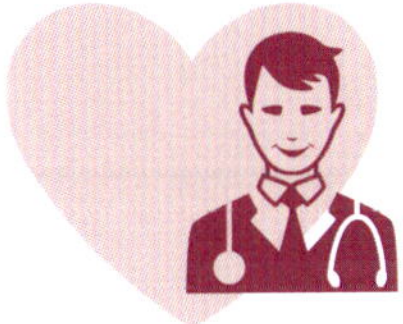

Marias Dr. med. Parasympathikus kommt zu Wort

Liebe Maria,
du bist ja schon mittendrin in meinem Training! Das ist wirklich toll und tut uns beiden sehr gut. Deine Gedankenspiralen sind leider sehr ungünstig für mich, vor allem, wenn sie nachts unseren Ladevorgang deiner Ressourcen stören. Im Schlaf kann ich für dich nämlich am besten sorgen, denn mein Kollege gibt dann wenigstens ein klein wenig Ruhe, sodass ich normalerweise in dieser Zeit die Nase vorn habe.
Einen Tipp habe ich noch für dich: Tausche doch bitte die für dich ungünstigen Gedanken aus der Chefetage einfach aus gegen einen »guten Gedanken« und lächle dabei auch noch. Immer, wenn du dich dabei ertappst, dass du schon wieder in deine Gedankenspirale eintauchst, könntest du dir zum Beispiel ganz schnell vorstellen, wie du mit einem Longboard zusammen mit dem Paketpost-Fahrer dahinrollst. Dabei solltest du deine Lächel-Muskeln betätigen. Denn allein das Lächeln an sich, wenn es sein muss, auch ohne lustiges Gefühl in dir, bewirkt nämlich über Rezeptoren, die das Lächeln an dein Gehirn weiterleiten, schon sehr viel Gutes für mich und damit auch für deine Stimmung und deine Gedanken.

FALLBEISPIEL DIETER

Dieter, 54, ist Manager und läuft sehr gern, allerdings ist er übertrainiert.
Dieter zeigt seinem Dr. med. Parasympathikus im Kopfkino den Kriegsfilm »**Blut, Schweiß und Tränen**«, Untertitel »Für eine Handvoll Dollar (Euro)«.

Dieters Geschichte

Dieter arbeitet seit drei Jahren als Führungskraft in einem großen Unternehmen. In seiner beruflichen Karriere hat er schon ein paarmal das Unternehmen gewechselt und mit jedem Wechsel hat er seine Position stetig nach oben verbessert. Er ist, wie man so schön sagt, steil die Karriereleiter nach oben geklettert. Das hat er sich von Anfang an so vorgestellt und damit ist er auch sehr zufrieden. Mit diesen wechselnden Arbeitgebern war leider auch recht oft ein Ortswechsel verbunden, was auf der privaten Ebene nach einiger Zeit zu Problemen geführt hat. Dieter ist seit ein paar Jahren geschieden, seine Familie lebt nicht in derselben Stadt wie er. Mit seiner beruflichen Entwicklung ist Dieter sehr zufrieden. Im privaten Bereich hat er sich in den letzten Jahren einem neuen Hobby verschrieben – er ist Läufer. Seine Freizeit verbringt er seit Jahren mit Laufen – das ist für ihn großartig. So oft, wie es ihm möglich ist, schlüpft er in seine Laufschuhe und rennt. Dieser Sport ist perfekt für ihn, denn er kann ihn wirklich überall ausüben! Sogar wenn er beruflich in einer anderen Stadt im Hotel sein muss, ist das kein Problem. Seine Laufausrüstung – Shirt, Short, Schuhe – hat er immer in einer kleinen Tasche mit im Trolley. Das ist superpraktisch. Angefangen hat er mit der Lauferei in der Zeit, als seine Ehe am Scheitern war. Da eine solche Situation ja auch eine emotionale Mega-Belastung ist, hat er sich mit dem Laufen damals ein Ventil gesucht und auch gefunden. Im Lauf der Monate und Jahre wurde dieser Sport aber immer intensiver – heute ist das Laufen schon fast so etwas wie eine Sucht bei ihm geworden. Fast täglich rennt er mindestens zehn Kilometer, meistens sogar mehr. Wenn es aus zeitlichen Gründen nicht klappt, fehlt ihm etwas.
Das Laufen bewirkt etwas in ihm. Manchmal denkt er beim Rennen darüber nach, warum er das eigentlich tut. Vermutlich liegt es an seinem grundsätzlichen Ehrgeiz. Die Motivation fürs Laufen scheint die gleiche zu sein wie die, weshalb er auch so eine steile Karriere hingelegt hat, für die ihn so man-

Sport ist gesund, doch übermäßiges Training stresst den Körper enorm.

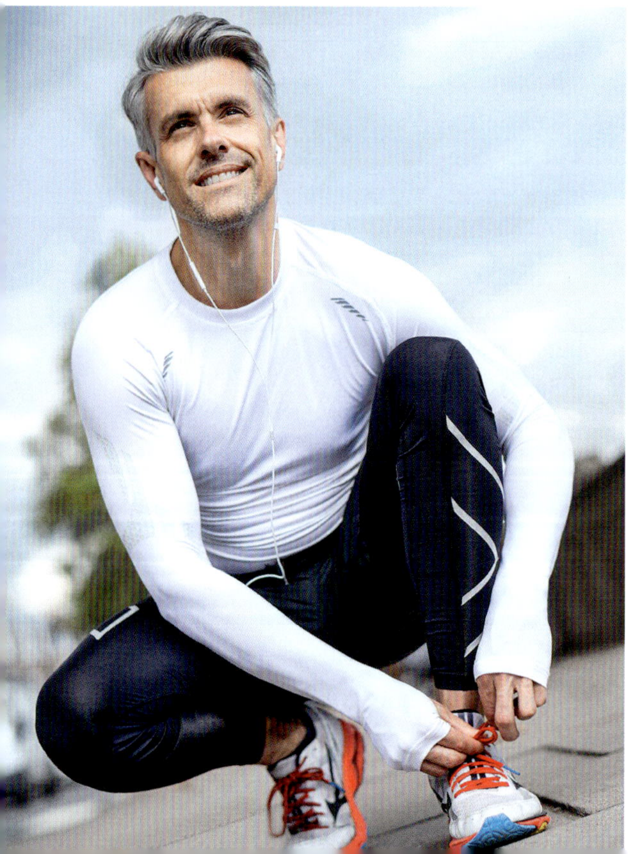

cher bewundert: **Das Streben nach Erfolg, Anerkennung, nach Erreichen der gesteckten Ziele.** Dass aber ein Hamsterrad von innen genauso aussieht wie eine Karriereleiter – darüber denkt er nicht nach.

Im Beruf erkennt er das Erreichen der Ziele relativ leicht in seinem Unternehmen. Jedes Jahr aufs Neue werden zu Jahresbeginn Ziele definiert und am Jahresende überprüft. Immer hat diese »Bilanz« etwas zu tun mit einem »finanziellen Mehr« fürs Unternehmen. Und natürlich sieht Dieter diese Zielerreichung auch auf seinem Bankkonto – mit demselben »finanziellen Mehr« als Messlatte.

Im Sport kann er seinen Erfolg ebenfalls kontrollieren und zwar mit der Stoppuhr, seit einigen Jahren sogar auch noch mit seiner Fitnessuhr am Handgelenk. Zum Laufen legt er dazu noch einen Brustgurt an. Diese schlaue Uhr misst seinen Puls, die Laufstrecke, die verbrauchte Energie und einige weitere Parameter. Sogar ein Profil über einen tagelangen Trainingszeitraum kann man sich am Computer erstellen lassen. Perfekt für Dieter – so kann er seinen Trainingserfolg messen und dokumentieren.

Seit einigen Wochen stellt Dieter aber etwas fest, mit dem er nicht gerechnet hat. Die aufgezeichneten Werte verschlechtern sich, obwohl er ständig und intensiv trainiert. Vielleicht hat er zu wenig trainiert? Oder noch schlimmer: Vielleicht wird er älter? Oder vielleicht ist er ja sogar krank? Dieter erhöht vorsorglich sein Trainingspensum – mit dem Ergebnis, dass sich die verschlechterten Werte, wie seine Pulsfrequenz und die gestoppte Zeit für seine übliche Distanz, nicht verbessern, sogar noch etwas mehr verschlechtern. Das macht ihm Sorgen. Er denkt, es könnte Zeit sein für einen Check-up beim Arzt.

Arztbesuch

Beim Doc sind alle Untersuchungsergebnisse hervorragend! Seine Blutwerte, sein EKG und sein Langzeit- und Belastungs-EKG auch. Ebenso Puls und Blutdruck und auch sein Gewicht. Besser kann es nicht sein – der Hausarzt gratuliert ihm zu seiner hervorragenden Gesundheit, für das Alter von 54 tipptopp – wenn das mal bei allen Patienten so wäre! Weiter so, sagt er. Das ist für Dieter zwar beruhigend – nur: Was ist dann eigentlich los mit ihm? Er fühlt sich auch gar nicht so gut in letzter Zeit.

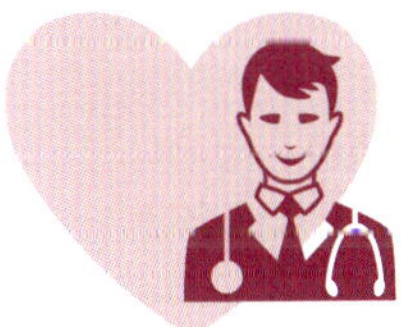

Dieters Dr. med. Parasympathikus kommt zu Wort

Lieber Dieter,

gut, dass du mir zuhörst. Ich denke, das kriegen wir wieder hin. Ich kann dir sagen, was mit dir los ist – du bist ÜBERTRAINIERT. Das Sport-Pensum, das du seit Monaten betreibst, geht einfach zu weit. Wie du weißt, bin ich für den Ressourcenaufbau zuständig, während der Sympathikus die von mir aufgebauten Ressourcen wieder verbraucht. Mit deinem Sport, den du gerade echt übertreibst, lässt du mir leider nicht genug Zeit, für dich die vom Sympathikus verbrauchten Ressourcen wieder ausreichend aufzubauen, ich komme nicht mehr hinterher mit meiner Aufgabe. Du müsstest mir einfach mehr Zeit und Raum dafür geben.

Ein Problem ist zum Beispiel der Zeitpunkt, zu dem du deine Energie durch dein Laufen abrufst. Spätabends ist deine biologische Uhr eigentlich auf parasympathische Erholung programmiert. Was machst du aber zu diesem Zeitpunkt? Du rennst Kilometer für Kilo-

meter durch die Gegend. Dadurch kannst du dann abends auch nicht so schnell einschlafen und die fehlende Schlafzeit geht zusätzlich wieder von meinem bzw. deinem Ressourcen-Konto weg. Deine Reserven verbrauchen sich also, statt anzuwachsen.
Aus der Chefetage kommen auch ständig Kommandos wie »weiter, schneller, mehr« und auch noch Anstrengenderes wie »ERFOLG – ERFOLG – ERFOLG …«.
Eventuell würde es für deinen Erfolg, der dir so wichtig ist, auch ausreichen, wenn wir nur dreimal pro Woche laufen und du den Zeitpunkt dafür besser wählst? Außerdem solltest du immer wieder auf dein Tempo und auf dein Atemtraining achten. Lies doch mal auf Seite 114 in diesem Buch nach, da erklärt dir einer, der sich damit auskennt, wie es geht – das Trainieren. Du, der Sympathikus und ich könnten deinen Erfolg doch »schlau regulieren«, anstatt immer nur »dynamisch zu rasen«. Überleg dir das mal. Weniger ist manchmal mehr!

Das Parasympathikus-Training

Bei Dieter ist es nun so, dass er nach dem Arztbesuch und nach dem, was Dr. med. Parasympathikus zu ihm gesagt hat, ganz von allein dahinterkommt, was ihm vielleicht helfen könnte. Er denkt nämlich zusätzlich auch noch über etwas nach, das er vor einigen Jahren in einem anderen Unternehmen erlebt hat. Und er denkt auch über etwas nach, was ihm ein Kollege vor einigen Monaten mit einem Link per WhatsApp geschickt hat und was ihn sehr beeindruckt hat. Gedanklich bringt er nun alle diese Komponenten zusammen – und es stellt sich bei ihm ein AHA-Effekt ein.
Das, was er bei diesem ehemaligen Arbeitgeber erlebt hat, war ein Führungskräfte-Training. Da gab es eine Veranstaltung in den Seminarräumen eines Hotels – organisiert von seinem Unternehmen für dessen »Chef-Etage«. Die Trainer dieser Veranstaltung waren Coaches, die wirklich was »drauf« hatten, und eigentlich waren diese beiden Tage extrem interessant. Was Dieter dort gelernt hat, hat auch etwas hinterlassen in ihm. Es ging dort um »Stressmanagement, Achtsamkeit, Balance und Resilienz«. Das hat ihn – und nicht nur ihn, sondern auch die Kollegen und sogar die Vorgesetzten – schwer beeindruckt. Sogar abends beim Essen und an der Bar sprachen einige über die Inhalte des Seminars. Zu diesem Zeitpunkt war man sich einig, dass man im Unternehmen und auch für sich selbst und seine eigene Arbeitsweise ein paar Dinge ändern sollte. Wie gesagt – zu diesem Zeitpunkt war man sich einig darüber. Dann fuhren alle wieder nach Hause und es folgte ein Wochenende.
Am Montag traten dann alle Teilnehmer des Seminars wieder in ihrem Unternehmen zur Arbeit an. Im Hinterkopf waren bei Dieter die Seminar-Inhalte noch da. Nur: Schon Montagmittag stellte sich heraus, dass sich die Umsetzung von Resilienz und Achtsamkeit innerhalb einer Unternehmensstruktur schwieriger etablieren lässt, als man sich das im Seminar am vergangenen Donnerstag und Freitag vorgenommen hatte. Nach ein paar Tagen an den jeweiligen Arbeitsplätzen waren dann die lang eingeübten Abläufe mit Mitarbeitern und Kollegen – und auch mit den Vorgesetzten, die ja eigentlich auch im Seminar dabei waren – wieder die Alten. Im Grund hatte sich nichts geändert. Vordergründig zumindest nicht. Im Hinterkopf hatte Dieter das Gelernte schon noch präsent – und in den Momenten, in denen er ehrlich zu sich selbst war, wusste er auch

ganz genau, dass in dem Gelernten wirklich ganz, ganz viel Wahrheit steckt. Nur: Wie soll man das denn überhaupt umsetzen im Arbeitsalltag? Haben diese Coaches überhaupt irgendeine Ahnung, wie es in so einem Unternehmen zugeht?
Nun zu der WhatsApp-Nachricht, die ihm ein Kollege geschickt hatte. Das war ein Link zu einem Musikvideo der Band Kontra K. Der Titel des Songs ist: »Erfolg ist kein Glück.« Beim Ansehen dieses Videos bekam Dieter Gänsehaut. Er hat den Song seitdem sogar in Dauerschleife beim Laufen in den Ohrstöpseln. Genauso ist es nämlich im richtigen Leben – in seinem Leben zumindest. Es geht um Erfolg, ums Erreichen der Ziele, ums Durchhalten und Weitermachen und auch darum, dass es in diesem Prozess eben auch mal Opfer gibt – so ist das halt im Leben. »Durchhalten – Weitermachen – Erfolg – Erreichen der Ziele«, das ist beim Laufen genauso – deshalb läuft Dieter. Immer weiter, immer schneller, immer öfter. Das ist eben seine Wahrheit – das ist der Film, den er seinem Dr. med. Parasympathikus andauernd zeigt.
Textausschnitt von »Erfolg ist kein Glück« von Kontra K:

Da, wo sie scheitern, musst du angreifen, in einen höheren Gang schalten
Und auch wenn der Rest dann aufgibt, heißt es festbeißen
Dranbleiben, anspann'n und standhalten
Glück nicht verwechseln mit Könn'n, aber dein Könn'n niemals anzweifeln
Nie genug, aber auch nie zu große Ziele
Mach die Luft in deiner Lunge zu Benzin für die Maschine
Den Neid von so vielen zu Öl für das Getriebe
Neuer Tag, neues Glück, neue Regeln, neue Spieler
Hoch fliegen heißt fallen in die Tiefe
Doch ohne große Opfer gibt es keine großen Siege
Wir hör'n kein »Nein.«, kein »Das geht nicht«, kein »Der Weg ist zu weit«
Denn nur mit Blut, Schweiß und Trän'n bezahlt man die Unendlichkeit
Und noch einen anderen Weg kenn' ich kein'n
Und selbst wenn: schätzt man erst den Wert, zahlt man auch den echten Preis
Du sagst, du kannst nicht, dann willst du nicht – ganz einfach
Talent ist nur Übung und Übung macht den Meister

Das Ergebnis von »Blut, Schweiß und Tränen«, seinem Kopfkino, sieht Dieter natürlich, und er ist stolz drauf. Er hat Erfolg im Beruf, ein gut ausgestattetes Bankkonto, ist sportlich und fit und er hat beim Arzt Bestnoten bekommen. Nur der Hinterkopf meldet sich dummerweise schon wieder: Wo ist eigentlich in diesem Zusammenhang das, was die Coaches gesagt hatten? Stressmanagement, Achtsamkeit, Balance und Resilienz? Das hatte sich im Seminar doch so gut angefühlt …
Und es gibt ja noch eine andere Seite in seinem Leben: eine gescheiterte Ehe, seine Familie, die weit weg wohnt und die er sehr selten sieht, und jetzt auch noch der Leistungsknick im Sport. Vielleicht fehlt es ihm ja doch an »Stressmanagement, Achtsamkeit, Balance und Resilienz«. Dr. med. Parasympathikus hat ihn dazu ja auch heftig und eindeutig ins Gebet genommen. Und er hat ihn auf etwas aufmerksam gemacht: auf das »schlaue Regulieren«. Klingt eigentlich ganz plausibel, wenn man den Gedanken erst einmal zulässt. Schlaues Regulieren im Team. Sympathikus, Parasympathikus und er selbst. Gaspedal, Bremse und Fahrstil.

Privat für sich selbst und im Unternehmen als Führungskraft für sich und andere – da steckt vielleicht mehr Wahrheit drin, als er gedacht hatte …
Dieter greift ein zweites Mal zurück auf einen Musikclip, den er schon eine ganze Weile nicht mehr gehört hatte. Damals ging der Song um die Welt, als Deutschland die Fußball-WM gewonnen hatte. Der Text dieses Songs sagt im Grund das Gegenteil von »Blut, Schweiß und Tränen«. Er erzählt nämlich vom Miteinander. Und vom Erfolg durch das Miteinander. Und zu dieser Zeit im Jahr 2014 hat dieser Song mit seinem Text niemanden kalt gelassen.
Textausschnitt von »Ein Hoch auf uns« von Andreas Bourani:

Wer friert uns diesen Moment ein?
Besser kann es nich' sein
Denkt an die Tage, die hinter uns liegen
Wie lang' wir Freude und Tränen schon teil'n
Hier geht jeder für jeden durchs Feuer
Im Regen steh'n wir niemals allein
Und solange unsre Herzen uns steuern
Wird das auch immer so sein

Ein Hoch auf das was vor uns liegt
Dass es das Beste für uns gibt
Ein Hoch auf das was uns vereint
Auf diese Zeit
Ein Hoch auf uns
Auf dieses Leben
Auf den Moment
Der immer bleibt
Ein Hoch auf uns
Auf jetzt und ewig
Auf einen Tag Unendlichkeit
Ein Feuerwerk aus Endorphinen
Ein Feuerwerk zieht durch die Nacht
So viele Lichter sind geblieben
Ein Augenblick, der uns unsterblich macht

Dieter befragt noch einmal seinen Dr. med. Parasympathikus dazu. Der sagt ihm Folgendes:

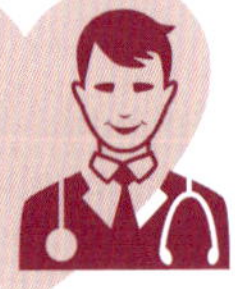

Dieters Dr. med. Parasympathikus kommt noch mal zu Wort

Den Song »Erfolg ist kein Glück« hat mein Kollege, der Sympathikus, ganz allein geschrieben, ohne mich, seinen Teampartner, dazu um Rat zu fragen – aus seiner Sicht ist die Sache ja auch richtig, über die er da schreibt: Festbeißen, Anspannen, Dranbleiben, Standhalten – die Luft in der Lunge zum Benzin für die Maschine machen. Dynamisch rasen.
Den Song »Ein Hoch auf uns« haben der Kollege Sympathikus und ich zusammen geschrieben, er ist also das Ergebnis einer Teamarbeit. Und im Team arbeiten wir auch in dir drin. »Solange das Herz uns steuert« … regulieren wir schlau, wenn du uns lässt.

FALLBEISPIEL DAVID

David, 9, ist Schüler und hat Konzentrationsstörungen.
David zeigt seinem Dr. med. Parasympathikus im Kopfkino den Fantasy-Film »**Der Gefangene der Mobile-Games**«, Untertitel »Addicted to play«.

Davids Geschichte

David hat zwei jüngere Geschwister, Jonas, fünf Jahre alt, und Sophie, drei Jahre alt. Seine Eltern sind beide berufstätig. Sein Vater

Jan arbeitet als Controller in einem großen Betrieb fast 80 km entfernt und macht seit Jahren Überstunden. Seine Mutter Yvonne arbeitet, seit Sophie in der Krippe ist, wieder in Teilzeit als Zahnarzthelferin. Nach Davids Geburt hatten sich seine Eltern entschlossen, ein eigenes Haus zu bauen. Um die Kredite abzahlen und um sich einen hohen Lebensstandard leisten zu können, sind sie auf beide Gehälter angewiesen.
David besucht seit Kurzem die vierte Klasse. Schon im letzten Schuljahr war der Klassenlehrerin aufgefallen, dass sich Davids Verhalten mehr und mehr verändert hatte. Die meiste Zeit wirkt er abwesend und beteiligt sich kaum am Unterricht. Oftmals hat er die Hausaufgaben vergessen. Mittlerweile gibt es leider auch Phasen, in denen er den Unterricht stört.
David selbst sagt, dass ihm die Schule keinen Spaß mehr macht, und seine Eltern erleben ihn ebenfalls als abwesend oder missmutig. Zu seinem neunten Geburtstag hat David ein Smartphone bekommen, die Eltern waren nach langen Auseinandersetzungen eingeknickt, vor allem weil nahezu alle Kinder der Klasse ein entsprechendes Gerät haben. Besonders die Spiele üben einen großen Reiz auf David aus und die vereinbarte halbe Stunde am Tag hat von Anfang an nicht wirklich funktioniert. Seine Mutter ist zeitweise auch ganz froh, dass sich David damit allein beschäftigt, da sie mit Jonas und Sophie und dem Haushalt nach ihrem Job mehr als ausgelastet ist. Die Folge ist jedoch, dass David das Smartphone zunehmend allem vorzieht. Seine Bücher und das Lego lässt er links liegen, und er hat keine Lust, draußen zu spielen. Abends nimmt er das Smartphone oft heimlich mit ins Bett. Seit ein paar Wochen klagt David nun auch über Kopfschmerzen und wenig Appetit.

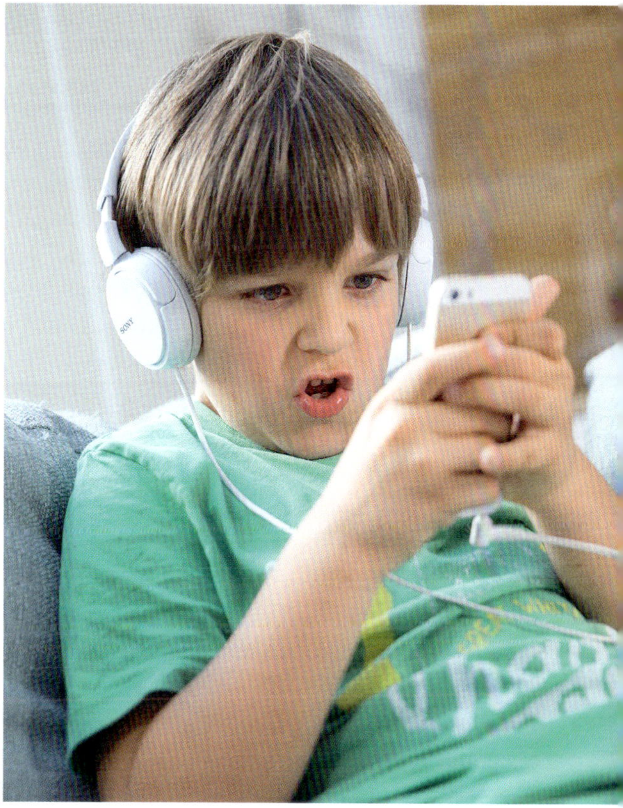

Virtuelle Spiele können so faszinieren, dass man die Lust an seiner Umgebung verliert.

Beim Elternabend sprechen Davids Eltern mit der Klassenlehrerin ausführlich über die Problematik und beschließen, dass sich etwas ändern muss. Die Mutter lässt sich mit David einen Termin beim Kinderarzt geben, um sich beraten zu lassen.
Der Kinderarzt weist auf die Wichtigkeit von Bewegung und Schlaf hin und rät, dass David mehr draußen spielen soll, um ausgeglichener zu werden. Außerdem empfiehlt er, das Smartphone für ein paar Wochen wegzuschließen. Weiterhin stellt er eine Überweisung zum Augenarzt aus, um sicherheitshalber auszuschließen, dass die Kopfschmerzen mit einer Fehlsichtigkeit zu tun haben.

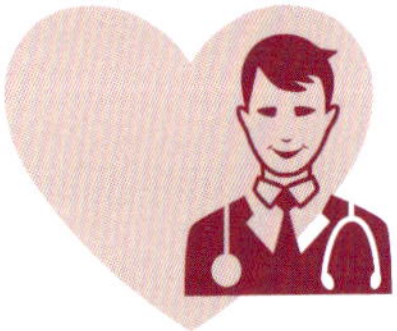

Davids Dr. med. Parasympathikus kommt zu Wort

Hey David,
ich bin es, dein Chill-Beauftragter. Ich habe echt das Gefühl, du bist überhaupt nicht mehr locker, es ist höchste Zeit, dass du dich mal wieder auspowerst. So cool das mit den Smartphone-Games ist, wirklich besser geht es uns nicht, wenn du den ganzen Tag nur auf den Bildschirm starrst und deinen Hintern nicht hochbekommst.
Ich denke, das merkst du auch, oder? Was hältst du denn davon, mal wieder in Schwung zu kommen? Am besten, wir nehmen unseren Trainer, den Sympathikus, auch mit dazu, da fällt uns schon was ein. Und wenn wir dann ausgepowert sind, sorge ich für guten Schlaf und lade unsere Akkus für den nächsten Tag. Aber dazu brauche ich deine Hilfe – was würde dir denn Spaß machen? Das Fahrrad, das Trampolin oder willst du mal was Neues ausprobieren?
Eines kann ich dir auf jeden Fall versprechen – zusammen werden wir eine Menge Spaß haben!

VER-stehen – VER-wirren – VER-knüpfen

David findet es natürlich total daneben, dass er sein Smartphone abgeben soll. Aber als sein Vater ihm verspricht, dass auch er und Mama ihre Handys für zwei Wochen zu Hause nicht benutzen werden, stimmt er zu. Der ganzen Familie fällt dieses »Smartphone-Fasten« anfangs ziemlich schwer, aber als sein Vater ein paar Tage später einen Basketballkorb an die Garage montiert, sind er und David kaum zu stoppen. Das Wetter spielt mit, und wenn David nach der Schule nach Hause kommt, übt er Korbleger und Distanzwürfe. Nach ein paar Tagen kommen auch zwei Freunde aus der Schule zum Basketballspielen mit. Nach dem Abendessen spielt er noch eine Runde mit seinem Vater, während seine Geschwister schon ins Bett müssen. Das macht beiden viel Spaß, und das tut auch seinem Vater nach der Büroarbeit gut. David schläft bald besser und fragt seltener nach seinem Smartphone. Als seine Eltern ihm vorschlagen, in die Nachwuchsgruppe Basketball des Sportvereins einzutreten, ist David begeistert. In seinem Zimmer hängt er ein Plakat von Dirk Nowitzki auf.
Beim nächsten Elternabend berichtet auch die Lehrerin, dass David viel ausgeglichener wirkt und sich mehr am Unterricht beteiligt.

Was kann David sonst noch tun?

Bewegung und Schlaf sind zwei Grundfesten für ein ausgeglichenes Leben. Zudem hilft David die Begeisterung für Basketball, die Veränderungen anzustoßen und durchzuhalten. Seine Sportart ist dafür ideal, bei einer Mannschaftssportart lernt man nebenbei insbesondere auch noch Teamwork, und das stärkt sein Selbstbewusstsein.
Die soziale Komponente in der Familie ist aber für David auch sehr wichtig: Er hat etwas, das nur er mit seinem Vater machen kann, und das hebt ihn als den »Ältesten« endlich einmal positiv hervor. Schnell geraten nämlich gerade die Erstgeborenen in das Gefühl, mehr Pflichten als die Jüngeren zu haben und gleichzeitig nicht wirklich mehr zu dürfen.
Um dies weiter zu steigern, könnten David und sein Vater in einer Vater-Sohn-Unternehmung zu einem Basketball-Punktspiel als Zuschauer fahren, vielleicht sogar einmal

zu einer Autogrammstunde von Davids Idol Dirk Nowitzki.
Neben diesen Veränderungen sollte sich die Familie auch ihren Speisezettel ansehen. Gerade Fertignahrungsmittel enthalten oft Phosphate, die im Verdacht stehen, unsere Aufmerksamkeit zu stören. Gleiches gilt für Zucker und andere leicht verfügbare Kohlenhydrate, wenn sie im Übermaß verzehrt werden. Eine ausgewogene und möglichst frisch zubereitete Ernährung ist deshalb sehr wichtig. Natürlich brauchen die Eltern für dieses Kochen auch viel mehr Zeit, weswegen viele Familien eben doch zu Fertigprodukten greifen. Ein Mangel an bestimmten Stoffen kann die Leistungsfähigkeit unseres zentralen Nervensystems und damit unsere Aufmerksamkeit aber empfindlich stören. Neben den Vitaminen beeinflusst vor allem ein Mangel an Folsäure und Zink unsere Aufmerksamkeit negativ. Wenig bekannt ist auch, dass unser Nervensystem zu einem erheblichen Anteil aus bestimmten Fetten besteht, die wir fast ausschließlich über Meeresfische und Algen oder aus Nahrungserganzungsmitteln aufnehmen. Entsprechend wirksam kann die Zufuhr sein, insbesondere weil durch die modernen Ernährungsgewohnheiten Kinder sehr oft einen deutlichen Mangel aufweisen. Kurzum, neben Bewegung und Schlaf ist unsere Nahrung für uns und unser Wohlbefinden von entscheidender Bedeutung. Nicht umsonst heißt es: Du bist, was Du isst.

Psychische Belastungen können sich auch auf die Verdauung auswirken.

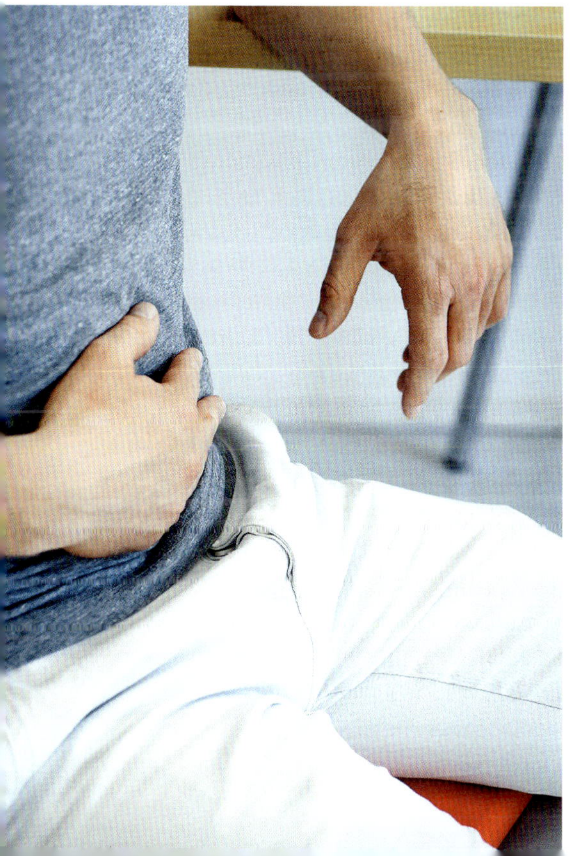

FALLBEISPIEL LUDWIG

Ludwig, 43, ist Angestellter und leidet an einem Reizdarmsyndrom.
Ludwig zeigt seinem Dr. med. Parasympathikus im Kopfkino den Schocker »**Abwärts**«, Untertitel »Spiel mir das Lied von der Verdauung«.

Ludwigs Geschichte

Ludwig ist Angestellter einer großen Versicherung. Er lebt seit acht Jahren mit Michaela, 37 Jahre, zusammen. Obwohl sie öfter darüber nachdenken, haben sie sich noch nicht für Kinder entscheiden können.
Anfang 20, während seiner Ausbildung, hatte Ludwig erstmals eine längere Phase von Unwohlsein mit abwechselnd Durchfall und Verstopfung. Damals hatte ihn der Unfalltod eines Freundes schwer getroffen. Seitdem achtet er auf seine Ernährung und so hat er die Beschwerden weitgehend in den Griff

bekommen. Doch seit ein paar Monaten geht es ihm wieder schlechter. In der Arbeit gab es in den letzten Jahren viele Umstrukturierungen und deswegen knirscht es seit einem halben Jahr in Ludwigs Team. Die Stimmung in der Arbeit ist schwierig und er lässt sich immer öfter davon anstecken.
Das merkt Ludwig auch körperlich, er war in den letzten Monaten mehrfach krank und seit ein paar Wochen treten auch die Darmkrämpfe wieder häufiger auf.

Arztbesuch

Ludwigs Hausarzt hat eine Zusatzausbildung für Naturheilverfahren und er kennt Ludwig schon seit der Episode mit Anfang 20. Seine Diagnose: Reizdarm.
Er hat es Ludwig wie folgt erklärt: Ihr Darm ist Ihre Achillesferse – immer, wenn es zu viel wird, bekommen Sie Darmkrämpfe. Die Spiegelung von Darm und Magen hatte glücklicherweise keinen anderen richtungsweisenden Befund ergeben.
Da der Arzt Ludwig wegen einer schweren Bronchitis, die in eine Lungenentzündung überzugehen drohte, vor einigen Wochen ein Antibiotikum verschreiben musste, empfiehlt er ihm dieses Mal, die Zusammensetzung der Bakterien im Darm aus einer Stuhlprobe untersuchen zu lassen. Auch eine Untersuchung seines Blutes auf bestimmte Nährstoffwerte, wie er sie schon im Rahmen der Bronchitis vorgeschlagen hatte, hält sein Arzt jetzt für umso ratsamer. Beides wird zwar von Ludwigs gesetzlicher Krankenkasse nicht übernommen, aber der Arzt erhofft sich, wie er Ludwig erklärt, durch die Ergebnisse zielgerichteter und nachhaltiger helfen zu können.
Ludwig stimmt den zusätzlichen Laborkosten zu und kommt in der darauffolgenden Woche zur Besprechung der Ergebnisse in die Praxis.
Im Blut hat sich ein deutlicher Mangel an Vitamin D_3 gezeigt, auch sind Vitamin B_{12} und Selen eher knapp. Das Verhältnis von Omega-6-Fettsäuren zu Omega-3-Fettsäuren ist bei ihm 22:1, was für eine erhöhte Bereitschaft für Entzündungen spricht. Glücklicherweise finden sich sonst aber keine Zeichen für eine versteckte Entzündung im Blut. Die Stuhlprobe ergibt einen zu basischen pH-Wert und eine zu hohe Anzahl der Fäulnis-Bakterien. Dagegen sind die Bakterien der sogenannten Schutzflora deutlich vermindert.
Sein Hausarzt empfiehlt Ludwig hochdosierte Präparate, die seinen Vitamin- und Nährstoffhaushalt wieder in Ordnung bringen, ein hochwertiges Öl zur Normalisierung der Fettsäuren und damit der Entzündungsneigung und ein Mittel, um den pH-Wert im Darm zu senken. Außerdem soll Ludwig langfristig auf ausreichend Ballaststoffe in der Ernährung achten. Allerdings soll er es am Anfang damit nicht übertreiben, um den Darm nicht zu überfordern. Zudem empfiehlt er Ludwig mehr Bewegung im Alltag, um Stress abzubauen und den Darm zu unterstützen.
Die Behandlung mit den Nährstoffergänzungen merkt Ludwig sehr rasch. Bereits nach ein paar Tagen fällt ihm auf, dass er nicht mehr so dünnhäutig auf die Kommentare seiner Kollegen reagiert und dass seine Müdigkeit und Abgeschlagenheit deutlich nachlassen. Der Darm ärgert ihn noch einige Tage, bis Ludwig eine Ernährung gefunden hat, die für ihn gut funktioniert: Zusätzlich zu saisonaler Vollwertkost verzichtet er an drei Tagen pro Woche auf das Abendessen. Sein Darm dankt ihm dieses Intervallfasten und beruhigt sich langsam.

Bei der Kontrolluntersuchung finden sich ausgeglichene Vitaminspiegel und auch der Darmbefund ist wieder im Normalbereich.

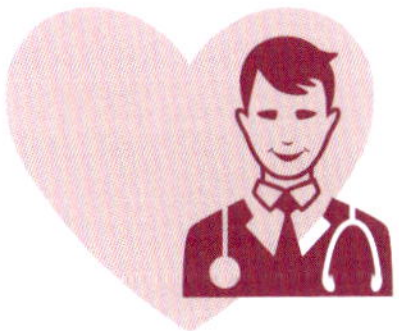

Ludwigs Dr. med. Parasympathikus kommt zu Wort

Lieber Ludwig,
es war ein richtiger Schock für mich, als du erfuhrst, dass dein Freund Andre tödlich verunglückt ist. Der Sympathikus drehte alle Systeme auf, und ich versuchte dagegenzusteuern. So sackten erstmal deine Beine weg. Danach war nichts mehr wie zuvor – es war, als ob meine ganze Feinregulation nicht mehr funktionieren würde. Am stärksten war die Verdauung betroffen, dein Darm wollte einfach nicht mehr auf mich hören. Es hat Monate gedauert, bis wir einigermaßen wieder in den Takt kamen, aber eine Anfälligkeit, aus dem Rhythmus zu kommen, ist geblieben. Manchmal reichen schon Kleinigkeiten.
Da hilft es uns besonders, wenn ich regelmäßig Gelegenheit habe, mit unserem Darm zu kommunizieren, zu horchen, wie es ihm gerade geht, und sein Bauchgefühl wahrzunehmen. Ungünstig wirkt es sich zum Beispiel aus, wenn du zu viel isst. Auch Kaffee ist manchmal schädlich. Zudem mag unser Darm langes Sitzen nicht, er ist dann im Bauch ziemlich eingeklemmt und kann seine Arbeit nicht recht tun.
Eine Feststellung nutzen wir jetzt seit ein paar Monaten sehr erfolgreich: Du legst immer, wenn du ein Telefonat beendest, eine Hand auf deinen Bauch und spürst so, ob du die Bauchmuskeln anspannst. Ist dies der Fall, stehst du auf und atmest eine Minute langsam und tief aus und wieder ein. So ist uns allen dreien geholfen.

Was kann Ludwig sonst noch tun?

Eine längere Belastungsphase im privaten oder beruflichen Umfeld kann uns emotional sehr zusetzen und uns auch körperlich schaden. Oft entsteht eine Stressspirale, da wegen der Belastung Freizeitaktivitäten und Hobbys vernachlässigt werden. Durch bewusstes Gegensteuern unterstützen wir den Dr. med. Parasympathikus. Regelmäßige Minipausen zusammen mit Atemübungen setzen im Alltag Kontrapunkte.
Eine angemessene Ernährung, ausreichend Bewegung und Schlaf sind mittelfristig für unser Gleichgewicht wichtig. Langfristig kann uns die Betrachtung unserer inneren Haltung zu dem, wie wir die Welt sehen und erleben, helfen: Wodurch lasse ich mich stressen, was sind meine Maßstäbe, wo fällt es mir schwer loszulassen und warum?
Gerade bei Erkrankungen wie einem Reizdarm ist dafür auch folgendes Gedankenexperiment hilfreich, mit dem wir das Unangenehme umdrehen zu etwas Nützlichem:
»Immer wenn ich zu viel Stress habe, meldet sich mein Darm. Das ist nervig, das kenne ich. Andererseits habe ich damit auch ein gutes Instrument, um frühzeitig zu erkennen, wann es mir zu viel wird. Das ist doch eigentlich gar nicht so schlecht!
Ähnlich wie beim roten Bereich meines Drehzahlmessers im Auto kann ich also meine Symptome dafür nutzen, um einzulenken. Deshalb kämpfe ich, wenn die Beschwerden wieder auftreten, nicht gegen sie an (was mich noch mehr stressen würde), sondern bedanke mich dafür, dass sie mich warnen, dass ›es wieder gerade zu viel für mich ist‹. Mit dieser Haltung kann ich meine Stressspirale umdrehen und mir selbst helfen, langfristig mein Leben für mich passender zu gestalten.«

GEDANKEN ÜBER SYMPATHIKUS UND PARASYMPATHIKUS

Stresserkrankungen sind laut der Weltgesundheitsorganisation WHO das größte Gesundheitsrisiko im 21. Jahrhundert. Die Balance zwischen Belastung und Entspannung in unserer modernen leistungsorientierten Welt geht immer mehr verloren.

Krank durch Stress

Zu den Erkrankungen, die durch Stress verursacht werden, gehören im Grund alle gesundheitlichen Probleme, die aus einer im Verhältnis zum Sympathikus absoluten oder relativen Schwäche des Parasympathikus hervorgehen. Diese sogenannten Stresserkrankungen können alle Organsysteme betreffen: Herz-Kreislauf-Erkrankungen wie hoher Blutdruck, Verdauungsstörungen, geschwächtes Immunsystem, Stoffwechselstörungen wie zum Beispiel Diabetes und Fettstoffwechselstörungen, Erkrankungen des Bewegungsapparates durch falsche Haltung wegen ständig erhöhtem Muskeltonus, Konzentrationsstörungen, Schlafstörungen, psychische Erkrankungen etc.

Vor allem die psychischen Erkrankungen haben seit 2006 stark zugenommen. Die dadurch verursachten Fehlzeiten am Arbeitsplatz liegen seit 2013 auf einem gleichbleibend hohen Niveau, wie aus einer Erhebung aus Gesundheitsdaten der Techniker Krankenkasse von 2019 hervorgeht.

Eine Stressstudie der TK von 2016 macht klar, wohin die Reise in unserer Gesellschaft

Fehltage wegen psychischer Erkrankungen liegen weiterhin auf hohem Niveau.
Entwicklung der Fehlzeiten bei Berufstätigen (Fehltage im Jahr 2000 = 100 Prozent)

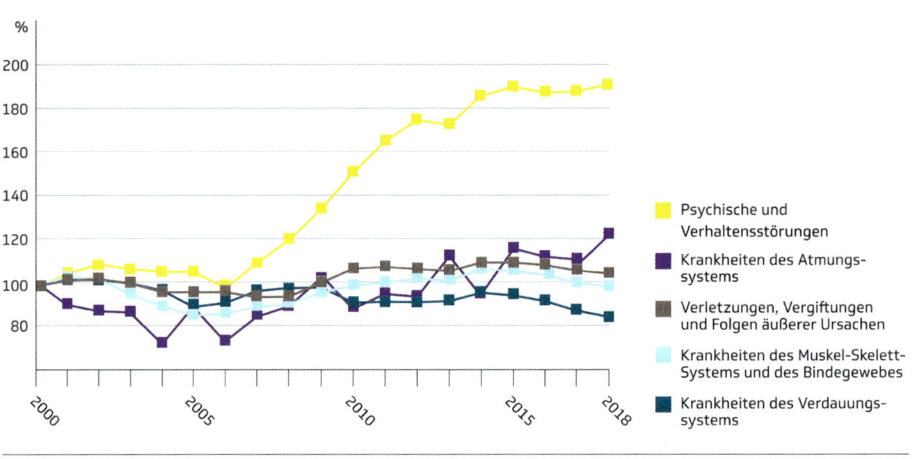

Grafik / Quelle: Gesundheitsreport der Techniker Krankenkasse 2019

für jeden Einzelnen geht, wenn er nicht anfängt, eigenverantwortlich gegenzusteuern. In allen Altersgruppen empfanden die Menschen das Leben vor etwa 20 Jahren weniger stressig. Sogar 63 Prozent der Gestressten würden ihr Leben gern ändern. Das ist eine große Aufgabe – das Leben zu ändern.
Die Statistik links aus dem Stressreport der TK zeigt, welche Beschwerden bei den Befragten auftreten, wenn sie zu viele Belastungen in Form von Stress zu bewältigen haben. All das sind also die gesundheitlichen Probleme, die entstehen, wenn wir die natürliche Steuerungsebene vernachlässigen oder sogar quälen. Und: Aus all diesen Gründen werden Ärzte aufgesucht. Nur: Was kann der Arzt dagegen tun? Ist es denn wirklich sinnvoll, »nur« Medikamente gegen die Symptome der Stresserkrankungen zu geben? Sind wir selbst und unser Dr. med. Parasympathikus nicht eher gefragt, hier etwas richtiger zu machen als bisher?

Wie gehen die Befragten mit Stress um?
Sage und schreibe 72 Prozent der Befragten gehen mit Stress um, indem sie »durchhalten« oder »kämpfen«. Bei diesen Zahlen kommt unser Dr. med. Parasympathikus ins Stöhnen! Denn diese beiden Strategien, Durchhalten und Kämpfen, sperren ihn aus.

Wir müssen etwas verändern

Die Welt verändert sich rasant und mit ihr verändern sich die Anforderungen an uns. Da das alles so schnell geht, kann die Evolution, die ja eigentlich dafür zuständig ist, ihre Lebewesen an veränderte Umweltbedingungen anzupassen, nicht hinterherkommen. Wir müssen also selbst dafür sorgen. Das Spannende ist: Die Anpassungsfähigkeit ist uns von der Evolution mitgegeben worden in Form des VNS. Wir müssen es »einfach nur« wieder richtig bedienen.
Die Stressoren um uns herum in Form von Job, Straßenverkehr, Hektik oder Umwelteinflüssen können wir nur schwer oder gar nicht verändern. Die Beteiligten in uns drin, wie die innere Haltung und den Parasympathikus, können wir aber sehr wohl verändern – und NUR WIR SELBST können das.
Alles Gejammer und alle Kritik über die Welt und den Stress, den wir täglich auszuhalten haben, bringen jeden Einzelnen von uns nicht weiter – im Gegenteil! Jammern und gejammertes Denken gefährdet unsere Gesundheit! Wenn wir alle aber in uns mehr umschalten würden auf parasympathische Regulation, dann wäre die Welt an sich schon deutlich gelassener.
Vielleicht würde es ja auch schon helfen, wenn wir unsere innere Haltung zu manchen Dingen ändern und endlich mal wieder unsere Anpassungsfähigkeit aktivieren. Kein Medikament kann dafür sorgen, dass wir in dieser Welt besser zurechtkommen, sinnvoll können das nur wir selbst tun. Jeder von uns kann hier etwas für sich selbst besser machen und durch umsichtiges schlaues Regulieren der Gesellschaft dabei helfen, sich wieder in die richtige Richtung zu bewegen.

Dr. med. Parasympathikus spricht noch einmal zu Ihnen:
»Mit all dem Wissen, das Sie sich mit dem Lesen des Buches bis hier zur letzten Seite erarbeitet haben, sind Sie nun vermutlich motiviert, das eine oder andere umzusetzen. Selbst wenn Ihnen das nicht ganz hundertprozentig gelingt, sind meine Autoren und ich von Folgendem überzeugt: Ich, Ihr Dr. med. Parasympathikus, habe an Ihrer Aufmerksamkeit für Ihren persönlichen Alltag bestimmt etwas verändert.
Atmen Sie doch einfach wieder mal aus!«

ZUM NACHSCHLAGEN

BÜCHER, DIE WEITERHELFEN

Davidson, Richard / Begley, Sharon:
Warum regst du dich so auf? Wie die Gehirnstruktur unsere Emotionen bestimmt.
Goldmann Verlag, München, 2016

Eller-Berndl, Dr. Doris / Roth, Prof. Dr. Erich:
Good by(e) Stress: Hilfe durch Präventivmedizin und Body-Mind-Therapien.
Verlagshaus der Ärzte, Eisenstadt, 2014

Heimann, Jens-Falk / Franke-Gricksch, Nicole:
Der Puls des Lebens: Die Signale des Herzens verstehen.
PACs Verlag, Staufen, 2015

Kast, Bas:
Der Ernährungskompass.
C. Bertelsmann Verlag, 2018

Klink, Katrin:
Denken gefährdet Ihre Gesundheit. Oder: die Heilungszone.
CreateSpace Independent Publishing Platform, 2016

Lohninger, Dr. med. Alfred:
Herzratenvariabilität: Das HRV-Praxis-Lehrbuch.
Facultas Verlag, Wien, 2017

Rosling, Hans / Rosling Rönnlund, Anna:
Factfulness: Wie wir lernen, die Welt so zu sehen, wie sie wirklich ist.
Ullstein Verlag, Berlin, 2018

Servan-Schreiber, David:
Die neue Medizin der Emotionen: Stress, Angst, Depression. Gesund werden ohne Medikamente.
Goldmann Verlag, München, 2006

Sperlich, Dr. med. Franz Jürgen / Zitzer, Svenja:
S. M. i. L.e. Sei Mentor im Leben.
tredition Verlag, Hamburg, 2017

Sroka, Dr. Knut:
Herzinfarkt – Neue Wege: Vom Scheitern moderner Herzmedizin.
Books on Demand. 2006

Stallmach, Andreas / Vehreschild, Maria J. G. T. (Hrsg.):
Mikrobiom – Wissensstand und Perspektiven.
De Gruyter Verlag, Berlin, 2016

Bücher aus dem GRÄFE UND UNZER VERLAG

Eßwein, Jan:
Achtsamkeitstraining.

Grasberger, Delia:
Autogenes Training.

Haller, Prof. Dr. med.:
Das Wunder der Wertschätzung.

Heepen, Günther H.:
Chaos im Darm.

Kirschner-Brouns, Dr. med. Suzann / Kruis, Prof. Dr. med. Wolfgang:
Abnehmen mit dem Darm. Die sensationelle Mikrobiom-Diät.

Kraske, Dr. med. Eva-Maria:
Säure-Basen-Balance.

Oberlack, Helmut / Mertens, Wilhelm:
Qigong.
Heilende Meditationen.

Sperlich, Dr. med. Franz J.:
Das Parasympathikus-Prinzip.
Wenn du kein Problem hast, mach dir eins!

Trökes, Anna:
Das große Buch vom Yoga.

ADRESSEN, DIE WEITERHELFEN

Websites der Autoren

Frau Dr. med. Ursula Eder
www.dreder.de

www.medizin-anders-gedacht.de

& *#parasympathikusprinzip*

Herr Dr. med. Franz Sperlich
www.dr-sperlich-consulting.de
LinkedIn: *https://de.linkedin.com/in/dr-med-franz-sperlich*
Youtubekanal: *https://www.youtube.com/c/DrmedFranzSperlich#LifeChangingScience*

Websites der Interview-Partner

Herr Punito Michael Aisenpreis
www.healthperformance.biz

Frau Dr. med. Ulrike Elisabeth Elsler
hrv-coaching@web.de

Herr Josef Martin Tatschl
www.joseftatschl.com

Fachgesellschaften

Europäische Gesellschaft für Funktionelle Medizin e.V. (EGFM)
www.egfm.eu

Das Ziel es Vereins ist, die Funktionelle Medizin zu fördern, bei Ärzten und Heilpraktikern bekannter zu machen und interessierten Therapeuten eine fundierte Ausbildung zu ermöglichen.

Internationale Gesellschaft für autonome Funktionsdiagnostik und Regulationsmedizin (IGAF e.V.)
www.igafev.com

Ziel der Gesellschaft ist es, die Analyse des autonomen Nervensystems und die dazugehörigen Therapiemöglichkeiten in allen medizinischen Bereichen, in denen das autonome Nervensystem eine Rolle spielt, bekannt zu machen.

Internationale Gesellschaft für Natur- und Kulturheilkunde (IGNK)
www.ignk.de

Die Ziele des gemeinnützigen Vereins sind die Förderung von Wissenschaft und Forschung sowie die Fort- und Weiterbildung in den Bereichen der Integrativen Medizin.

Hufelandgesellschaft e.V.
www.hufelandgesellschaft.de

Die Hufelandgesellschaft als Dachverband der komplementärmedizinisch tätigen Ärzteschaft setzt sich für eine Integrative Medizin ein.

Deutsche Gesellschaft für Biofeedback e.V. (DGBfb)
www.dgbfb.de

Die Ziele der Gesellschaft sind unter anderem die Verbreitung von Informationen über Biofeedback, die Förderung von Biofeedback in Praxis, Lehre und Forschung sowie Angebote einer quailfizierten Weiterbildung in Biofeedback-Therapien.

Internet-Adressen

Informationen zu »Leitlinien«. Leitlinien der wissenschaftlichen medizinischen Fachgesellschaften sind systematisch entwickelte Hilfen für Ärzte zur Entscheidungsfindung in spezifischen Situationen:

www.awmf.org/leitlinien

Leitlinie HRV in der Arbeitsmedizin.pdf

Informationen zur Herzraten-Variabilität:

www.hrv-herzratenvariabilitaet.de

www.hrv24.de

www.parasympathikus.de

Training und Jahresbegleitung fü Vitalität mit Dr. Franz Sperlich und Jörg Feuerborn:

www.vitalitylabprojekt.de/

Bezugs-Adressen

Mobiles HRV-Biofeedback (Qiu) und HRV-Technik
www.shop-biosign.de

HRV-Technik
www.nilas-mv.com

Relaxator (Hilfsmittel für die Atembremse für alle, die sich mit dem verlangsamten Ausatmen schwertun)
www.medvetenandning.se/produkt/relaxator-enbart

REGISTER

A

B

C

D

E

F

G

H

Danksagung

Wir möchten Herrn Dr. Markus Hofer, Firma BioSign, ganz besonders danken für seine große Unterstützung bei diesem Buchprojekt und die Bereitstellung von Bildmaterial. Ebenfalls ein herzliches Dankeschön an unsere Interviewpartner, Frau Dr. Ulrike Elisabeth Elsler, Herrn Martin Tatschl und Herrn Punito Aisenpreis für die interessanten Gespräche. Unserer Lektorin Frau Angelika Lang danken wir ganz besonders für die sehr angenehme Zusammenarbeit beim Lektorat unseres Manuskriptes.

Selbstverständlich danken wir auch unserem Kollegen, Herrn Dr. med. Parasympathikus, für seine herausragende Fachkompetenz und seine begeisterte Unterstützung.

Das größte Dankeschön geht aber natürlich von ganzem Herzen an Steffi und Toni.

Wichtiger Hinweis der Autoren

Die in diesem Buch dargestellten Zusammenhänge sind sehr komplex und vielfach Gegenstand der aktuellen Forschung. Zum besseren Verständnis und für eine gute Umsetzbarkeit wurden an manchen Stellen im Buch komplizierte Zusammenhänge von den Autoren auf möglichst prägnante Aussagen reduziert.

QUALITÄTS G|U GARANTIE

LIEBE LESERINNEN UND LESER,

wir wollen Ihnen mit diesem Buch Informationen und Anregungen geben, um Ihnen das Leben zu erleichtern oder Sie zu inspirieren, Neues auszuprobieren. Wir achten bei der Erstellung unserer Bücher auf Aktualität und stellen höchste Ansprüche an Inhalt und Gestaltung. Alle Anleitungen und Rezepte werden von unseren Autoren, jeweils Experten auf ihren Gebieten, gewissenhaft erstellt und von unseren Redakteur*innen mit größter Sorgfalt ausgewählt und geprüft.

Haben wir Ihre Erwartungen erfüllt? Sind Sie mit diesem Buch und seinen Inhalten zufrieden? Wir freuen uns auf Ihre Rückmeldung. Und wir freuen uns, wenn Sie diesen Titel weiterempfehlen, in Ihrem Freundeskreis oder bei Ihrem Online-Kauf.

Sollten wir Ihre Erwartungen so gar nicht erfüllt haben, tauschen wir Ihnen Ihr Buch jederzeit gegen ein gleichwertiges zum gleichen oder ähnlichen Thema um.

KONTAKT ZUM LESERSERVICE

GRÄFE UND UNZER VERLAG
Grillparzerstraße 8
81675 München
www.gu.de

IMPRESSUM

G|U

www.gu.de/kontakt | hallo@gu.de

ISBN 978-3-8338-7088-0
6. Auflage 2026

Projektleitung: Barbara Fellenberg
Lektorat: Angelika Lang
Bildredaktion: Henrike Schechter
Umschlaggestaltung und Layout: ki36 Editorial Design, München
Herstellung: Petra Roth
Satz: griesbeckdesign, München
Reproduktion: Longo AG, Bozen
Druck und Bindung: F+W Druck- und Mediencenter, Kienberg

Die GU-Homepage finden Sie unter www.gu.de

Bildnachweis:
Coverillustration: Julia Hollweck; Adobe Stock: S. 53; BioSign: S. 69, 70, 95; Tatiana Davidova: S. 7, 39, 40, 42, 43, 44, 47, 60, 63, 66, 112; Dr. med. Ursula Eder: S. 67, 68, 73, 74; Flonline: S. 72; Foto Sessner: S. 56 (Andreas Köhler), U3 oben (Karin Schalk); Getty images: S. 8, 50, 84, 102, 104, 120, 122, 124, 131, 137, 143, 154, 158; iStockphoto; Innenklappe vorn (Landschildkröte, Luftballon), Innenklappe hinten (Wasserkessel, Sprechblase), S. 134, 148; Jump: S. 30; Claudia Lieb: U4, S. 19, 113; Mauritius: S. 29, 48, 54, 55, 94, 136, 163, 165; plainpicture: S. 80, 108, 152; Privat: U3 unten, 76, 100, 114; shutterstock: Innenklappe vorn (Mandala, Fahne, Holzkugeln), Innenklappe hinten (Kleiderstapel), S. 10, 14, 26, 95, 98; stocksy: S. 45, 127; TK-Krankenversicherung: S. 168; Your Photo Today: S. 78, 141.

Syndication:
www.imageprofessionals.com

Wichtiger Hinweis
Die Gedanken, Methoden und Anregungen in diesem Buch stellen die Meinung bzw. Erfahrung der Verfasserin dar. Sie wurden von der Autorin nach bestem Wissen erstellt und mit größtmöglicher Sorgfalt geprüft. Sie bieten jedoch keinen Ersatz für persönlichen kompetenten medizinischen Rat. Jede Leserin, jeder Leser ist für das eigene Tun und Lassen auch weiterhin selbst verantwortlich. Weder Autorin noch Verlag können für eventuelle Nachteile oder Schäden, die aus den im Buch gegebenen praktischen Hinweisen resultieren, eine Haftung übernehmen.